Technical 伴侣动物主要人兽共患病诊断与防治技术手册

Manual of Diagnosis, Prevention, and Treatment for Major Zoonotic Diseases in Companion Animals

周德刚　杜　鹃　吴　迪——主编

中国轻工业出版社

图书在版编目（CIP）数据

伴侣动物主要人兽共患病诊断与防治技术手册 / 周德刚，杜鹃，吴迪主编. -- 北京 : 中国轻工业出版社，2024. 11. -- ISBN 978-7-5184-5173-9

Ⅰ. R535；S855.99

中国国家版本馆CIP数据核字第2024PR2026号

责任编辑：罗晓航

策划编辑：罗晓航　　责任终审：许春英　　封面设计：董　雪

版式设计：锋尚设计　　责任校对：朱　慧　朱燕春　　责任监印：张京华

出版发行：中国轻工业出版社（北京鲁谷东街5号，邮编：100040）

印　　刷：鸿博昊天科技有限公司

经　　销：各地新华书店

版　　次：2024年11月第1版第1次印刷

开　　本：710 × 1000　1/16　印张：14

字　　数：250千字

书　　号：ISBN 978-7-5184-5173-9　定价：98.00元

邮购电话：010-85119873

发行电话：010-85119832　010-85119912

网　　址：http://www.chlip.com.cn

Email：club@chlip.com.cn

230289K8X101ZBW

本书编写人员

主　编　周德刚　杜　鹃　吴　迪

副主编　李志军　张　玮　傅彩霞　张　跃

参　编　（以姓氏笔画为序）

王天梓　王立斌　王　培　王慧强

毛军福　孙艳杰　孙泰然　李　刚

吴惠明　余　琦　张启龙　陈会玲

陈阳华　苗东影　郝永杰　栗云鹏

盛成辰　程敏姮

前　言

现代社会，随着生活水平的提高，人们对精神生活的需求日益增长，伴侣动物往往既是精神的陪伴又是情感的寄托。各种伴侣动物，尤其是毛茸茸的小猫小狗，可谓人见人爱，近年来，城镇犬、猫的数量逐年上升。但是随着居民饲养伴侣动物越来越多，发生人兽共患病的情况也时有耳闻。据统计，全世界每年有5万人死于狂犬病，以幼犬感染人最为多见。此外，多见于爱猫儿童和青少年的猫抓病发生率近年也呈上升趋势。因此，我们在享受伴侣动物所带来的欢乐的同时，也不得不关注人兽共患病的风险。

2023年《中国宠物行业白皮书》数据显示，犬和猫仍是人们最喜欢的伴侣动物类型。本书主要以犬、猫常见人兽共患病为主，按照病原微生物的分类，从病毒性伴侣动物人兽共患病、细菌性伴侣动物人兽共患病、寄生虫性伴侣动物人兽共患病到其他伴侣动物人兽共患病四类，分病种阐述各病病原体、流行病学、致病性、诊断、防治措施等。希望能为广大兽医工作者以及对伴侣动物人兽共患病感兴趣的居民提供参考，如有不妥之处，敬请读者批评指正。

编者

2024年5月30日

目　录

第一章

伴侣动物人兽共患病概述

第二章
病毒性伴侣动物人兽共患病

第三章
细菌性伴侣动物人兽共患病

第四章 寄生虫性伴侣动物人兽共患病

第五章

其他伴侣动物人兽共患病

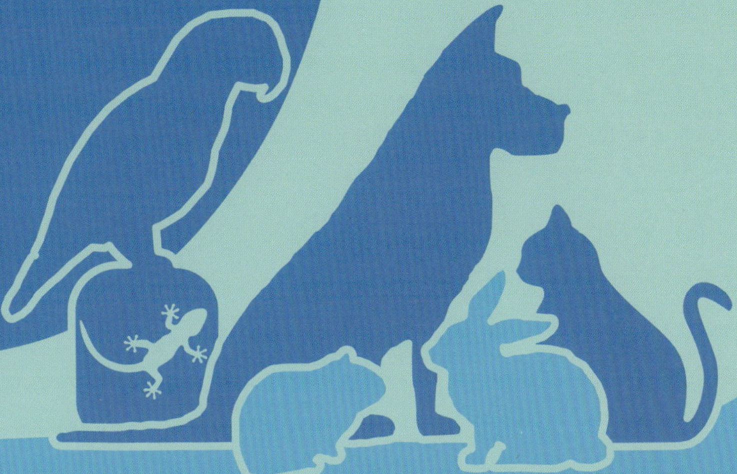

第一章

伴侣动物 人兽共患病概述

第一节
人兽共患病的概念和分类

一、人兽共患病的概念

人兽共患病的英文名称为“zoonoses”，其源于希腊文“*zoon*”（动物）和“*noses*”（疾病），最初zoonoses被翻译成“人畜共患病”，指能够在人类和人类所饲养的畜禽之间自然传播或相互感染的疾病。而后经全球科学家们基于科学研究的反复修正，直到1959年由世界卫生组织（WHO）与联合国粮食及农业组织（FAO）成立的人兽共患病专家委员会对这一概念进行了进一步的补充及完善，将“人畜共患病”这一概念调整为“人兽共患病”，并将其界定为在人类和脊椎动物之间自然传播、相互感染的疾病，即人类和脊椎动物由共同病原体引起的、在流行病学上又有关联的疾病，其共同的病原体既可存在于动物体内，也可存在于人体内，既可由动物传染给人，也可由人传染给动物。由此，“人兽共患病”这一概念从1959年开始一直被沿用至今。目前，全球有260余种威胁人类健康的传染病属于人兽共患病，其中在中国发现的人兽共患病就有130余种。在历史上曾经造成大规模流行或死亡率较高的人兽共患病有鼠疫、黄热病、埃博拉病毒、狂犬病、艾滋病、结核病、疯牛病、库鲁病、克雅氏症等，迄今仍然有多种人兽共患病还无有效治疗方法。不仅如此，由于先前人们对疾病认识的局限性导致诸多人兽共患病未能被有效地记录下来，也有可能是部分疾病未被发现，人兽共患病可能远不止260余种。

二、人兽共患病的分类

学者们对已发现的人兽共患病不断进行细分研究，疾病分类方式呈现多样性，主要是基于病原体来源、生物学属性、生活史等对现有的人兽共患病进行分类（表1–1）。

（一）按照病原体的来源分类

按照病原体来源分类，将人兽共患病分为动物源性人兽共患病（又称兽源性人兽共患病）、人源性人兽共患病、双源性人兽共患病和真性人兽共患病四种。

表1-1　人兽共患病的分类

分类依据	类别	代表疾病
病原体的来源	动物源性人兽共患病	狂犬病、鼠疫、布鲁氏菌病、棘球蚴病、旋毛虫病和马脑炎
	人源性人兽共患病	人型结核、阿米巴病
	双源性人兽共患病	结核病、炭疽、日本血吸虫病和葡萄球菌病
	真性人兽共患病	猪带绦虫病和牛带绦虫病
病原体的生物属性	由病毒引起的人兽共患病	流行性乙型脑炎、狂犬病、口蹄疫、肝炎、人禽流感
	由细菌引起的人兽共患病	鼠疫、布鲁氏菌病、鼻疽、炭疽、猪丹毒、结核病、人猪链球菌病
	由寄生虫引起的人兽共患病	原虫病、蠕虫病（包括吸虫病、绦虫病、线虫病等）、体外寄生虫病
	由衣原体引起的人兽共患病	鹦鹉热
	由立克次体引起的人兽共患病	恙虫病、Q热、流行性斑疹伤寒
	由螺旋体引起的人兽共患病	钩端螺旋体病、莱姆病、蜱回归热
	由真菌引起的人兽共患病	念珠菌病、隐球菌病、曲霉菌病
病原体的生活史	直接传播性人兽共患病	狂犬病、炭疽、结核病、出血热、弓形虫病、类丹毒、钩端螺旋体病和旋毛虫病
	媒介性人兽共患病	鼠疫、巴贝斯虫病、流行性乙型脑炎、森林脑炎、登革热、利什曼病
	循环性人兽共患病	猪带绦虫病、牛带绦虫病
	腐物性人兽共患病	肝片吸虫病、气性坏疽、破伤风、钩虫病和组织胞浆菌病

1. 动物源性人兽共患病

病原体来源于动物，通常在动物之间传播，偶尔感染人类。人感染后则成为病原体传播的生物学终端（除鼠疫等少数病之外），没有继续传播的机会，如棘球蚴病、旋毛虫病、马脑炎等。

2. 人源性人兽共患病

病原体来源于人类，通常在人与人之间传播，偶尔感染某些动物。动物感染后则成为病原体传播的生物学终端，失去继续传播的机会，如人型结核、阿米巴病等。

3. 双源性人兽共患病

病原体既可来源于人类，也可来源于动物。在自然条件下，病原体可在人与人之间、动物与动物之间及人与动物之间传播和感染，人和动物互为传染源，如结核病、炭疽、日本血吸虫病、钩端螺旋体病等。

4. 真性人兽共患病

病原体的生活史必须以人和某种动物分别作为其终末宿主和中间宿主，缺一不可。多见于寄生虫病，如猪带绦虫病和猪囊尾蚴病、牛带绦虫病和牛囊尾蚴病等。

（二）按照病原体的生物学属性分类

按照病原体的生物属性分类，可将人兽共患病分为由病毒引起的人兽共患病、由细菌引起的人兽共患病、由寄生虫引起的人兽共患病、由衣原体引起的人兽共患病、由立克次体引起的人兽共患病、由螺旋体引起的人兽共患病，以及由真菌引起的人兽共患病。

1. 病毒性人兽共患病

病毒性人兽共患病又称人兽共患病毒病，可分为接触性传染的病毒病、虫媒性传染的病毒病和朊病毒病等。伴侣动物传播的病毒性人兽共患病种类繁多，具有传播迅速、易引起大流行的特点。这类疾病的诊断和治疗比较困难，目前还没有特效治疗方法，临床上常常仅采取对症治疗。而且这类疾病的防治难度大，死亡率高，对人危害严重。

2. 细菌性人兽共患病

细菌性人兽共患病又称人兽共患细菌病，可再分为革兰氏阴性细菌病、革兰氏阳性细菌病等。伴侣动物携带的致病菌可通过粪便、被污染的器具和直接接触人体而感染人，并可在外界环境下繁殖。这些疾病大多是通过直接接触感染的伴侣动物或通过其抓挠、咬伤和排泄物而传播，其中一些疾病也可通过蚊虫叮咬传播。

3. 寄生虫性人兽共患病

寄生虫性人兽共患病又称人兽共患寄生虫病，因寄生虫分布广泛，与动物的生活密切相关，引起人兽共患病的概率很大，是人类需要防范的重要人兽共患病。该病可进一步分为原虫病、蠕虫病（包括绦虫病、吸虫病、线虫病及棘头虫病）和体外寄生虫病。

4. 其他人兽共患病

其他人兽共患病，如由衣原体引起的人兽共患病、由立克次体引起的人兽共患病、由螺旋体引起的人兽共患病，以及由真菌引起的人兽共患病，在自然界中也广泛存在。尤其是真菌病，造成大量伴侣动物主人感染真菌性人兽共患病，猫比犬更容易感染和传播真菌病，常见的真菌病有皮肤癣菌病、隐球菌病、组织胞浆菌病等。

（三）按照病原体的生活史分类

按照病原体的生活史分类，可将人兽共患病分为直接传播性人兽共患病、媒介性人兽共患病、循环性人兽共患病和腐物性人兽共患病四种。

1. 直接传播性人兽共患病

直接传播性人兽共患病指通过直接接触或间接接触（通过媒介物或媒介昆虫机械传递）而传播的人兽共患病。其病原体本身在传播过程中很少或没有增殖，也没有经过必要的发育阶段，主要感染途径是皮肤、黏膜、消化道和呼吸道等。这类人兽共患病包括全部的细菌病、大部分病毒病、部分原虫病、少部分线虫病、舌形虫病和由环节动物、节肢动物引起的某些疾病，如炭疽、结核病、布鲁氏菌病、钩端螺旋体病、狂犬病、弓形虫病、旋毛虫病等。

2. 媒介性人兽共患病

媒介性人兽共患病指病原体的生活史必须有脊椎动物和无脊椎动物的共同参与才能完成的人兽共患病。无脊椎动物作为传播媒介，病原体在其体内完成必要的发育阶段或增殖到一定的数量后，才能传播到另一脊椎动物体内继续发育，完成其整个发育过程，如流行性乙型脑炎、森林脑炎、登革热、并殖吸虫病、华支睾吸虫病、利什曼病（黑热病）等。

3. 循环性人兽共患病

循环性人兽共患病指病原体完成其生活史需要两种或多种脊椎动物宿主，但不需要无脊椎动物参与的人兽共患病。其又分为真性和非真性的两种，前者病原体的生活史必须有人类的参与才能完成，如猪带绦虫病（人感染）和牛带绦虫病（人感染）及其囊尾蚴病（猪、牛或人感染）；后者病原体的生活史不需要人类的参与也能完成，人类的参与有一定的偶然性，如棘球绦虫病（犬、狼等感染）和棘球蚴病（羊、牛、骆驼等感染为主，人偶尔感染）。

4. 腐物性人兽共患病

腐物性人兽共患病指病原体的生活史中，需要一种脊椎动物宿主和一种非动物性的滋生地或基质（有机物、泥土和植物等），才能完成感染的人兽共患病。病原体在非动物体上繁殖或进行一定阶段的发育，然后才能传染于脊椎动物宿主，如肝片吸虫病、钩虫病等。

第二节 人兽共患病的流行特征和危害

一、人兽共患病的流行特征

由于全球气候的变化、生态环境的改变、人口频繁的流动、食品生产工业化、动物与动物产品市场流动加快等因素，人兽共患病出现了新的流行特征，主要表现在以下几个方面。

（一）新发人兽共患病出现的周期大大缩短

在近几十年里，有近30种新发人兽共患病陆续被发现，其中部分人兽共患病宿主范围广、毒力强、传播迅速，对人类危害极大。新出现的人与动物共患病是指那些由新种或新型病原体引起的传染病，可导致地区性或国际性的公共卫生问题。在这些新发现的传染病中绝大多数为动物源性人兽共患病，其表现为传染性强、流行范围广、传播速度快、发病率与病死率高、危害性巨大。因此，对人类和动物的健康均构成新的严重威胁，应高度警惕。

（二）新发人兽共患病中，病毒性传染病“新发”最为明显

有资料表明，在132种新发人兽共患病中，有77种是病毒性人兽共患病，约占新发人兽共患病的58%。近年来发生的人兽共患病对人类的威胁，主要由病毒性人兽共患病引发，可见新发病毒性人兽共患病对人类的威胁越来越大。

（三）病原体变异与耐药株的出现，造成传统人兽共患病的再度流行

某些病原体自身具有极强的变异性，导致宿主种类和范围不断变化，形成了新的人兽共患病。如1992年在印度和孟加拉国南部发生的大范围霍乱流行，先后有20多万人发病，研究认为该病是由一种霍乱弧菌（*Vibrio cholerae*）新种

O139型霍乱弧菌所引起。

（四）动物源性食品污染导致人兽共患病发生与流行日益严重

O157大肠杆菌（*Escherichia coli*）、沙门氏菌（*Salmonella enterica*）、单核细胞增生李斯特菌（*Listeria monocytogenes*）等微生物及其毒素的肉、蛋、乳等动物性食品引起的感染和中毒事件时有发生。抗生素药物残留或其他兽药、饲料添加剂等对人类健康的潜在危害有增无减。畜禽的大规模集约化饲养，患病带菌动物的副产品及其排泄物等废弃物处理不当，不仅造成人类感染人兽共患病，而且污染环境（如水、土壤、空气等）和食物（如瓜果、蔬菜、粮食等），导致直接或间接向人类传播人兽共患病，严重危害公共卫生安全。

（五）人兽共患病的发生与职业相关性日益明显

值得一提的是，许多新发的人兽共患病都是从实验室感染而引起传播的，尤其对于新发现的病原微生物，在未明确其特性和致病力之前，对其研究至少应该在生物安全水平（BSL）三级（BSL-3）及以上的实验室内进行。

（六）国际生物恐怖活动日益猖獗，严重威胁着人类安全

2001年美国发生炭疽邮包袭击事件，先后有十几人被感染，并有死亡病例。澳大利亚和德国相继发现“细菌邮件”，给群众造成了极大的恐慌。当今世界恐怖分子有可能利用某些人兽共患病病原体及其致病因子，或者通过现代生物技术对这些病原微生物进行改造和基因重组，极大地提高其感染力和攻击力。因此，我们应做好应对突发公共卫生事件和反生物恐怖活动的各种准备工作，提供可靠的物质和技术保障，确保人民群众生命财产安全。

（七）与伴侣动物相关的人兽共患病日益增多

现代社会，人们与伴侣动物的接触频繁，各种与伴侣动物相关的病原体所引发的人兽共患病日益突出，如狂犬病、弓形虫病、猫抓病等，加大了对公共卫生安全的威胁。加上异宠饲养热潮的兴起，以及宠物贸易的发展，使得人们身边的伴侣动物携带人兽共患病病原体的可能性越来越大，如1992年出现了由家猫传播的猫抓病，目前在世界各地均有发生。

二、人兽共患病的危害

新发传染病，特别是具有人兽共患潜力的传染病，对全球公共卫生、经济发展和人类安全产生的危害日趋严重。对1407种人类病原体的研究表明，共计816种（占比58%）病原体是人兽共患病的病原体，人兽共患病日益成为人类疾病的重大负担。首次被记载于公元前1320年的鼠疫，又称“黑死病”，是由鼠疫杆菌（*Yersinia pestis*）引起的一种自然疫源性烈性人兽共患病，是危害人类最严重的烈性传染病之一，发病急、传播快、传染性强、病死率高。欧洲中世纪黑死病事件，导致了2500万人死亡，约占当时欧洲总人口的三分之一。1855年亚洲发生的鼠疫事件造成了1000万人死亡。直到1948年链霉素治疗的诞生才将病死率降为5%~10%，但时至今日鼠疫仍未被完全消灭。结核病是由结核分枝杆菌（*M.tuberculosis*）引起的人和多种动物共患的一种慢性消耗性传染病，是人类历史上最悠久的疾病，长期肆虐人类。1993年世界卫生组织将结核病定性为全球紧急卫生事件。世界防治结核病日统计数据显示，结核病已超过艾滋病成为在全球出现死亡案例最多的传染病，仅2017年，全世界约有1000万人患有结核病，160万人因该病死亡。事实上，21世纪以来人兽共患病在全球范围内愈演愈烈，甚至出现了不降反增的现象。欧洲疯牛病时常暴发；近年来在全球范围内暴发的高致病性H7N9型流感、甲型H1N1流感等人兽共患病严重地影响了社会的发展；非洲地区仍旧肆虐的埃博拉病毒更令人们谈之色变……这些疾病给世界民众造成了极大恐慌。

据格莱斯（Delia Grace）的估计，世界上经济与社会发展较为落后的国家或地区约有20%的人类疾病和死亡是人兽共患病造成的。依据疾病负担的标准，疾病带来的损失不仅要考量经济上的损失，还有生活质量的下降和生命年的损失。正如许多人兽共患病病原体以食物作为重要载体，通过食物链传播，进而影响动物源性食品的安全，所以人兽共患病的广泛流行不仅可以降低动物源性食品的质量，还可能产生未知的新型动物源性食品安全风险，潜在地威胁人类的健康，并影响养殖业发展，同时为了控制疫情销毁了大量的病死禽畜，在造成巨额经济损失的同时还严重破坏生态平衡。

目前我国已发现细菌、病毒、真菌和寄生虫等引起的人兽共患病有150多种，包括艾滋病、鼠疫、血吸虫病、结核病、布鲁氏菌病（又称布鲁菌病、布病、波状热）、疟疾、蛔虫病、钩端螺旋体病、流行性感冒、鹦鹉热、猫抓病等危害严重的疾病。这些疾病可能通过人与患病动物的直接接触，或经由传播媒介

（如节肢动物、啮齿动物等）和病原体污染的空气、水源、食物或粪便传染，主要呈现群发性、职业性、区域性、季节性及周期性特点。

伴侣动物在给人的生活带来乐趣的同时，也给人们带来了隐患。随着伴侣动物种类和数量的急剧增加，它们与人的接触日益频繁，伴侣动物人兽共患病传播风险日益加大，对人的健康造成了潜在威胁。狂犬病是一种死亡率极高的人兽共患传染病，如果患犬咬人，病毒就可能通过人的破损伤口感染狂犬病毒。有关资料显示，全世界每年约有5万人死于狂犬病，并且以被幼犬咬伤导致的感染最为多见。在各种人兽共患病中，猫抓病近年呈上升趋势。这种病更多见于喜欢和猫一起逗玩的儿童和青少年。养猫的人常常将猫抱在怀里嬉戏玩耍，极易被抓伤而被传染。人一旦感染猫抓病就会出现全身性紫癜，引起典型的亚急性淋巴结炎症，出现乏力、关节痛、发热等症状，严重时可出现急性脑部疾病、眼球运动障碍等后遗症，甚至引发血管瘤并可能威胁生命。人兽共患病中弓形虫感染，也给人们优生优育带来极大负面影响。猫是弓形虫的终末宿主，感染的猫通过粪便排出卵囊，当人们食用被卵囊污染的食物或者带虫动物体内的包囊等，可导致人及190多种动物受害。孕妇感染弓形虫病后，极易出现流产、早产或死胎，接近一半的婴儿可能耳聋、失明、小头畸形、智力低下甚至死亡。

第三节 伴侣动物人兽共患病的诊断

几乎所有的人兽共患病都有明确的病原体。病原体的证实和分离是诊断的可靠手段。但是由于动物体内可能有多种病原体，除了病原学诊断还应以免疫血清学诊断结合临床症状、流行病学调查等，经过综合分析，得出正确的结论。

一、病原学诊断

病原学诊断应根据病原体入侵的途径和发展规律，适时正确地采集病料，便于诊断确定。寄生虫病可采用剖检、虫卵镜检、涂片检查等技术；细菌病可采用染色镜检、分离纯化、分型判定、实验动物检验等技术；病毒病可采用病毒分离、抗体中和、聚合酶链反应（PCR）等技术。

二、免疫血清学诊断

免疫血清学诊断就是利用抗原和特异性抗体的反应特性进行诊断，主要有三大类。

1. 变态反应

变态反应主要利用动物体T淋巴细胞被抗原致敏后，使用抗原物质进行过敏检验，如结核菌素点眼、皮内变态反应等。

2. 抗原和抗体直接反应

抗原和抗体直接反应是利用完全抗原和抗体的可见反应特性进行诊断，如凝集反应、沉淀反应、琼脂扩散、中和实验等。

3. 对抗原或抗体进行标记

对于抗原和抗体没有肉眼可见反应，用红细胞、酶、荧光等进行显示。

由于抗体只在病程的一定阶段或恢复期才能出现，血清学方法在早期诊断 的效果不好，存在漏检。同时由于交叉反应，存在假阳性、假阴性问题。血清学诊断需要关注每种检查方法的敏感性、特异性、真阳性率、假阳性率的问题。

三、流行病学调查

流行病学调查的基础在于对各种人兽共患病知识的掌握，在此基础上，重点关注四个方面。

1. 临床症状

很多人兽共患病有典型的临床症状，如狂犬病的神经症状、攻击人的行为，炭疽的败血症状可见天然孔出血。

2. 疾病的侵入途径

任何区域和动物群体发生疾病，都有病原侵入途径，要从生物传播途径、机械传播途径进行分析。

3. 流行特征

要依据人兽共患病的5个流行特征（即群发性、职业性、区域性、季节性、周期性）进行分析对比。

4. 疫情监测结果

疫情监测的目的是在正确诊断基础上，汇总多年疫情后，发现疾病的发生、传播、流行规律。通过监测结果，进行疾病发生的风险性分析，确定疾病发生的可能性。

四、人兽共患病诊断的防护要求

从事人兽共患病诊断是一个相对危险的工作，可能会深入疫源地、接触病原体，并有感染发病和扩散病原体的可能性。因此要从四个方面作好防护。

1. 认真落实个人防护

对疑似严重的人兽共患病疫情，工作人员应穿戴防护服，注意个人消毒。

2. 遵守正确的操作程序

对不明死因动物的处理要进行一般情况和特殊情况处理规定流程区别对待，要将疫情的确认重点放在综合分析的基础上，不可盲目剖检死亡动物。

3. 按照技术规范进行操作

应严格按照有关技术规定进行病料采集、诊断等操作。

4. 加强实验室生物安全管理

针对人兽共患病的病原体的研究应该在具备生物安全水平的实验室内进行，避免病原体外泄和感染，导致人为传播的风险。

第四节 伴侣动物人兽共患病的防控

我国伴侣动物行业发展速度迅速，但随着伴侣动物数量的急剧增多，增加了人兽共患病感染的风险，并且很多动物主人缺乏科学饲养知识，防疫意识淡薄，自我保护意识较差，对伴侣动物与人之间相互传播的传染病不够了解，对伴侣动物检疫、动物咬伤处理、狂犬疫苗接种等认识严重不足。一些人随意遗弃伴侣动物、随意处置伴侣动物尸体和粪便，也增加了公共卫生安全隐患。针对伴侣动物诊疗、运输、中转、销售等的法律法规、监督体系尚不健全，管理存在较大漏洞。动物诊疗机构废弃物的随意处置、伴侣动物交易市场的混乱，都大大增加了人兽共患病的发病概率，严重影响到人民群众的生命健康安全。

因此，对于伴侣动物人兽共患病的防控，应该强化以下几点。

一、健全伴侣动物行业法律法规和体制机制

我国已经颁布的相关法律法规有《中华人民共和国动物防疫法》《重大动物疫情应急条例》《中华人民共和国传染病防治法》《突发公共卫生事件应急条例》等，在严格执行这些相关法律法规的基础上，还需建立健全针对伴侣动物交易市场、动物诊疗机构、动物运输、中转等流通环节的相关法律法规，规范伴侣动物行业的管理秩序，尤其是隐藏在居民区、商场里相关的伴侣动物营业场所，以及近年来新兴的小区动物园、室内动物园、猫咖等新业态，亟须建立健全的监管制度，加强执法力度。

目前，国内的基层动物疫控系统、防疫检疫部门、动物诊疗机构是伴侣动物人兽共患病防控的前沿阵地，但这些机构存在设备差、人员少、技术水平低等众多问题，有待于进一步改善和完善基层防疫制度，强化各级卫生和兽医队伍的建设，提高专业技术和工作能力，形成良好的疫病综合防疫体系，对各种伴侣动物人兽共患病进行及时控制，做到早发现、早报告、早处理，严防某些疾病的暴发和传播。

二、调控伴侣动物饲养种类和数量

随着近年来异宠[①]的发展，生物入侵形势越来越严峻。如针对我国巴西龟的泛滥，应该严禁购买、饲养和放生。全社会需要共同对外来生物提高警惕，举报非法贸易，及时反映发现的野生种群，以防生物入侵事态进一步蔓延和恶化。对已引进但未形成入侵规模的异宠，政府主管部门必须根据其传播和危害特点，制定并审核控制和防止进一步扩散引起危害的紧急行动预案，并按照建立的方案对入侵生物进行有效的防治、控制或铲除。对尚未引进的新物种，完善引进外来生物的审批与决策机制，任何单位和个人不得私自引进外来物种，控制异宠的种类

① 异宠：又称另类宠物，是指区别于传统的猫、犬等常见宠物的其他小众宠物。——编者注

与数量。为确保伴侣动物主人和社会公共卫生安全，政府应坚持“限养”原则，严格执行养犬登记制度，并严厉打击动物遗弃行为，强化流浪动物管理。

三、规范伴侣动物交易流通和诊疗市场

规范伴侣动物运输的卫生要求，加强运输工具、装载笼具的消毒和运输途中动物排泄物的回收处理。合理设置和规范动物交易市场，规范卫生和防疫条件，科学划分摊位、配备相应的消毒和无害化处理设施设备，提高交易环节的卫生水平；建立完善的市场体系和卫生防疫制度，同时加强监管，对进出交易市场的动物进行严格检疫和健康监测，实行不同动物种间隔离买卖，减少种间疫病的交叉传播，降低人兽共患病的发生概率，消除公共卫生安全隐患。

规范动物诊疗机构、美容院、寄养院的执业要求和执业标准，需要具备各类执照、许可证及必需的医疗设备。加强软、硬件管理，合理布局和规划，装备相应规范的消毒器械、检查器械、化验器械、手术器械和治疗器械等；要求必须设有与其规模相配套的消毒和无害化处理设备；仪器和设备要有验证和年检标志。建立健全各项规章制度、动物病历卡和存档制度；建立健全兽药及生物制品采购、进出库及其他相关记录；建立健全病死动物处理记录和重大动物疾病上报制度。动物排泄物、医疗废弃物等分装封闭管理，并按医疗垃圾暂时集中存放，或者与医疗废物处置单位签订协议统一回收后处理。规范伴侣动物相关从业人员的从业资质，定期对相关从业人员进行资质审查、能力测试及专业技能培训。建立相关从业人员的人兽共患病教育和培训体系，尽快实行强制资格认证上岗制。

四、加强伴侣动物人兽共患病诊断技术和防治手段的研究

不断摸索掌握伴侣动物人兽共患病的发病规律及特点，开展相关的科学研究，研究开发新的防治技术，尤其是对于一些新发的和外来的严重流行的伴侣动物人兽共患病。根据我国目前动物疾病的防控现状，可主要侧重于重要伴侣动物人兽共患病的流行规律的研究、快速诊断技术的研究及应用、动物用和人用疫苗的研制及应用、消毒药物的研制与筛选和治疗制剂的研究及应用等综合防控技术的研究，使我国在重要伴侣动物人兽共患病病原体快速诊断技术和疫苗等生物制剂生产技术水平上跨出新的一步，实现防控关键技术逐步规范化，为我国伴侣动

物行业的发展、人类健康和社会稳定提供可靠的保障。

五、强化伴侣动物人兽共患病防范意识宣传

加大宣传力度，利用电视、广播、网络等媒介，深入宣传《中华人民共和国动物防疫法》等相关动物防疫、卫生管理等法律法规，普及防疫知识，组织开展伴侣动物疫病防控宣传活动，增强公共卫生意识，强化依法饲养、依法管理观念，提高自我防范意识。

同时，动物主人与从业人员要有良好的自我防护保护意识。由于职业等原因与动物接触频繁的人，应做到以下几点。

（1）应注意个人的卫生防护，当身体皮肤或黏膜有破损时，特别要注意防止从动物感染病毒或病菌等人兽共患病病原体。

（2）动物主人要学习一些有关人兽共患疾病的防治知识，要做到在正规的地点购买健康的动物，定期对动物进行重要疾病的疫苗接种和定期驱虫。

（3）应尽量与动物保持适当的距离，在被动物咬伤时要立即就医和处置。

（4）严格管理人的食品和饮水不被动物接触，同时确保食品和餐具的清洁卫生。

（5）日常要注意动物环境、饲料和饮水的卫生，及时清理动物粪便，并进行无害化处理，尤其要防止粪便中的寄生虫卵污染环境。

（6）应及时为易感人群和易感动物接种疫苗，积极采取主动防护措施。

全社会都应关注人兽共患病的防治，确保公共卫生安全，将伴侣动物人兽共患病带来的损失降到最低。

六、加强伴侣动物人兽共患病监测和预警

全国各级兽医主管部门制定本地区重大动物人兽共患病疫情的监测计划。对重大人兽共患病疫情采取预防为主的方针，实施疫情监测和预警制度，并定期对重大人兽共患病疫情进行风险分析，根据监测结果进行汇总、分析后实施疫情预警，提高生物安全和公共卫生水平。从事伴侣动物相关行业的任何单位、个人以及动物主人，不得拒绝或者阻碍动物疫情的监测和预警工作，接到动物疫情预警后，应当配合相关部门采取相应的预防、控制措施。

七、加强疫情报告，强化应急处置

从事伴侣动物相关行业的任何单位和个人，发现动物或动物主人发生人兽共患病临床可疑症状的，应向当地兽医主管部门、动物卫生监督机构或者动物疫病预防控制机构报告。由相关部门组织技术力量进行调查确认，怀疑是重大人兽共患病疫情的，应严格按程序上报。

伴侣动物与人类关系密切，一旦发现人兽共患病疫情，往往会产生比较严重的后果和社会影响。各级兽医主管部门根据发生动物疫病的分类分级采取处置措施，并积极研讨制定符合本地区的伴侣动物人兽共患病应急处置机制，按照“早、快、严”的原则坚决扑灭和根除疫情，严防扩散。

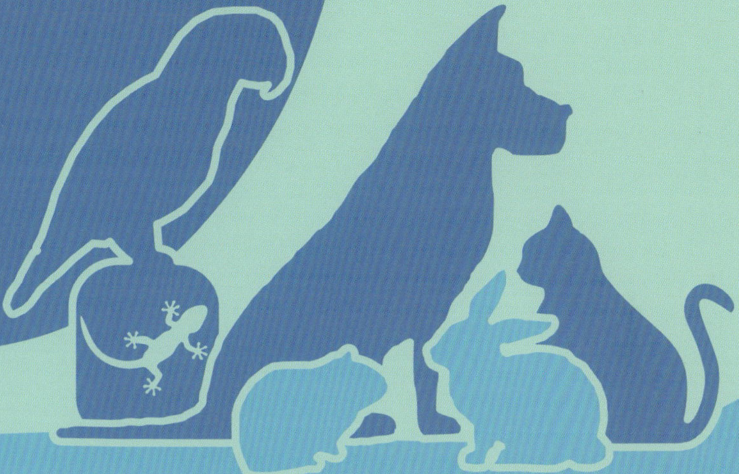

第二章

病毒性伴侣动物
人兽共患病

第一节
狂犬病

一、简介

狂犬病（rabies）是由狂犬病病毒（*Rabies virus*，RABV）引起的所有温血动物和人的一种急性传染病，多见于犬、猫、野生或流浪的哺乳类肉食动物，如狼、狐狸、獾、蝙蝠等，人多因被病兽咬伤而感染。世界动物卫生组织（WOAH）①将其列为B类动物疫病，我国将其列为二类动物疫病。临床表现为特有的狂躁不安、攻击行为、恐水、怕风、咽肌痉挛、进行性麻痹和最终死亡。我国的狂犬病主要由犬传播。对狂犬病目前尚缺乏有效的治疗手段，病死率几近100%。

二、病原体

狂犬病病毒属于弹状病毒科（*Rhabdoviridae*）狂犬病病毒属（*Lyssavirus*），其病毒粒子直径约75nm，长100~300nm，是有囊膜包被的核糖核酸（RNA）病毒。组成RABV的结构蛋白主要有5种，包括编码磷蛋白（phosphoprotein，P）、核蛋白（nucleoprotein，N）、糖蛋白（glycoprotein，G）、聚合酶（polymerase，L）和基质蛋白（matrixprotein，M）（图2-1）。N蛋白包裹基因组RNA，形成一个紧密缠绕的N蛋白-RNA复合物，称为核糖核蛋白（RNP）。RNP与L蛋白和P蛋白一起组成病毒的核衣壳（NC）。

M蛋白包围核衣壳，在病毒包膜和核衣壳之间充当桥梁。G蛋白是三聚体，在细胞质侧与M蛋白相互作用，是唯一暴露在病毒囊膜表面的蛋白质，是细胞受体的唯一配体，也是诱导宿主产生病毒中和抗体的蛋白质。狂犬病毒具有两种主要抗原：一种是病毒外膜上的糖蛋白抗原，能与乙酰胆碱受体结合使病毒具有神经毒性，并使体内产生中和抗体及血凝抑制抗体，中和抗体具有保护作用；另一种是内层的核蛋白抗原，可使体内产生补体结合抗体和沉淀素，无保护作用。

---

① 世界动物卫生组织2022年更名为“World Organization for Animal Health，WOAH”，曾用名“Office International des Épizooties，OIE”（法语）。——编者注

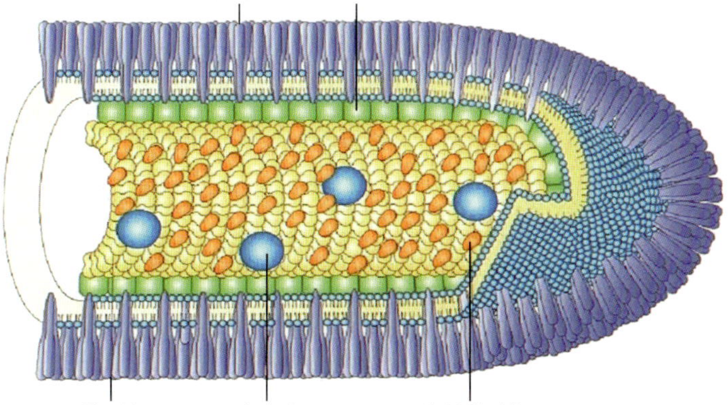

图 2-1 狂犬病病毒的结构
（资料来源：Schnell 等，2010）

目前，狂犬病病毒属可分为7个基因型：1型，古典狂犬病毒，RABV；2型，拉格斯蝙蝠病毒，LBV；3型，莫科拉病毒，MOKV；4型，杜汶哈根病毒，DUVV；5型，欧洲蝙蝠狂犬病病毒1，EBLV-1；6型，欧洲蝙蝠狂犬病病毒2，EBLV-2；7型，澳大利亚蝙蝠狂犬病病毒，ABLV。引起人类狂犬病的病原主要是基因1型，其他基因型为狂犬病相关病毒。

根据血清学和抗原关系可以将狂犬病病毒分为4个血清型。血清1型包括古典狂犬病毒、街毒和疫苗毒株，血清2、3、4型为狂犬相关病毒。血清1型的疫苗株对狂犬相关病毒很少或没有保护作用，遗传学研究肯定并扩展了这种分类。4种基因分型与4种血清分型相对应，其他基因型未作血清分类。

狂犬病病毒不稳定，反复冻融可使病毒灭活，对酸、碱、新洁尔灭、福尔马林等消毒药物敏感；日光、紫外线、超声波、70%酒精、0.01%（质量分数）碘液和10~20g/L的肥皂水等也能使病毒灭活。狂犬病毒不耐热，在56℃恒温15~30min或100℃恒温2min即可灭活，但在冷冻或冻干状态下可长期保存。在50%甘油缓冲液保存的感染脑组织的病毒至少存活1个月，在4℃以下低温可保存数月之久。狂犬病病毒能抵抗自溶及腐败，在自溶的脑组织中可保持活力达7~10d。

三、流行病学

（一）传染源

发病动物和带毒动物是狂犬病的主要传染源，这些动物的唾液中含有大量病毒。我国由病犬传播的狂犬病占80%~90%，其次为猫和狼。发达国家野生动物（如狐狸、蝙蝠、臭鼬和浣熊等）逐渐成为重要传染源。患病动物唾液中含有大量的病毒，于发病前数日即具有传染性。隐性感染的犬、猫等兽类也有传染性。

狂犬病病毒能感染多种动物，如犬、猫、牛、羊、猪等家畜，以及狼、狐狸、鹿、臭鼬、野鼠、松鼠等野生动物。拉丁美洲的吸血蝙蝠及欧美的食虫蝙蝠等均可携带病毒而不表现症状，此种蝙蝠可能是病毒在自然界的重要储存宿主。动物间的狂犬病由患病动物咬伤健康动物而传播。

（二）传播途径

狂犬病毒主要存在于患病动物的延脑、大脑皮层、小脑和脊髓中，唾液腺和唾液中也常含有大量病毒。本病主要通过患病动物咬伤、抓伤而感染，动物也可通过皮肤或黏膜损伤处接触发病或带毒动物的唾液感染。人被患狂犬病的动物咬伤、抓伤或经黏膜感染均可引起狂犬病，在特定条件下也可以通过呼吸道气溶胶传染。如在实验室中对感染病毒的脑组织进行匀浆化时，所产生的飞沫可导致人感染。本病一年四季均可发生，但春、夏季较秋、冬季多发。

（三）易感动物

人和温血动物对狂犬病毒都有易感性，犬科、猫科动物最易感。

野生动物如狼、狐、浣熊、鼬、香猫等是狂犬病的自然储存宿主。蝙蝠也是狂犬病毒的主要携带者，并广泛流行本病。但犬仍是最主要的发病者，而且也是感染人与其他动物的主要传播媒介，其次是猫，偶为牛、猪、马、驴和骡等家畜。

四、致病性

狂犬病病毒可以侵入大多数神经元组织中，引起致死病理学反应。在被感染动物咬伤后，病毒会穿过神经肌肉接点从咬伤处的肌肉组织到达外周神经，再利用逆向轴突运输作用到达中枢神经系统（CNS）。在感染后期，病毒从中枢神经系统反向迁移到周围神经，部分病毒能够到达唾液腺，通过咬伤再将病毒传染给其他宿主。

犬猫感染狂犬病病毒后，潜伏期一般为2~8周，长的可达数月至数年，短的仅有1周。这主要与被咬部位、暴露类型、病毒在暴露部位的数量和机体的免疫状态等有关。病程2~4d。狂犬病的临床表现通常分为两种类型，即狂暴型和麻痹型。这两种极端的临床表现可能反映了中枢神经感染的特异性部位的不同。某些情况下，动物个体可交替出现两种全身性症状，随着临床病程的发展，首先出现狂暴型症状，然后出现麻痹型症状，或是相反的情况。

五、诊断

（一）临床诊断

1. 临床症状

（1）犬　犬患狂犬病按症状分为狂暴型和麻痹型两种：狂暴型分前驱期、兴奋期、麻痹期；麻痹型病犬以麻痹症状为主，兴奋期极短或无。整个病程为6~8d，少数病例可延长到10d。

①前驱期或沉郁期：此期0.5~2d。病犬精神沉郁，常躲在暗处，不愿和人接近或不听呼唤，强迫牵引则咬畜主；食欲反常，喜吃异物，喉头轻度麻痹，吞咽时颈部伸展；瞳孔散大，反射机能亢进，轻度刺激即易兴奋，有时望空捕咬；性欲亢进，嗅舔自己或其他犬的性器官，唾液分泌逐渐增多，后躯软弱。

②兴奋期或狂暴期：此期2~4d。病犬高度兴奋，表现狂暴并常攻击人畜，狂暴发作往往和沉郁交替出现。病犬倦怠卧地不动，但不久又立起，表现一种特殊的斜视惶恐表情，当再次受到外界刺激时，又出现一次新的发作，狂乱攻击、自咬四肢、尾巴及阴部等。随病势发展，陷于意识障碍、反射紊乱、狂咬，显著消瘦、吠声嘶哑、眼球凹陷、散瞳或缩瞳、下颌麻痹、流涎和夹尾等。

③麻痹期：此期1~2d。麻痹急剧发展，下颌下垂，舌脱出口外，流涎显著，不久后躯及四肢麻痹，卧地不起，最后因呼吸中枢麻痹或衰竭而死。

犬的沉郁期、兴奋期很短或轻微表现即转入麻痹期，表现喉头、下颌和后躯麻痹，流涎、张口、吞咽困难和恐水等，经2~4d死亡。

（2）猫　猫多表现为狂暴型。前驱期通常不到1d，其特点是低热和明显的行为改变。兴奋期通常持续1~4d。病猫常躲在暗处，当人接近时突然发出攻击。因其行动迅速，不易被人注意，又喜欢攻击头部，因此比犬的危险性更大。此时病猫表现肌颤、瞳孔散大、流涎、背弓起、爪伸出，呈攻击状。麻痹期通常持续1~4d，表现四肢失调，后肢明显。头、颈部肌肉麻痹时，叫声嘶哑。随后惊厥、昏迷而死。约25%的病猫表现为麻痹型，在发病后数小时或1~2d死亡。

（3）人　人在被狂犬病犬咬伤或创面等接触狂犬病病毒后，可能发生狂犬病，又称“恐水病”。潜伏期一般为30~60d，也可能长达几个月甚至更长时间。患者开始焦躁不安，头痛，体温略升。随后兴奋和感觉过敏，流涎，对光、声敏感，瞳孔散大，咽肌痉挛，吞咽困难，并出现恐水症状，甚至听到流水声就发生了惊恐和痉挛性发作。兴奋期可能持续至死亡，或在死前出现全身麻痹。

2. 病理变化

无特征性变化。濒死期动物表现痛苦状，消瘦，脱水，头、体表和四肢有外伤。死于狂犬病的犬，胃空虚，存有毛发、石块等异物。胃黏膜充血、出血、糜烂。肠道和呼吸道呈现急性卡他性炎症变化。脑软膜血管扩张充血，轻度水肿，脑灰质和白质小血管充血，并伴有点状出血。

（二）实验室诊断

1. 染色镜检

取大脑海马角或小脑作触片，用塞勒氏（Seller）或曼氏（Mann）液染色剂染色，镜检。塞勒氏染色时，内氏小体呈樱桃红色。曼氏染色时，内氏小体为鲜红色。检出内氏小体，即判为感染畜。

2. 病毒分离培养

采集患病动物死后的新鲜脑组织，将组织液注射到乳鼠体内或接种细胞组织中进行培养并扩增，利用免疫荧光技术对病毒颗粒进行检测。该方法适用于对疑似感染的病死动物进行确诊。

3. 荧光抗体技术

荧光抗体技术（FAT）指利用抗原抗体相结合的特异性，用丙酮固定液将脑组织切片固定后，经荧光抗体染色后，通过荧光显微镜观察脑组织切片样品是否含有病毒颗粒或者病毒包涵体从而进行诊断。该方法因操作步骤简单、方便且成本低，被WOAH所推荐，也是实验室中常用的检测方法之一。

4. 直接荧光抗体技术

直接荧光抗体技术（DFA）是狂犬病实验室诊断的“金标准”，该技术被WOAH所认证。该方法是将疑似患病动物的脑组织切片进行固定后，与异硫氰酸荧光素标记的RABV单克隆抗体发生特异性结合，通过荧光显微镜可直接观察病毒颗粒进行判断。该方法快速、特异性好且灵敏，是实验室确诊狂犬病的首选方法。

5. 快速免疫组化技术

快速免疫组化技术（dRIT）主要用于狂犬病的定性检测。该方法主要采集疑似患病动物的脑组织样品，与特异性RABV单克隆抗体发生特异性的结合后，经过染色后，可直接在光学显微镜下观察是否存在病毒颗粒，从而判断是否感染狂犬病。

6. 酶联免疫吸附试验

酶联免疫吸附试验（ELISA）利用抗原抗体特异性结合原理，将RABV特异性单克隆抗体加到平板上，加入待检样品与其发生特异性结合后，再加入辣根过氧化物酶标记物与RABV单克隆抗体进行特异性结合产生显色反应，通过观察显色反应程度判断病原体阴阳性。该方法虽然操作简单方便、检测速度快，但敏感性较差，有假阳性或假阴性的情况。

7. 核酸检测技术

核酸检测RABV通常采用反转录–聚合酶链反应（RT–PCR）技术。根据RABV的保守序列，利用软件设计特异性的引物，以待检样品核酸为模板，扩增相应目的基因片段，根据扩增结果进行判断。快速灵敏的特点适用于大批量样品初筛。但结果时常会受非特异性序列变异、样品采集时间、样品类型、实验环境及实验人员等因素影响，容易造成假阳性或假阴性。因此PCR技术的操作需经过严格培训，保证操作的规范性，避免污染造成结果误差。

8. 环介导等温扩增技术

环介导等温扩增技术（LAMP）是在等温条件下进行自动循环的链置换核酸扩增反应，具有灵敏度高、反应时间短、临床使用无需特殊仪器、操作简单等优点。检测步骤是将反应液、酶和模板混合于反应管中，置于63℃左右恒温水浴中保温30~60min，肉眼观察结果。该方法尤其适用于野外、发病现场或设备条件不高的实验室，但也容易出现交叉污染及假阳性等问题。

9. 荧光定量反转录–聚合酶链反应

荧光定量反转录–聚合酶链反应（qRT–PCR）技术是指在PCR反应体系中加入荧光物质或采用荧光基团标记的特异性探针，利用荧光信号积累，实时监测整个PCR进程，最后通过标准曲线对待检模板进行定量分析的方法。该技术的出现实现了PCR从定性到定量的飞跃。近几年，qRT–PCR被广泛地应用于RABV的定量检测和狂犬病相关病毒的分离鉴定中。传统的RT–PCR需要12~20h，而qRT–PCR简单、快速，反转录和熔解曲线分析总时间不到4h。此外，qRT–PCR在封闭式环境中同时进行扩增与检测，可有效降低不同基因型病毒的交叉污染机会。

10. 基因芯片技术（gene chip technology）

该技术具有高通量、高度平行性和高速的特点。操作中可针对RABV不同基因型设计特异性探针，制作基因芯片进行诊断及分型。在野生动物及蝙蝠源狂犬病样品的流行病学监测中具有广泛的应用潜力。

六、防治措施

（一）免疫接种

1. 动物预防

对犬、猫等动物主要进行预防接种。目前国内使用动物疫苗均为灭活苗，免疫期均在1年以上。

在3月龄时给犬和猫免疫灭活疫苗，1年后再加强免疫1次，可获得3年期的保护力，之后可每年或每3年加强免疫1次。

2. 人群预防

对人则是在被患犬或其他动物咬伤后做紧急接种（暴露后接种），争取在病毒进入中枢神经系统之前使机体产生较强的主动免疫性，从而防止临床发病。对于经常接触犬、猫和野兽，具有较大感染危险的兽医或其他人员，也应考虑进行常规预防接种。人在被犬咬伤后，首先要对伤口及时处理，主要采用挤压伤口，清洗、暴露伤口，24h内尽快进行暴露后疫苗注射，咬伤严重时，可使用狂犬病高免血清用于暴露后紧急治疗。

（二）饲养管理

加强犬的饲养管理是预防狂犬病的重要措施，养犬要实行登记备案制度和免疫标识制度；制定城市和农村养犬管理办法，饲养环节要求外出拴犬链和定期免疫管理，流通环节实施凭免疫证交易和凭检疫证运输，监督环节对养犬者要求遵守养犬有关规定，执法机构严格执法，加强流浪犬、无主犬收容管理，防止犬伤人。

（三）治疗方案

由于狂犬病发病动物几乎无例外地死亡，动物狂犬病无需治疗。怀疑或确认动物发生狂犬病时，可对动物实施安乐死。

对疑似狂犬病病犬咬伤的犬、猫的处理方法如下：犬、猫等宠物被疑似狂犬病病犬咬伤后，应尽快用200g/L的肥皂水彻底清洗伤口，再用大量清水进行冲洗，清洗和冲洗时间不少于20min。然后用20~50g/L碘酒和75%乙醇涂搽伤口，清除或杀灭局部的病毒。只要未伤及大血管，一般不做缝合，不做包扎。伤口较大或头颈部重伤时，在做完清创和消毒后，做松散包扎，如伤口深、创面大，应放置引流条，以利于伤口污染物及分泌物的排出。在进行伤口处理的同时，应立即接种狂犬病疫苗。一般接种后应检测血清中是否产生抗体，如没有产生抗体或抗体滴度过低，应继续接种。接种狂犬病疫苗应严格按疫苗说明要求进行注射。

如咬伤部位为头部或大面积咬伤，在按上述步骤处理的基础上，皮试阴性后，立即在伤口周围做抗狂犬病免疫血清浸润注射，进行紧急被动免疫，而且必须在伤口缝合前进行。再按免疫程序进行狂犬病疫苗免疫接种。

对被严重咬伤的宠物进行抗菌治疗，防止继发感染，可选用青霉素类、头孢菌素等抗生素进行肌肉注射或静脉缓慢滴注。

对咬伤后症状严重的宠物，进行对症疗法，如疼痛严重动物，可给予安定镇静剂、止痛剂等。

对食欲不振或废绝的被咬伤宠物，给予支持疗法，可用葡萄糖制剂、能量合剂、多种维生素等药物。

对被咬伤的动物严加看管，防止被感染后再伤人畜。一旦确诊被咬伤的动物感染了狂犬病，要立即处死，并对尸体进行焚烧或深埋等无害化处理。

（四）对咬人动物的处理

凡已出现典型症状的动物，应及时扑杀，并将尸体焚化或深埋；不能肯定为狂犬病的可疑动物，在咬人后应捕获隔离观察 10d；捕杀或在观察期间死亡的动物，脑组织应进行实验室检验。

第二节 流行性感冒

一、简介

流行性感冒简称流感，是由 A、B、C、D 四型流感病毒分别引起的人和多种动物的一种急性、热性、高度接触性传染病。流感病毒可感染多种脊椎动物，A 型流感病毒（*Influenza A virus*，IAV）、B 型流感病毒（*Influenza B virus*，IBV）

和C型流感病毒（*Influenza C virus*，ICV）可感染人类。流感病毒的高突变率使其能够逃避宿主的免疫力。例如，来自不同物种宿主的A型流感病毒基因组节段可以“重组”，产生新抗原以能更好适应人类与动物的大流行毒株。1918年的“大流感”大流行仍然是历史上最严重的传染病暴发事件。

犬、猫流感在近年来引起病毒学和流行病学领域的兽医工作者与科学家们的极大关注。早期的实验研究表明，犬猫容易感染A型流感病毒，但并没有出现临床症状。然而，近年来，H3N8亚型流感病毒从马传播给犬，伴发严重的临床症状。在亚洲，记录了由流感病毒H3N2引起犬的呼吸道疾病，同时也报道了一种感染高致病性禽流感病毒（HPAIV）H5N1的致命感染。在亚洲和欧洲有8个国家报告了大型猫科动物和家猫感染HPAIV H5N1，这引发了公共卫生领域的关注。在实验中，HPAIV H5N1也可以从患病的猫传播给幼猫。A型流感病毒可从不同的哺乳动物和鸟类传播给食肉动物，且病毒可能在肉食动物体内适应复制并传播，因此需要密切关注感染犬、猫的流行病学特点。

长期以来，兽医一直困惑为何流感病毒很难引发犬猫呼吸系统疾病，虽然可以通过与其他地方性甲型流感病毒感染的宿主如本地的哺乳动物和鸟类物种的接触而获得感染源；由于宠物与宠主们密切接触，人类A型和B型流感病毒感染的季节性动物流行活动，也会导致宠物犬猫暴露于病毒之中。首例与犬群中持续传播相关的临床流感病毒感染病例是由马H3N8流感病毒的跨种传播引发的，随后是韩国H3N2亚型流感病毒犬的临床自然感染。

很长一段时间以来，犬没有被认为是流感病毒的天然宿主。尽管在20世纪60年代，来自犬肾组织的一种细胞系——MDCK细胞，成为流感病毒学家的主力军。MDCK细胞适于培养来自不同宿主的A型流感病毒，包括人类、猪、马和许多鸟类，也同样适于培养B型流感病毒，但也没有证据表明人类流感病毒可在犬体内持续传播。可能的假设为物种屏障导致无法发生有效的自然传播。

对于猫体内的流感病毒感染，在20世纪70年代，只进行了很少的血清学调查，在临床健康猫血清中发现H3N2亚型流感病毒的血凝抑制（HI）抗体。但是，在猫的血清中尚未发现针对H1、H2、H4–H8亚型的抑制性抗体。必须指出的是，这些研究是在发生人类H3N2流感病毒流行的时候进行的，所以猫可能已经接触过H3N2病毒。20世纪70年代对猫的流感病毒进行的实验研究包括不同哺乳动物（人类H2N2、H3N2；海豹H7N7）和鸟类（H7N3）来源的病毒，在鼻内接种感染后，猫的体温会轻微升高，病毒可在3~9d重新分离。所有接种了疫苗的猫都产生了血清抗体。

二、病原体

流感病毒属于正黏病毒科（*Orthomyxoviridae family*），单股负链RNA病毒，根据其基质蛋白（M1）和核衣壳蛋白（NP）的抗原差异可将流感病毒分为A型流感病毒、B型流感病毒和C型流感病毒。2016年又发现一种新型流感病毒，划分为D型流感病毒（*Influenza D virus*，IDV）。自1977年起，A型流感H1N1和A型流感H3N2已在世界范围内的人群中流行。B型流感只发生于人和海豹中。C型流感流行较为少见，但可在局部地区引发人类流感流行。D型流感主要宿主为猪和牛。犬流感（canine influenza，CI）是一种由A型流感病毒犬流感病毒（*Canine influenza virus*，CIV）引起的急性接触性呼吸道传染病。

A型流感病毒是临床上最重要的病原体。在过去一直是导致人类和家畜严重疾病流行的原因。根据表面糖蛋白血凝素（HA）和神经氨酸酶（NA）抗原型可划分为18个HA亚型（H1~H18）和11个NA亚型（N1~N11）。A型流感病毒颗粒由来自宿主细胞的脂质包膜与9或10个结构病毒蛋白组成（图2-2、表2-1）。

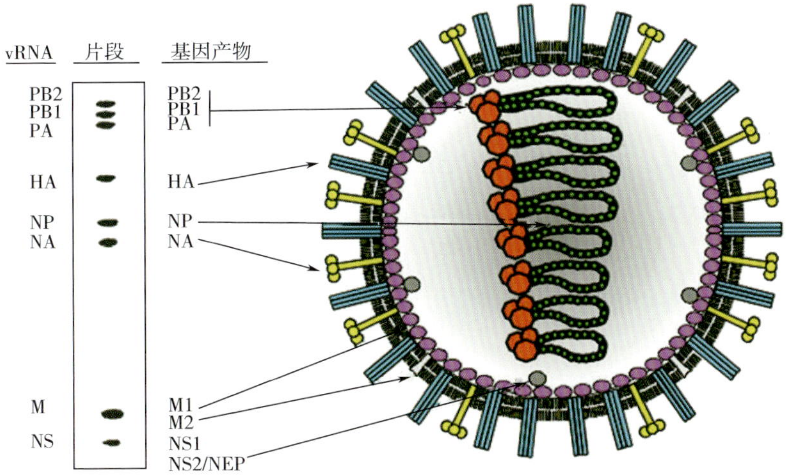

图2-2　直径约为100nm的球形A型流感病毒颗粒

（资料来源：Pleschka S，2013）

表2-1　A型流感病毒基因组片段、编码的病毒蛋白及其各自的功能

片段	病毒RNA大小/bp	编码蛋白	氨基酸数目/个	功能
1	2341	PB2	759	病毒RdRp的帽结合亚基；帽结合
2	2341	PB1	757	病毒RdRp的聚合酶结构域的中心位置

续表

片段	病毒RNA大小/bp	编码蛋白	氨基酸数目/个	功能
3	2233	PB1–F2	87~91	促凋亡活性
		PA	716	病毒RdRp的帽抓取内切酶亚基
4	1778	HA	566	表面糖蛋白；受体结合，膜融合
5	1565	NP	498	核蛋白；病毒基因组和抗基因组RNA的包装
6	1413	NA	454	表面糖蛋白；受体破坏神经氨酸酶的活性
7	1027	M1	252	基质蛋白
		M2	97	离子通道的活性，保护HA的构象
8	890	NS1	230	病毒RdRp活性的调节干扰素拮抗剂；病毒mRNA翻译增强子；抑制mRNA前剪接、细胞mRNA多聚腺苷化、PKR活性

RNA依赖的RNA聚合酶复合物（RdRp）、PB2、PB1和PA的组成部分与核糖核蛋白复合物（RNP）相关，并由病毒RNA片段1–3编码。病毒表面糖蛋白HA和NA分别从病毒RNA片段4和6中表达。核衣壳蛋白（NP）是RNP的主要成分，由第5个片段编码，并与病毒RNA片段相关联。两个最小的病毒RNA片段分别编码两个蛋白质。M1蛋白是由第7段的信使核糖核酸（mRNA）共线性翻译而来的，并在病毒粒子内形成一个内层。另一个mRNA转录片段翻译为第三种病毒跨膜成分——M2蛋白，它的功能是可作为一个pH依赖的离子通道。采用类似的编码策略，片段8包含了非结构性NS1蛋白和核输出蛋白（NEP）的序列信息。NEP是病毒粒子的一个次要组成部分，被发现与M1蛋白相关。

三、流行病学

（一）传染源

患病动物、康复或隐性带毒动物是动物流感的主要传染源。带毒野禽是流感的重要传染源。野禽是流感病毒的自然储存宿主，一般呈健康带毒现象。这些禽类在感染后可长期带毒并通过粪便排毒，伴随迁徙活动，将病毒传播给其他动物或人类。家养水禽既是流感病毒的自然宿主，又与人、经济动物、伴侣动物有密切联系，也是流感的主要传染源。

（二）传播途径

动物流感的传播途径主要是消化道和呼吸道。动物感染病毒后，病毒可经粪便排出，污染周围环境，被其他动物误食而感染。动物还可通过咳嗽、喷嚏等方式将带毒的呼吸道分泌物排出，经飞沫感染其他动物。流感病毒还可通过直接接触传播。病毒污染的水源、空气、饲料、器具等是重要的传播媒介。此外，与畜禽养殖关系密切的其他动物，如鼠、猫、犬等都可能起到机械性或感染性传播。

（三）易感动物

1. 自然宿主

流感病毒的自然宿主谱较广，可感染人类、猪、马、海洋类的多种哺乳动物以及禽类。其中，A型流感病毒在水禽和海鸟中具有高度的宿主适应性。

2. 实验动物

鸡、火鸡、鸭和鹅在自然状态下易感染A型流感病毒，是最常用的实验动物。其他可用作流感病毒人工接种的实验动物有仓鼠、小鼠、雪貂、猪、猫、水貂、猴等。鼠类可以实验感染A型流感病毒和B型流感病毒，常将其作为流感病毒实验感染的哺乳动物模型。

雪貂对人的流感病毒非常易感，A型流感病毒的症状要比B型流感病毒严重。禽、海豹、猪和马的A型流感病毒也很容易感染雪貂。

（四）流行特征

近年来，大量实验数据表明伴侣动物自然或实验条件下可以感染多种不同亚型流感病毒。通过流感病毒受体分布实验发现，犬和猫中不仅含有可以结合人源流感病毒的α–2,6半乳糖唾液酸受体，也含有可以结合禽源流感病毒的α–2,3半乳糖唾液酸受体。这表明它们不仅可以感染禽流感病毒，也可以感染人流感病毒，可能是潜在的中间宿主。

禽流感病毒的天然宿主是野生鸟类，并在自然界内循环。研究人员已从13个种属100多种鸟类中分离出了流感病毒。除H17和H18感染蝙蝠之外，几乎所有亚型的A型禽流感病毒都可以从野鸟体内分离得到。

人流感通常通过呼吸器官排出的大颗粒飞沫和近距离小颗粒气溶胶（咳嗽、

喷嚏）进行传播，在密切接触下，由人对人进行传播。经接触被呼吸器官飞沫污染表面的间接传播可能也是一种传播方式，有证据显示病毒在某些表面可以存活1~2d。

四、致病性

宠物作为人常见的伴侣动物，相较猪、马等与人类的关系更为密切，流感病毒在其体内或体外的传播对人类具有重要的公共卫生学意义。

1. 犬流感

犬流感（canine influenza，CI）最常引起呼吸道疾病，通常有轻微或亚临床症状，但有时感染可能很严重。犬流感轻微症状表现为打喷嚏、咳嗽，通常为湿咳，并伴有流鼻涕及厌食等，可持续7~10d，动物通常会自行恢复，无并发症。症状严重的犬可能会有高烧（超过42℃）、呼吸困难和肺炎的迹象，疾病症状发展较快。犬流感病毒在各种呼吸组织中均可被检测到，并经常观察到气管、支气管和肺部的感染，与其他病原体合并感染可能会导致症状加重。主要的感染控制措施包括隔离受感染动物、动物笼消毒和消毒各种污染物，做好卫生与消毒措施。为了控制犬类流感的暴发，如果犬只有呼吸道疾病的症状，宠物主人应尽快将犬只送至动物医院。

2. 马流感

马流感（equine influenza，EI）潜伏期2~10d，平均3~4d。根据感染毒株的不同，临床表现的严重程度稍有差异。H3N8亚型所致疾病较严重，而H7N7亚型所致疾病则较温和，有些马常呈顿挫型或隐性感染。典型病例表现为体温升高，稽留1~5d，病初干咳，食欲减退，精神萎靡，肌肉震颤，厌动。若无继发感染，多为良性经过，病程1~2周，很少死亡。

3. 猪流感

猪流感（swine influenza，SI）是由猪流感病毒（*Swine influenza virus*，SIV）引起猪的一种急性、高热性、高度接触性呼吸道传染病。患病猪生产性能下降，影响猪群健康和产品质量，对养猪业危害极大，每年造成巨大的经济损失。由于猪体内同时含有禽流感受体和人流感受体，能同时感染猪、禽、人流感，各种流感病毒在猪体内可以进行基因重排，产生不同亚型流感毒株，可能会引发下一次的流感大流行。

五、诊断

（一）临床诊断

犬流感病毒症状与犬传染性呼吸道疾病综合征（canine infectious respiratory disease complex，CIRDC）、猫上呼吸道疾病（feline upper respiratory tract disease，FURTD）导致的症状并无差别。主要症状均表现为咳嗽、眼鼻分泌物增多（结膜炎）、发热、偶见呕吐等，可出现继发性肺炎。严重症状如出血性肺炎等也可出现，但较为罕见。

（二）实验室诊断

目前我国采用的高致病性禽流感病毒诊断技术国家标准为《高致病性禽流感诊断技术》（GB/T 18936—2020），包括病毒分离与鉴定、血凝和血凝抑制试验、RT-PCR试验、实时荧光RT-PCR试验。世界动物卫生组织（WOAH）指定实验为病毒分离结合致病性检测；替代实验为琼脂凝胶免疫扩散（AGID）试验、血凝抑制（HI）试验。流感病毒诊断各类检测方法的标准及生物安全要求如表2-2所示。

表2-2　高致病性禽流感病毒实验室诊断技术标准及生物安全要求

<table>
<tr><th>分类</th><th>实验室诊断标准</th><th>检测方法</th><th>实验活动所需实验室生物安全级别</th></tr>
<tr><td>国际标准</td><td>《陆生动物诊断试验与疫苗手册》（2021）</td><td>指定实验：病毒分离结合致病性检测；替代实验：AGID、HI</td><td rowspan="4">病原体分离培养：BSL-3；动物感染实验：ABSL-3；未经培养的感染性材料实验：BSL-2；灭活材料实验：BSL-2</td></tr>
<tr><td rowspan="3">国内标准</td><td>《高致病性禽流感诊断技术》（GB/T 18936—2020）</td><td>病毒分离与鉴定、血凝和血凝抑制试验、RT-PCR试验、实时荧光RT-PCR试验</td></tr>
<tr><td>《禽流感病毒通用荧光RT-PCR检测方法》（GB/T 19438.1—2004）</td><td>荧光RT-PCR检测</td></tr>
<tr><td>《H5亚型禽流感病毒荧光RT-PCR检测方法》（GB/T 19438.2—2004）</td><td>荧光RT-PCR检测</td></tr>
</table>

续表

分类	实验室诊断标准	检测方法	实验活动所需实验室生物安全级别
国内标准	《H7亚型禽流感病毒荧光RT-PCR检测方法》(GB/T 19438.3—2004)	荧光RT-PCR检测	病原体分离培养：BSL-3；动物感染实验：ABSL-3；未经培养的感染性材料实验：BSL-2；灭活材料实验：BSL-2
	《H9亚型禽流感病毒荧光RT-PCR检测方法》(GB/T 19438.4—2004)	荧光RT-PCR检测	
	《禽流感病毒NASBA检测方法》(GB/T 19440—2004)	依赖核酸序列的扩增技术(NASBA)	
	《H5亚型禽流感病毒NASBA检测方法》(GB/T 19439—2004)	依赖核酸序列的扩增技术(NASBA)	

各畜种感染流感病毒的风险因素、潜伏期、临床诊断及实验室使用的检测方法如表2-3所示。

六、防治措施

（一）预防措施

1. 免疫接种

禽流感疫苗的接种，应根据当前流行的禽流感病毒HA亚型，选择相同亚型的禽流感疫苗用于家禽的预防接种。禽流感病毒的抗原具有易变异的特点。因此，科学而实用的免疫预防措施，必须是所用疫苗的抗原性与当地流行株的抗原性相一致，并且在疫苗抗原量和抗原一致性保证的前提下，必须按照一定的免疫程序进行免疫，才能取得最佳的免疫效果。

2. 综合性预防措施

为了预防病毒的感染，扑灭并根除疾病，减少对公共卫生造成的危害，减少病毒流行，将经济损失降至最低，防治流行性感冒采取预防为主综合性防治的措施。流行性感冒的宿主范围广，且血清型众多，伴侣动物发生流感疫情时，应做好动物的免疫及其他预防措施，提高动物对流感病毒的抵抗力。

表2-3　流感病毒实验室诊断方法汇总

物种	风险因素	潜伏期	临床诊断	实验室检测方法
人	密切接触被感染的人、鸟或猪	1~4d	发热、肌痛、头痛、不适、咽喉痛、干咳和鼻炎、中耳炎，儿童恶心呕吐，并发症包括原发性病毒性肺炎，继发性细菌性鼻窦炎、耳炎或肺炎，基础医疗状况（如肺和心脏疾病）恶化	DFA、RT-PCR、EIA、病毒培养和快速诊断测试（如免疫层析法），间隔2~4周采集双份血清
鸟	直接接触被感染鸟的分泌物或粪便，被污染的饲料、饮水、设备或衣物；人和鸟类的迁徙	1~5d	低致病性禽流感（LPAI）：没有或很少表现临床症状，包括食欲不振、轻微呼吸症状（鼻分泌物、咳嗽、打喷嚏）和产蛋率下降； 高致病性禽流感（HPAI）：突然死亡，嗜睡，产蛋量下降，产软壳蛋或畸形蛋，面部浮肿伴有眼睑、鸡冠、肉垂和后踝肿胀，肉垂、鸡冠和腿部发绀；共济失调和腹泻	RT-PCR和血清学筛查测试，病毒分离，测序和确定HPAI所需的鸡致病性实验；通过ELISA和AGID进行血清学检测用于监测；HPAI的组织病理学检查结果包括多器官的出血和坏死
犬	接触雾化的呼吸道分泌物和被污染的物体	2~5d	湿咳或干咳、脓性鼻炎、发热、肺炎	采集双份全血或血清、鼻拭子，通过PCR或病毒培养检测病毒
猫	捕食患病的鸟类	2~5d	发热、呼吸困难、精神抑郁、结膜炎	采集双份全血或血清、咽拭子，通过PCR或病毒培养检测病毒

（二）治疗方案

对动物流感尚无可靠的特异性治疗方法。高致病性禽流感一旦确诊，必须采取严格的封锁、消毒和扑灭等严格措施。

对猪、马、犬、猫等可在严格隔离的基础上进行对症治疗，如解热镇痛药物；为了防止继发感染，可常规注射抗生素，如氨苄西林、头孢菌素等。

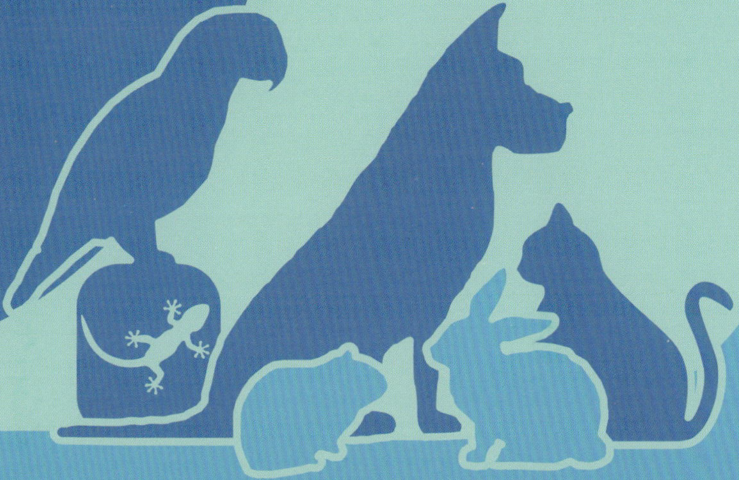

第三章

细菌性伴侣动物人兽共患病

第一节

布鲁氏菌病

一、简介

布鲁氏菌病（brucellosis）（简称布病），是由布鲁氏菌属（*Brucella*）细菌引起的人与动物共患的变态反应性传染病。布鲁氏菌是一种细胞内寄生的病原菌，可感染多种家畜和野生动物，其中牛、羊、猪等家畜最易感，对人也具有高度感染性和致病性。布鲁氏菌可经消化道、皮肤黏膜或呼吸道等多种途径侵入机体引起感染发病。临床上动物感染以流产、胎衣不下、睾丸炎、附睾炎、关节炎等为特征，人感染表现为长期发热、多汗、生殖系统疾病、关节痛、肝脾肿大以及肌肉–骨骼系统和中枢神经系统的严重并发症等。布鲁氏菌病广泛分布于世界各地，严重威胁着人类健康和畜牧业发展。WOAH将布鲁氏菌病列为必须报告的动物疫病，我国2022年修订的《一、二、三类动物疫病病种名录》将布鲁氏菌病列为二类动物疫病，同时该病也是《中华人民共和国传染病防治法》规定的乙类传染病、我国《职业病防治法》中规定的细菌性职业病之一。

二、病原体

（一）分类地位

按照《伯杰氏古菌与细菌系统学手册》（2015年）（*Bergey's Manual of Systematics of Archaea and Bacteria*，2015），布鲁氏菌在分类上属根瘤菌目（Rhizobiales）布鲁氏菌科（Brucellaceae）布鲁氏菌属（*Brucella*）。

目前，根据宿主特异性，将布鲁氏菌属分为10个生物种，即马耳他布鲁氏菌（羊种布鲁氏菌，*B. melitensis*）、流产布鲁氏菌（牛种布鲁氏菌，*B. abortus*）、猪种布鲁氏菌（*B. suis*）、犬种布鲁氏菌（*B. canis*）、沙林鼠种布鲁氏菌（*B. neotomae*）、绵羊附睾种布鲁氏菌（*B. ovis*）、鲸种布鲁氏菌（*B. cetacean*）、鳍足种布鲁氏菌（*B. pinnipedialis*）、田鼠种布鲁氏菌（*B. microti*）和人布鲁氏菌（*B. inopinata*）。临床上以马耳他布鲁氏菌、流产布鲁氏菌、猪种布鲁氏菌为主要流行菌种。

（二）形态学特征与培养特性

1. 形态与染色特性

布鲁氏菌为长0.6~1.5μm、宽0.5~0.7μm的球杆菌或短杆菌，无芽孢、无鞭毛、不形成荚膜。布鲁氏菌可被碱性染料着色，革兰氏染色呈阴性，但着色较浅；吉姆萨染色呈紫红色；用柯兹罗夫斯基染色法进行鉴别染色，布鲁氏菌被染成红色，其他菌被染成蓝色；用改良萋-尼氏（Ziehl-Neelsen）方法染色，布鲁氏菌被染成红色，背景为蓝色；涂片检查菌体为单个无序排列，很少成对或成团。

2. 培养特性

布鲁氏菌专性需氧，但许多菌株，尤其是在初代分离培养时需要5%~10% CO_2。最适生长温度37℃，最适pH为6.6~7.4。对营养要求较高，泛酸钙和内消旋赤藓糖醇可刺激某些菌株生长。常用胰蛋白脲琼脂培养基，在添加5%~10%（体积分数）马血清的胰酪大豆胨琼脂培养基（TSA）上几乎所有菌株都能生长。初次培养时生长缓慢，在48h内罕见形成菌落，常需5~10d甚至20~30d，但实验室长期传代保存的菌株，培养48~72h即可生长良好。在固体培养基上，光滑型（S型）菌落无色透明、表面光滑湿润，菌落大小不等。粗糙型（R型）菌落粗糙、灰白色或褐色、干燥不透明、呈黏稠状。有时还可出现混浊不透明、黏胶状的黏液型（M型）菌落。液体培养呈混浊生长，不形成菌膜。受菌体本身和培养条件及外界各种因素的影响，不同菌种与生物型之间的菌落大小和形态特征各有差异。

3. 生化特性

布鲁氏菌能利用葡萄糖和其他糖类，但产酸较少。过氧化氢酶、氧化酶反应阳性，但沙林鼠种和绵羊附睾种布鲁氏菌为阴性，一般不能还原硝酸盐（绵羊附睾种布鲁氏菌除外）。有些种型产生H_2S，不产生吲哚，不液化明胶，不溶解红细胞，不凝固牛乳，甲基红试验（MR）和乙酰甲基甲醇试验（VP）均为阴性，不利用柠檬酸盐，石蕊牛乳无变化。

（三）分型

目前，根据布鲁氏菌单基因的多样性，布鲁氏菌属分为10个生物种、23个生物型。其中，羊种布鲁氏菌3个型，牛种布鲁氏菌8个型，猪种布鲁氏菌5个型，犬种布鲁氏菌、沙林鼠种布鲁氏菌、绵羊附睾种布鲁氏菌、鲸种布鲁氏菌、鳍足种布鲁氏菌、田鼠种布鲁氏菌和人布鲁氏菌各1个型。我国已分离到15个生物型，分别为羊种布鲁氏菌的3个型、牛种布鲁氏菌的8个型、猪种布鲁氏菌的2个型（1型和3型）、绵羊附睾种布鲁氏菌和犬种布鲁氏菌各1个型。

布鲁氏菌分为S型和R型两种，二者的区别在于布鲁氏菌的脂多糖（LPS）的分子结构中是否存在多糖O链。具有多糖O链的为S型，其下面覆盖着大量与毒力相关的抗原如外膜蛋白（OMP）；R型布鲁氏菌的LPS中缺少多糖O链，其OMP暴露在外膜表面。除绵羊附睾种、犬种和猪种第5生物型以稳定的R型菌存在于自然界外，其余种均为S型菌。当布鲁氏菌细胞壁表面的LPS受损时，菌落即由S型变为R型。由于R型布鲁氏菌LPS中缺少多糖O链，S型布鲁氏菌毒力明显高于R型布鲁氏菌。

（四）基因组

布鲁氏菌各生物型基因同源性高度一致，均在90%以上。其各型别的G+C含量均在56.1%~58.6%，基因组大小为3.1~3.3Mb，且在组成上除猪种3型菌的基因组为1条环状染色体外，其余布鲁氏菌的基因组均由2条分别为2.1Mb和1.2Mb的独立且完整的环状脱氧核糖核酸（DNA）染色体组成。布鲁氏菌对宿主的亲和性、毒力的功能基因都位于DNA保守区。不同种布鲁氏菌的DNA间有明显的相关性，它们在致病性、毒力、形态表征、氧化代谢、生化特性以及噬菌体裂解反应等方面存在着一定差异，但这些方面的种间差异仅仅体现在基因序列的微小差异上。有研究表明，各种布鲁氏菌的基因组中均含有超变序列，因此可以利用DNA酶切图谱来检测鉴别布鲁氏菌，研究布鲁氏菌种间的区别。布鲁氏菌的基因组中不含质粒及温和噬菌体，但是存在插入序列（IS），插入序列的位置及拷贝数在各个种型间相对保守。在不同种型间，其插入序列拷贝数可从7个拷贝到30个拷贝不等，不同种型都存在一个或多个拷贝的插入序列IS711，可以根据这一序列在布鲁氏菌不同种型基因组中的位置不同而进行布鲁氏菌的分型鉴定。布鲁氏菌的OMP编码基因是本菌基因序列中相对保守的基因序列，布鲁氏菌*omp2*基因是一个重要的分类基因，在布鲁氏菌不同种型间存在序列多态性，可以根据这一序列的不同而进行布鲁氏菌的分型鉴定。

（五）免疫相关抗原

1. 脂多糖

LPS由类脂A、核心寡聚糖和O抗原侧链组成。类脂A是内毒素的主要成分，无种属特异性，核心寡聚糖位于类脂的外层，具有属特异性。S型细菌表面的LPS含有外露多糖O链，R型细菌LPS中缺乏多糖O链，或O链不完整。LPS被认为是刺激机体产生抗体的主要成分，也是诱导机体产生保护性免疫反应的重要组分。布鲁氏菌LPS是一种关键毒力因子，在布鲁氏菌逃逸宿主细胞抗感染杀伤机制中具有重要作用。LPS是布鲁氏菌重要的表面抗原，被广泛用于布鲁氏菌检测技术的首选抗原，现有的血清学检测方法多检测LPS抗体。

2. 核糖体L7/L12蛋白

布鲁氏菌L7/L12蛋白是一种核糖体蛋白，由L7和L12两个亚单位在布鲁氏菌菌体内形成一个稳定的L7/L12二聚体。L7/L12蛋白具有高度保守性，在不同的细菌中表现出高度的同源性，它们在不同的生物体系中都具有重要的生物学功能，包括蛋白质合成、细胞生长和分化等。L7/L12蛋白具有良好的免疫原性，在布鲁氏菌逃逸机体免疫应答后所引起的Ⅳ型超敏反应中扮有重要角色，也可引起体液免疫应答，可作为一种疫苗候选抗原。

3. 细胞表面BCSP31蛋白

BCSP31蛋白是一种高度保守的细胞表面蛋白，在布鲁氏菌所有种型及生物型间高度同源。BCSP31蛋白具有良好的免疫原性及免疫保护力。

4. 外膜蛋白

布鲁氏菌OMP是位于细菌菌体外膜的一类结构性蛋白质，根据相对分子质量分为三类：10~20ku（OMP10、OMP16、OMP19）、36~38ku（OMP2a、OMP2b）、25~34ku（OMP25、OMP28、OMP31）。OMPs是布鲁氏菌重要毒力因子之一，在布鲁氏菌入侵宿主过程中发挥维持细菌外膜完整性、保护菌体免受宿主补体杀伤等作用。布鲁氏菌的外膜蛋白具有较好的免疫原性，能够刺激机体产生较强的免疫力，是重要的保护性抗原。大多数OMP在布鲁氏菌各种间高度保守，被应用于布鲁氏菌病的疫苗和诊断试剂的研究，使用特定蛋白作为诊断抗原可很好地避免与其他微生物发生的交叉反应。

三、流行病学

（一）传染源

患病动物和隐性感染动物是本病的主要传染源。患病动物的分泌物、排泄物、流产胎儿等含有大量布鲁氏菌，其中最为重要的传染源是受感染的母畜。人的传染源主要是患病动物，人与人之间传染很少见。

（二）传播途径

消化道、呼吸道、生殖道是本病的主要感染途径，也可通过损伤的皮肤、黏膜等感染。人主要通过皮肤、黏膜、消化道和呼吸道等途径感染。

（三）易感动物

目前，已知60多种陆生哺乳动物、水生哺乳动物和禽类均是布鲁氏菌的宿主。布鲁氏菌病的易感动物范围很广，包括羊、牛、猪、人、犬、猫、水牛、野牛、牦牛、羚羊、鹿、骆驼、野猪、马、狐、狼、野兔、猴、鸡、鸭以及一些啮齿动物等，但主要的易感动物是羊、牛、猪。各种布鲁氏菌虽各有其主要宿主动物，但也存在着相当普遍的宿主转移现象，会在很多动物之间交叉传播及感染。

（四）流行特征

布鲁氏菌病的发生和流行虽然不受地理条件的限制，但由于感染的机会不同可出现地区差别。通常牧区感染率高于农区，农村高于城镇。我国布鲁氏菌病存在局部散发和地方流行的特征。布鲁氏菌病一年四季均可发生，具有自然疫源性。在布鲁氏菌病的流行地区，相关职业由于接触传染源的可能性更高，所以发病率也较高，有明显的职业性。

布鲁氏菌可感染多种动物，易感性与很多因素有关。幼龄动物由于生殖系统尚未发育健全，虽可带菌却不发病。成年动物特别是处于妊娠期时对布鲁氏菌的易感性最高。老龄动物的易感性较低。初产动物最为易感，流产率高，随着产仔胎次的增加易感性逐渐降低。母畜比公畜易感。

布鲁氏菌可经呼吸、消化、生殖系统以及损伤的皮肤、黏膜等多种途径侵入机体造成感染。传染方式多种多样，病原菌通过患病动物或带菌动物的乳汁、粪便、尿液和精液等被排出，尤其是妊娠母畜在流产时，胎儿、胎衣、羊水及阴道分泌物中含有大量病原体，成为主要传染源，对人和易感动物的威胁最大。未经加工的乳制品、患病动物的内脏和肉制品也是导致布鲁氏菌病传播的常见原因。布鲁氏菌也可在环境中存在，经灰尘、土壤等介质传播。不同种型的布鲁氏菌对于宿主的易感性不同，通常动物对同种布鲁氏菌最为易感，部分种型布鲁氏菌可在动物之间转移，如羊种布鲁氏菌除了易感染山羊和绵羊外，还可感染牛、猪、犬等。犬和猫布鲁氏菌病主要是由感染羊、牛、猪种布鲁氏菌和犬种布鲁氏菌引起的。人主要以感染羊种布鲁氏菌、牛种布鲁氏菌最为严重，猪种布鲁氏菌感染人较少见，犬种布鲁氏菌感染人罕见，绵羊附睾种布鲁氏菌、沙林鼠种布鲁氏菌基本不感染人。人类患者在发病期间可通过汗液向体外排菌，但布鲁氏菌病一般不会在人与人之间传播。

布鲁氏菌病作为人兽共患传染病，其在全世界广泛流行。该病的广泛传播给畜间疫病净化、人类社会公共卫生安全带来严重威胁。在我国，布鲁氏菌病广泛存在于西北、华北等牧区及农区，且在南方地区有疫情逐年加重的趋势。新发疫区逐年增多，老疫区死灰复燃。大规模暴发流行逐渐减少，小规模、分散多点的流行较常见。在世界范围内，地中海地区、亚洲及中南美洲为高发地区，欧洲流行较少。人布鲁氏菌病发病情况与动物布鲁氏菌病发病情况有一定的线性关系，动物布鲁氏菌病发病数增多，人布鲁氏菌病发病数也随之增高。

四、致病性

布鲁氏菌感染宿主需要四步：黏附、入侵、复制以及在宿主体内传播。由于布鲁氏菌能抵抗吞噬细胞的吞噬杀灭，因此当布鲁氏菌自皮肤或黏膜进入机体后，被吞噬细胞吞噬并在该细胞内增殖，再经淋巴循环至局部淋巴结，病菌在淋巴结中繁殖而形成局部感染灶。繁殖到一定数量后，突破淋巴结屏障进入血液形成菌血症，由于内毒素的作用致使机体发热。持续几天后，细菌随血液循环到各个器官，形成多发性病灶，病灶中的布鲁氏菌多次进入血流，引起症状反复发作，表现为“波状热”、关节疼痛、全身乏力、流产、组织坏死、肝、脾肿大等症状。布鲁氏菌寄生于巨噬细胞内，抗菌药物及抗体不易进入发挥作用，不易被消灭，病程易转为慢性及反复发作，主要引发迟发型变态反应，发生在骨、关节和神经系统，表现为关节炎、骨髓炎和神经炎等，可引起全身各处迁徙性病变，一旦转入慢性就无法根治。

布鲁氏菌属不同的种型菌株具有不同的致病力，甚至同一种型的不同菌株的致病力也有很大的差异。羊种布鲁氏菌的致病力最强，羊种布鲁氏菌各生物型的致病力大于其他的种型，所引起的疫情较重，多数羊种布鲁氏菌易引起人畜间布鲁氏菌病暴发和流行。相比羊种布鲁氏菌，牛种布鲁氏菌毒力较弱，对人的致病性较轻，但是对牲畜尤其是牛的危害较大。猪种布鲁氏菌毒力及侵袭力介于羊种布鲁氏菌和牛种布鲁氏菌之间。犬种布鲁氏菌主要引起犬、猫等动物感染，极少感染人，且危害较轻。目前，绵羊附睾种和沙林鼠种布鲁氏菌还没有使人感染发病的报道。绵羊附睾种布鲁氏菌可以感染绵羊，引起公绵羊睾丸炎、附睾炎、精液量减少，母绵羊空怀、流产等。沙林鼠种布鲁氏菌除感染沙漠森林野鼠外，对某些实验动物具有一定的致病力。

五、诊断

（一）临床诊断

1. 临床症状

潜伏期一般为14~180d。短的可以在半月内发病，长的可达半年、一年甚至几年。多数病例为隐性感染，可能终生潜伏体内而不发病。

最显著症状是怀孕母畜发生流产，产出死胎或弱仔。流产后可能发生胎衣滞留和子宫内膜炎，从阴道流出污秽不洁、恶臭的分泌物，并常伴发有乳房炎、关节炎等。公畜往往发生睾丸炎、附睾炎或关节炎（图3-1）。

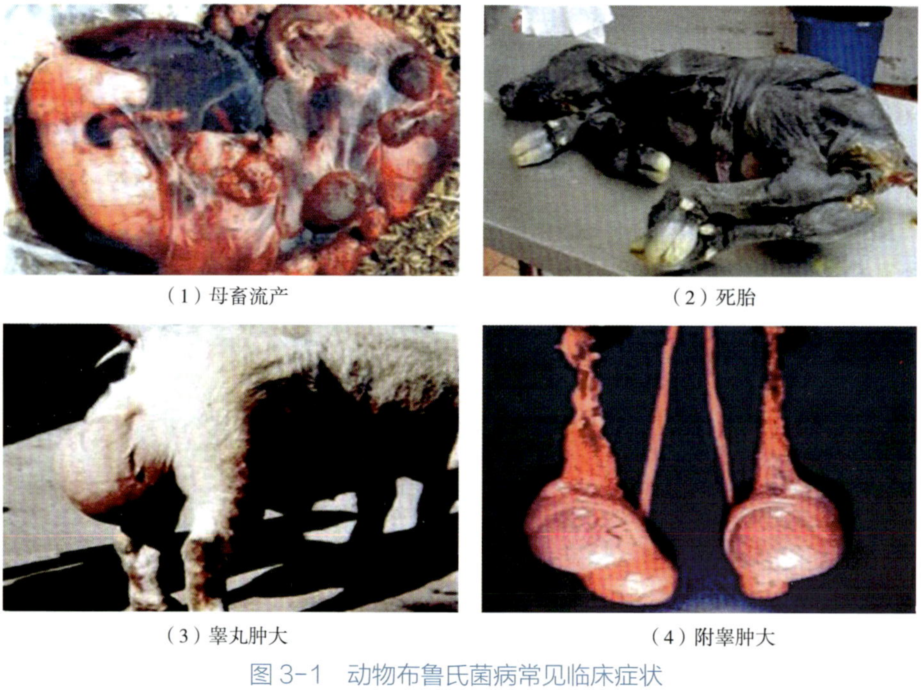

（1）母畜流产　（2）死胎　（3）睾丸肿大　（4）附睾肿大

图3-1　动物布鲁氏菌病常见临床症状

（资料来源：王志贤，2017）

母犬和母猫在临床上最显著的症状也是流产（图3-2）。妊娠期的母犬和母猫可能在妊娠的任何时期发生流产。大多数流产前无任何症状，产后大多伴随胎衣不下或子宫内膜炎，并经常伴随发生乳房炎、关节炎、滑液囊炎、腱鞘炎、淋巴结炎等症状。公犬和公猫在临床症状上可见阴茎潮红肿胀、睾丸炎、附睾炎、前列腺炎等。偶见角膜炎、眼前房出血、葡萄膜炎等。青年犬和未妊娠犬常缺乏明显的临床症状。

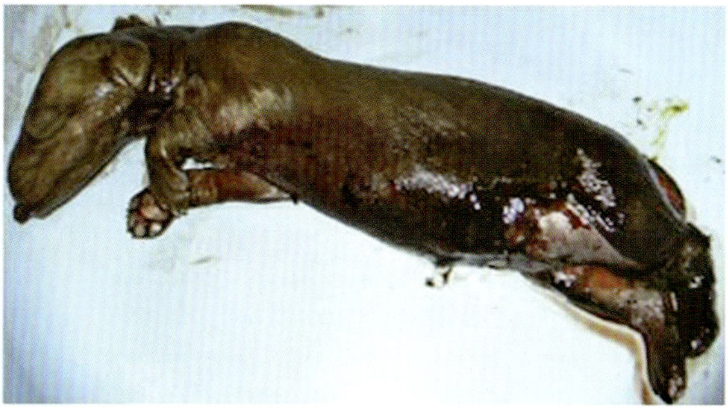

图 3-2 犬布鲁氏菌病流产犬胎儿

（供图：维宠宠物）

2. 病理变化

主要病变为生殖器官的炎性坏死，淋巴结、脾脏、肝脏、肾脏等器官形成特征性肉芽肿（布鲁氏菌病结节）。有的可见关节炎。胎儿主要呈败血症病变，浆膜和黏膜有出血点和出血斑，皮下结缔组织发生浆液性、出血性炎症。

（二）实验室诊断

1. 病原学诊断

根据中华人民共和国农业农村部《动物病原微生物分类名录》，布鲁氏菌为生物危害第二类病原微生物，活菌操作须在生物安全三级实验室进行。

（1）样本采集　采集流产物（胎盘、胎衣、胎儿）、分泌排泄物（阴道分泌物、乳汁样）、血液、淋巴结、脾脏、肾脏、肝脏等用于病原学诊断。

处理培养物和严重感染样品时需采取严格的生物安全措施。所有感染组织、培养物和可能污染的材料必须在生物安全控制条件下进行处理。

（2）病原体分离鉴定　布鲁氏菌病原体分离鉴定虽然是细菌学诊断的"金标准"，但受限于检测场地安全性和人员操作规范性，不作为布鲁氏菌病临床检测的首选。

①染色镜检：采集流产胎衣、肝脏、脾脏、淋巴结、胎儿胃内容物等组织，制成抹片，用柯兹罗夫斯基染色法染色，镜检。若发现有红色球杆状而其他菌为蓝色时，可作出初步的疑似诊断（图3–3）。

②分离培养和鉴定：无污染病料可直接划线接种于适宜培养基，污染病料则应接种到加有杆菌肽、多黏菌素的选择性琼脂平板，均一式两份，分别置于普通培养箱及5%~10% CO_2培养箱中，37℃培养。每3d观察一次，如有细菌生长，可挑选可疑菌落做进一步生化鉴定（图3-4）；如无细菌生长，可继续培养至30d，仍无生长者方可认为阴性。

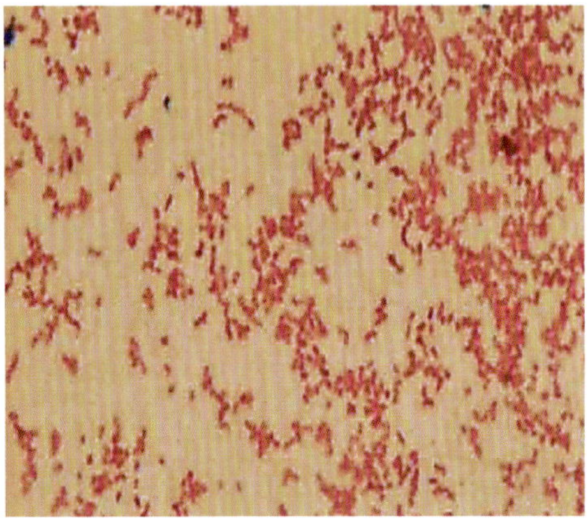

图3-3　布鲁氏菌柯兹罗夫斯基染色
（资料来源：杜振昆，2007）

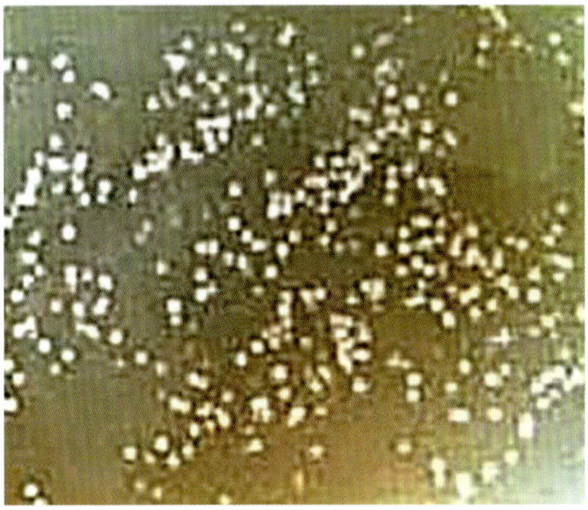

图3-4　布鲁氏菌在选择培养基上的菌落形态
（资料来源：李向阳，2013）

也可采集血液、乳汁、胎儿组织或胎盘组织乳剂等作为接种材料，皮下接种豚鼠1~3mL。接种后3~5周剖杀，取脾脏或淋巴结进行细菌培养和鉴定，可提高分离率。

（3）分子诊断技术　布鲁氏菌病的分子诊断技术包括常规PCR，牛种、羊种、绵羊附睾种、猪种布鲁氏菌PCR（AMOS-PCR），布鲁氏菌多重PCR（Bruce-Ladder PCR），实时荧光定量PCR（qPCR）等，这些技术提高了检测的特异性和灵敏度，其中AMOS-PCR、Bruce-Ladder PCR和qPCR等技术可同时实现布鲁氏菌不同生物种型的检测鉴定。

①PCR：以16S rDNA、BCSP31蛋白等作为检测靶标，主要用于检测鉴别布鲁氏菌属。

②AMOS-PCR：当前普遍认可的PCR方法，主要根据IS711在各个菌株中的插入位置和拷贝数不同而进行鉴别分型。该方法可以鉴别牛种布鲁氏菌1、2、4型，羊种布鲁氏菌1、2、3型，猪种布鲁氏菌1型和绵羊附睾种布鲁氏菌。

③Bruce-Ladder PCR：使用多对引物扩增，区分布鲁氏菌常见的种型和某些疫苗株。

④qPCR：既可以鉴别布鲁氏菌属也可以进行种型鉴定，主要用于布鲁氏菌病的早期快速诊断。

⑤单核苷酸多态性、多位点可变数目串联重复序列分析等诊断分型技术：根据单核苷酸多态性、串联重复序列的不同设计引物进行布鲁氏菌的鉴别及遗传多态性分析，是一种分辨力较好的分型鉴别方法。

2. 血清学诊断

血清学诊断是布鲁氏菌病诊断、检疫、监测的主要手段，尤其对群体筛查有重要意义。布鲁氏菌病血清学诊断方法较多，且多为国际贸易和国家标准方法。主要包括虎红平板凝集试验（RBPT）、试管凝集试验（SAT）、补体结合试验（CFT）、ELISA、荧光偏振试验（FPA）、全乳环状试验和粗糙型血清凝集反应等。

（1）虎红平板凝集试验　虎红平板凝集抗原是用抗原性良好的菌株在适宜培养基上培养收获菌体，经加热灭活，离心后用虎红染料染色，悬浮于pH 3.6缓冲液中制成。使用时将其与等量的待检患病动物的血清在平板上混合，4min即可观察到检测结果，出现凝集判断为阳性。优点是简便、快速，具有较高敏感性，适用于布鲁氏菌病大面积检疫及流行病学调查，用于本病的初筛。缺点是可能与有类似LPS共同抗原的细菌如小肠结肠炎耶尔森菌（*Y. enterocolitica*）O：9等出现交叉反应。

（2）试管凝集试验　布鲁氏菌抗原和相应的特异性血清，在电解质存在的情况下，可发生肉眼可见的凝集反应。SAT可检测血清中的布鲁氏菌免疫球蛋白G（IgG）、免疫球蛋白M（IgM）型抗体，主要是IgM和IgG_2型抗体，且检测IgM的敏感性高于IgG。优点是可以定量检测，因其检测IgM抗体敏感性较高，可作为本病的早期诊断。缺点是反应时间长，有时出现前带现象，结果判断存在一定的主观性，也可能会因交叉反应导致假阳性。感染动物的抗体滴度达不到诊断水平时，易造成误诊和漏诊。

（3）补体结合试验　补体通常能和抗原－抗体复合物结合，而不能与抗原或抗体单独结合。微生物抗原与抗体结合后激活补体并与之吸附是一种不可见的反应；绵羊红细胞和它的相应抗体（溶血素）的复合物不仅可结合补体，而且在结合补体后出现溶血现象。因此，可利用绵羊红细胞和溶血素作为特异性抗原抗体反应的指示系统。补体结合抗体属IgG型，出现较晚，且保持时间长，对诊断慢性布鲁氏菌病意义较大。该法特异性好，敏感性较差，是个体诊断的“金标准”，可作为本病的确诊实验。CFT是国际贸易指定用于牛、羊、绵羊附睾种布鲁氏菌病的确诊实验，但是CFT不适合作为猪的个体诊断，因为猪的补体会干扰豚鼠补体而使得补体结合试验的敏感性降低。同时本法需大量不同试剂及各种各样的对照组，实验步骤多，操作烦琐，结论也具有主观性。

（4）ELISA　布鲁氏菌病ELISA检测技术主要是以LPS或OMP作为包被抗原，通过检测血清中IgM或IgG来实现诊断。该方法具有敏感、特异、简单、快速、稳定、易于自动化操作等特点，既可作为确诊检测，又可作为筛选和鉴别用，适合于大规模检测。

①间接酶联免疫吸附试验（I-ELISA）：将光滑型布鲁氏菌LPS或OMP包被在固相载体表面，通过酶标二抗与固相抗原抗体复合体特异性结合形成酶标二抗复合体后的显色反应来检测布鲁氏菌抗体，可检测血清或全乳。其敏感性高于凝集试验、补体结合试验，特异性高于凝集试验，与补体结合试验相当。缺点是可能与有类似LPS共同抗原的细菌如小肠结肠炎耶尔森菌O：9等出现交叉反应而导致假阳性。

②竞争酶联免疫吸附试验（C-ELISA）：光滑型布鲁氏菌LPS的O链含有特异性表位，因此，通过利用针对布鲁氏菌LPS特定抗原表位的单克隆抗体对抗原的亲和力介于强毒抗体与免疫抗体之间的特性进行检测。免疫抗体由于较低的亲和力不与单抗竞争而出现阴性反应，可以排除绝大多数免疫接种产生的残留抗体的反应，具有较高的特异性，并可消除大部分细菌交叉带来的假阳性。缺点是对布鲁氏菌病免疫后6个月内采集的样本可能会出现假阳性。

（5）荧光偏振试验　荧光偏振试验是基于抗原抗体反应和分子本身布朗运动的快速诊断技术。该诊断方法采用从流产布鲁氏菌中提取的O型多糖（OPS）并标记荧光素，用荧光偏振仪测量OPS结合物的发射光的偏振情况。荧光物质经单一平面的偏振光照射后，吸收光能跃入激发态，随后回复至基态，并发出单一平面的偏振荧光。荧光标记的小分子抗原在溶液中旋转速度快，荧光偏振程度小。当荧光标记的小分子抗原与其相应抗体结合后，形成的大分子在溶液中旋转速度变慢，荧光偏振程度增大。依据荧光标记抗原和其抗原抗体结合物之间荧光偏振程度的差异来检测特异性抗体。该方法操作简便，快速读取结果，具有较高敏感性，适用于大量样品检测，可自动化操作。

（6）全乳环状试验　用已知全乳环状抗原检测新鲜全脂乳中的未知抗体。当乳汁中存在特异性布鲁氏菌凝集抗体时，能与加入的带颜色的布鲁氏菌抗原结合出现凝集反应，这个抗原抗体结合物又被乳汁中无数脂肪球吸附，在37℃孵育，由于乳脂比重小而浮在乳汁表层，因此在乳脂层中形成带色环状带，而其他部分变成无色，按照乳脂层和乳柱的颜色进行判定。该方法简便易行、经济，便于基层使用，具有一定的特异性，但敏感性较差，只适合检查泌乳期的家畜，对乳样要求苛刻，存在非特异性反应。该方法可用于本病的初筛。

（7）粗糙型血清凝集反应　因为粗糙型布鲁氏菌血清与不同种型的光滑型布鲁氏菌不发生凝集，只能和粗糙型布鲁氏菌发生凝集，因此可以用粗糙型血清凝集反应来区别检测。犬种布鲁氏菌常用血清学检测方法包括虎红平板凝集试验、试管凝集试验等。由于犬种布鲁氏菌同其他粗糙型布鲁氏菌及其他一些细菌的LPS抗原之间存在广泛的交叉反应，导致这些血清学检测方法假阳性率较高。为降低检测的假阳性率，研究者开发了2-巯基乙醇虎红平板凝集试验和2-巯基乙醇试管凝集试验。在进行凝集试验前，用2-巯基乙醇处理待检血清，可显著提高检测特异性，但同时检测敏感性降低。

六、防治措施

（一）预防措施

防控家畜布鲁氏菌病一般遵循两个基本原则：检疫并淘汰感染动物；采用菌苗接种的办法建立畜群的抵抗力，减少传播机会。

1. 免疫接种

我国用于预防家畜布鲁氏菌病的疫苗有牛种布鲁氏菌A19菌株弱毒菌苗、羊种布鲁氏菌M5菌株弱毒菌苗和猪种布鲁氏菌S2菌株弱毒菌苗。牛种布鲁氏菌A19活疫苗产生的免疫力保持时间长，对牛和绵羊免疫效果较好，对山羊免疫效果不理想，对猪免疫无效。该疫苗毒力介于M5和S2之间，对孕畜不安全，对人有一定致病性。猪种布鲁氏菌S2弱毒活疫苗可供猪、牛、山羊和绵羊等多种动物免疫使用，以口服免疫、皮下注射、肌肉注射等多种方式接种，该疫苗注射法不能用于牛、孕畜及小尾寒羊。S2疫苗免疫保护率略低于A19、M5。羊种布鲁氏菌M5弱毒活疫苗对牛、山羊、绵羊的免疫效果较好，可采用皮下注射、滴鼻或口服等方式进行免疫，但稳定性较差，常发生由S型到R型的变异，且毒力强。近年来通过基因工程技术研发的布鲁氏菌基因缺失活疫苗A19-ΔVirB12株、M5-90Δ26株、BA0711株，在免疫后不会对相关检测造成干扰，可区分疫苗免疫和野毒感染。

目前尚无用于预防犬布鲁氏菌病的有效疫苗。犬布鲁氏菌病疫苗的研发都处于实验研究阶段，主要包括减毒活疫苗、亚单位疫苗等。

2. 综合性预防措施

防控布鲁氏菌病，接种疫苗虽有显著效果，但根除此病，则需严格采取“监测、检疫、扑杀、消毒、隔离、控制传染源、切断传播途径、培养健康畜群”相结合的综合性预防控制措施。

（1）规范开展布鲁氏菌病监测　对于家养犬、猫，应定期对其做布鲁氏菌病血清学检查和全身健康检查。对于饲养犬及其他易感动物，养殖场（户）应积极配合当地动物疫病预防控制机构做好布鲁氏菌病监测工作，及时了解和掌握疫情动态，扑杀患病动物，防止疫情蔓延。加强交易市场和屠宰场的家畜检疫监测，追踪阳性家畜来源，确诊患病的家畜应当销毁。

（2）坚持自繁自养和引种检疫　养殖场（户）应坚持自繁自养。如需引种，事先做好引进动物的疫病检测或查验检测报告，防止购入患病动物和隐性感染畜。运输车辆消毒后方可进场，预留隔离舍。隔离饲养引入动物，确定无疫病后，方可混群饲养。

（3）加强日常管理　家养犬、猫，应避免其与其他病犬、流浪犬接触。犬舍及其他畜群，应分群管理，定时、定量饲喂，保持日粮的相对稳定，保证足够新鲜、清洁、适温的饮水。做好冬季防寒、夏季防暑工作，注意圈舍通风。做好环境卫生工作，及时清粪，场区消毒，保持圈舍、运动场清洁卫生。设置单独产房，加强产后消毒工作。日常观察畜群采食、饮水、精神状态，发现母畜流产、乳房炎，公畜睾丸肿大、关节炎等临床异常情况，要及时报告并采样送检，做进一步诊断。

（4）加强生物安全管理　养殖场应配备相应的生物安全硬件设施设备。场区入口应设置车辆消毒池及人员消毒设施，场区内按生物安全风险等级实施分区管理。散养户周围应建有围墙、网围栏等物理屏障，并实行人畜分离。健全生物安全管理制度，制定科学合理的卫生防疫制度，并严格执行各项生物安全措施，加强人流、物流管控，构建可靠的生物安全防护体系。

（5）加强流浪犬的管理　流浪犬是犬布鲁氏菌病的主要宿主，因此要加强流浪犬的控制和处置。建议设立专门的流浪犬收容机构，控制流浪犬的流动数量，对收容后的流浪犬定期进行布鲁氏菌病的监测。

（6）培养健康畜群　持续开展病原学监测和感染抗体监测。通过淘汰带菌动物、分群饲养等方式建立健康动物群，以布鲁氏菌病阴性的生产核心群为基础，逐步培育扩大健康群。

（7）做好人员防护　严格采取必要的防护措施，避免人员感染。工作中应合理佩戴防护用品，注意个人卫生，勤洗手消毒。工作场地应及时清扫消毒。皮肤如有刮伤、破损，要及时冲洗消毒、包扎。定期开展职业防护教育，定期进行健康体检。

（二）治疗方案

布鲁氏菌病患病动物不建议进行治疗，发现患病动物应扑杀或隔离淘汰。

人患布鲁氏菌病后，应早期、联合、足量、足疗程用药，必要时延长疗程，以防止复发及慢性化。常用多西环素联合利福平或链霉素，有并发症的患者叠加使用三代头孢类或喹诺酮类抗生素。

第二节 葡萄球菌病

一、简介

葡萄球菌病（staphylococcosis）是由葡萄球菌属（*Staphylococcus*）的致病性葡萄球菌感染人和动物引起多种疾病的总称。葡萄球菌广泛分布于自然界，是一类常见的人兽共患机会致病菌。葡萄球菌可在空气、水、土壤及饲料等非生命介质中存活，也可寄生于人与动物的皮肤、呼吸道、泌尿道等。绝大多数的葡萄球菌不致病，但有部分可以引起人或动物疾病。致病性葡萄球菌常引起人和动物化脓性皮炎、肺炎、心内膜炎及败血症等疾病。葡萄球菌肠毒素也可导致食物中毒。近年来由于耐药性葡萄球菌不断增多，导致临床抗感染治疗难度增加，引起多种重要器官的疾病，严重的可危及人和动物的生命。因此，葡萄球菌病的防控日益受到医学和兽医学领域的高度重视。

二、病原体

（一）分类地位

按照《伯杰氏古菌与细菌系统学手册》（2015年）（*Bergey's Manual of Systematics of Archaea and Bacteria*，2015），葡萄球菌在分类上属芽孢杆菌目（Bacillales）

葡萄球菌科（Staphylococcaceae）葡萄球菌属（*Staphylococcus*）。

目前，葡萄球菌属包含85个种和30个亚种。可引起人与动物疾病的菌种主要包括金黄色葡萄球菌（*S. aureus*）、中间葡萄球菌（*S. intermedius*）、伪中间葡萄球菌（*S. pseudintermedius*）、溶血葡萄球菌（*S. haemolyticus*）、表皮葡萄球菌（*S. epidermidis*）等。

（二）形态学特征与培养特性

1. 形态与染色特性

葡萄球菌菌体直径为0.4~1.2μm，平均直径0.8μm左右。致病性葡萄球菌的菌体较非致病性葡萄球菌菌体更小。葡萄球菌革兰氏染色呈阳性，呈球形或椭圆形，常排列成葡萄串状或者短链状。葡萄球菌无鞭毛，无芽孢，一般不形成荚膜。

2. 培养特性

葡萄球菌为需氧或兼性厌氧菌。其在普通培养基上生长良好，30~37℃均能生长，最适生长温度为37℃，最适pH为7.4~7.5。葡萄球菌在普通营养琼脂培养基上，形成圆形、光滑、隆起、湿润的菌落。葡萄球菌在血液琼脂培养基上形成的菌落较大，有些菌株的菌落周围呈现明显的溶血，也有不发生溶血者，溶血性菌株大多具有致病性。葡萄球菌在肉汤中生长迅速，初混浊，管底有少量沉淀，培养2~3d后可形成很薄的菌环，在管底形成大量黏稠沉淀。

3. 生化特性

葡萄球菌属细菌的生化反应并不恒定，常因菌株及培养条件而异。多数葡萄球菌能分解葡萄糖、乳糖、麦芽糖和蔗糖，产酸不产气。葡萄球菌能还原硝酸盐，不产生靛基质。致病性菌株多能分解甘露醇、产生凝固酶，血浆凝固酶试验常作为鉴别葡萄球菌有无致病性的重要指标。

（三）分型

根据产凝固酶的能力，将葡萄球菌分为两大类，凝固酶阳性葡萄球菌（Coagulase-positive *Staphylococci*，CoPS）和凝固酶阴性葡萄球菌（Coagulase-negative *Staphylococci*，CoNS）。CoPS通常具有致病性，可引起严重甚至致命的疾病，主要包括金黄色葡萄球菌（*S. aureus*）、伪中间葡萄球菌（*S. pseudintermedius*）、卢氏葡萄球菌（*S. lutrae*）、海豚葡萄球菌（*S. delphini*）、中间葡萄球菌（*S. intermedius*）等。CoNS是在人类和动物上被广泛发现的一类共生菌，普遍被认为具有较低的毒力，分离频率较低。但近年来，在人医临床和兽医临床由CoNS引起的感染逐渐增多，主要包括表皮葡萄球菌（*S. epidermidis*）、溶血葡萄球菌（*S. haemolyticus*）、腐生葡萄球菌（*S. saprophyticus*）、头葡萄球菌（*S. capitis*）和路邓葡萄球菌（*S. lugdunensis*）等。

（四）基因组

葡萄球菌的基因组包括一条约2800kb的环状染色体、前噬菌体、质粒和转座子。染色体和染色体外的遗传因子均有编码细菌毒力和对抗生素耐药的基因。这些基因可通过染色体外的遗传因子在葡萄球菌不同菌株之间传播，也可向其他革兰氏阳性球菌传播。葡萄球菌可根据其表型特征，如噬菌体溶解、血清反应、生化反应和耐药谱等分型，也可按DNA的特征用DNA指纹图谱、质粒指纹图谱、凝固酶基因型等方法分型。根据表型特征的分型方法与根据DNA特征的分型方法相结合对调查耐药菌流行特征、追踪感染源及传播途径等方面有重要作用。

（五）抗原及毒力因子

1. 抗原

葡萄球菌细胞壁上的抗原构造比较复杂，含有多糖及蛋白质两类抗原。

（1）多糖抗原　金黄色葡萄球菌的荚膜多糖抗原可分为11个型，临床分离株多为5型、8型和336型。

（2）蛋白质抗原　葡萄球菌蛋白A（staphylococcal protein A，SPA）。所有人源菌株都含有SPA，动物源菌株则少见。SPA能与人、猴、猪、犬及几乎所有哺乳动物血清中的IgG的可结晶段（FC）非特异性结合。结合后的IgG仍能与相应抗原进行特异性反应，已被用于免疫学诊断技术。SPA与IgG结合形成的复合物在机体内具有生物学作用，如趋化性、抵抗吞噬细胞的吞噬、损伤血小板、促进细胞分裂、引发过敏反应等。

2. 毒力因子

（1）葡萄球菌溶血素　由细菌分泌的能使细胞溶解的毒素。多数病原性葡萄球菌可产生溶血素。在血液平板上菌落周围有溶血环，在试管中出现溶血反应。葡萄球菌溶血素分为α溶血素、β溶血素、γ溶血素及δ溶血素四种，它们的抗原性不一样，对各种动物红细胞的溶血作用也不同。α溶血素与牛、羊的坏疽性乳腺炎有关，可致兔平滑肌收缩、麻痹，最终坏死。α溶血素是不耐热的蛋白质，对多种哺乳动物红细胞有溶血作用，来自人的菌株多能产生α溶血素。β溶血素能引起绵羊及牛红细胞溶解，对兔及马红细胞无作用，来自动物的菌株多产生β

溶血素。γ溶血素能溶解多种动物红细胞，兔及绵羊红细胞迅速溶解，牛及人次之，豚鼠及大鼠红细胞溶解较慢。γ溶血素形成的溶血环较窄。δ溶血素可引起各种动物红细胞溶解，来自人或动物的菌株可产生δ溶血素。

（2）肠毒素　肠毒素是结构相似的一组蛋白质，耐热抗酸。有些葡萄球菌可产生肠毒素，引起食物中毒，刺激呕吐中枢，表现呕吐，并引发腹泻。除幼猫及幼猴外，大多数动物对肠毒素有很强的抵抗力。

（3）杀白细胞素　多数致病性菌株可产生杀白细胞素，是一种蛋白质，能使人和家兔的白细胞失去活力，最后膨胀破裂。

（4）毒性休克综合征毒素1（TSST-1）　此毒素能够增加宿主对内毒素的敏感性，使毛细血管通透性增强，引起机体多个器官功能紊乱或引起机体毒性休克综合征。

（5）表皮剥脱毒素（ET）　ET是一种细胞外蛋白质，分子质量约30ku。其可引起人的烫伤样皮肤综合征、仔猪的渗出性皮炎。

（6）凝固酶　凝固酶能使纤维蛋白沉积于菌体表面，从而影响吞噬细胞的吞噬作用并防止细菌在吞噬细胞内被破坏。多数病原性葡萄球菌可产生凝固酶。它能使含有抗凝剂的家兔及人血浆凝固，是鉴别菌株致病力的重要指标。致病株多为凝固酶阳性，非致病株则为阴性。但近年来发现某些凝固酶阴性的菌株也有致病性。

（7）耐热核酸酶　由致病菌株产生。感染部位的组织细胞和白细胞崩解时释放出核酸，使组织渗出液黏性增加。而此酶能迅速分解核酸，有利于细菌在组织中的扩散。目前也将该酶的检测作为鉴定致病菌株的重要指标之一。

（8）溶纤维蛋白酶　可使人、犬、豚鼠及家兔的已经凝固的纤维蛋白溶解。

三、流行病学

（一）传染源

患者、患病动物和带菌者是本病的主要传染源。人和动物带菌情况相当普遍。

（二）传播途径

葡萄球菌感染途径较多，可通过损伤的皮肤和黏膜、消化道、呼吸道、汗腺、毛囊等多种途径感染。临床上以损伤的皮肤和黏膜感染最为多见。

（三）易感动物

葡萄球菌病能发生于各种动物，包括牛、马、羊、猪、犬、猫、兔、野生动物及禽类等，也是人类较常见的疾病。带有外伤的动物、手术后的动物、体质状况不佳的动物等对葡萄球菌最易感。

（四）流行特征

葡萄球菌病的发生不分季节、不分年龄，均可发生，多为散发。而且受各种诱发因素影响明显，如外伤、混合感染等。当动物机体抵抗力下降时，再加上环境卫生差、污染严重等可导致该病的发生和流行。

葡萄球菌多为机会致病菌。广泛存在于自然环境中，也可存在于动物和人的体表、被毛、呼吸道及肠道，且具有多种毒力因子，对人和动物危害均较大。葡萄球菌可引起动物的化脓性感染、乳房炎、心内膜炎、关节炎、败血症、毒性休克综合征等疾病，也常导致食物中毒，其引起的食物中毒是全球最主要的食源性疾病之一。动物和人携带葡萄球菌的情况很普遍，带菌是其感染的最大风险因素。有研究发现，在人体的不同部位中，鼻腔内葡萄球菌最多，带菌率为40%~44%，皮肤带菌率为8%~22%。鼻腔带菌可分为暂时性、间歇性、持续性和散播性带菌。持续性带菌者占整个人群的20%~40%，是葡萄球菌主要储存宿主，其中一部分能够散播大量葡萄球菌，即为散播性带菌者。带菌状态常随环境的变化和抗生素的应用而不断改变。

葡萄球菌入侵主要通过损伤的皮肤和黏膜，也可通过呼吸道和消化道感染发病。如摄食含有肠毒素的食物、饲料或吸入染菌尘埃，经消化道感染可引起食物中毒和胃肠炎，经呼吸道感染可引起气管炎、肺炎等。皮肤感染者的敷料、使用器材等均可被葡萄球菌所污染。更换敷料或动物垫料时均可造成细菌飞扬，污染周围空气及人的手、鼻、咽、眼等暴露部位。葡萄球菌也可经汗腺、毛囊进入机体组织，引起毛囊炎、疖、痈、蜂窝织炎、脓肿以及坏死性皮炎等。葡萄球菌是宠物临床皮肤疾病的重要病原体之一，也常成为其他传染病的混合感染或继发感染的病原体。

四、致病性

葡萄球菌可通过黏附、入侵和逃避宿主免疫机制等方式实现对宿主的感染，具有强大的感染能力。葡萄球菌可产生多种毒素和酶，细菌的毒力强弱、致病力的大小常与这些毒素和酶有一定的关系。葡萄球菌的致病物质主要包括血浆凝固酶、葡萄球菌溶血素、肠毒素、表皮剥脱毒素、杀白细胞素及毒性休克综合征毒素1。葡萄球菌还可产生蛋白酶、脂肪酶和透明质酸酶等多种酶类，这些酶的致病作用尚不明确，但具有破坏组织的作用，可促进感染向周围组织扩散。致病葡萄球菌中以金黄色葡萄球菌致病性最强，主要与其产生各种毒素和酶有关；表皮葡萄球菌和腐生葡萄球菌基本上不产生具有毒性的毒素和酶。葡萄球菌在表达一系列毒力因子的同时，也对抗生素表现出广泛的耐药性。多重耐药性是其最危险的特征之一，尤其是耐甲氧西林金黄色葡萄球菌和耐万古霉素金黄色葡萄球菌的出现，已经成为困扰医学界的难题。

金黄色葡萄球菌在人医临床中可引起皮肤的软组织感染、败血症、心内膜炎、乳房炎、肺炎、肠炎、骨髓炎、关节炎、脑膜炎、毒性休克综合征等病症；在兽医临床上可引起乳房炎、软组织感染及运动系统感染，如外伤化脓性炎症、子宫内膜炎、泌尿道感染、关节炎、仔猪渗出性皮炎等多种疾病；在宠物临床上，可引起犬的脓皮病、外伤化脓性炎症、子宫内膜炎、软组织感染、泌尿道感染、关节炎、肝炎等多种疾病。伪中间葡萄球菌是一类重要的动物源性病原体，可引起犬、猫、貂、山羊等多种动物感染，感染后主要表现为脓皮病、外耳道炎、角膜炎、伤口感染、尿路感染等。人也可以感染动物源的伪中间葡萄球菌。伪中间葡萄球菌常定植于犬、猫等动物的皮肤和黏膜，是导致犬皮肤和黏膜等软组织感染的主要病原体之一。宠物犬口腔伪中间葡萄球菌的携带率高达39%，这在一定程度上增加了伪中间葡萄球菌通过撕咬在犬猫之间相互传播的风险。猪葡萄球菌会导致牛、马、猪的皮肤性疾病，最主要的是能导致猪渗出性皮炎。表皮葡萄球菌是一种机会致病菌，致病能力会随着生存条件的改变而有所变化，可通过多种途径侵袭动物体，轻度感染会引起特征性皮炎、化脓性骨髓炎及伤口感染等，严重时可引发败血症乃至死亡。

五、诊断

（一）临床诊断

葡萄球菌常引起两类疾病：一类是化脓性疾病，如动物的创伤感染、脓肿、蜂窝织炎、乳房炎、心内膜炎、关节炎、败血症等；另一类是毒素性疾病，被葡萄球菌污染的食物或饲料可引起人或动物的中毒性呕吐、肠炎及毒素休克综合征等。

牛、羊以乳房炎最为常见，病变乳区肿胀、坚实、疼痛、皮肤紧绷。乳汁呈奶油色，或稀薄或浓稠，内多含凝块及絮状沉淀物。猪多为渗出性皮炎，多发生于3~30日龄的仔猪，在肛门、眼睛周围、耳廓和腹部无毛处发生红斑，继而出现直径大小为3~4mm的微黄色水疱，水疱迅速破裂、结痂，病变通常于1~2d蔓延至全身表皮。慢性型渗出多发生于育成猪或成年猪，病变多局限于鼻突、耳、四肢等局部，可在无被毛的皮肤形成棕色皮炎区，有时可见受损皮肤增厚，伴有明显的鳞屑。禽感染后可表现多种病型，如急性败血型、慢性关节炎型及脐炎型等。

犬感染葡萄球菌可引起脓皮病。患犬表皮会形成脓疱，表现为脱毛、瘙痒、皮肤皲裂、红肿、溃烂及化脓渗出（图3–5、图3–6）。临床还可见外耳道炎、角膜炎、伤口感染、尿路感染等。

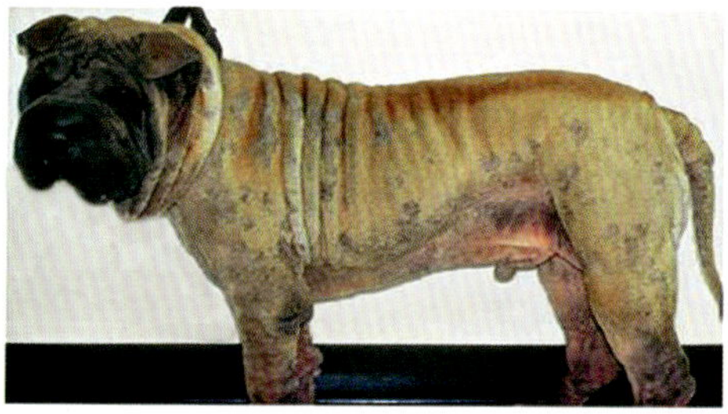

图3–5　犬脓皮病

（资料来源：迈克尔·沙尔，2004）

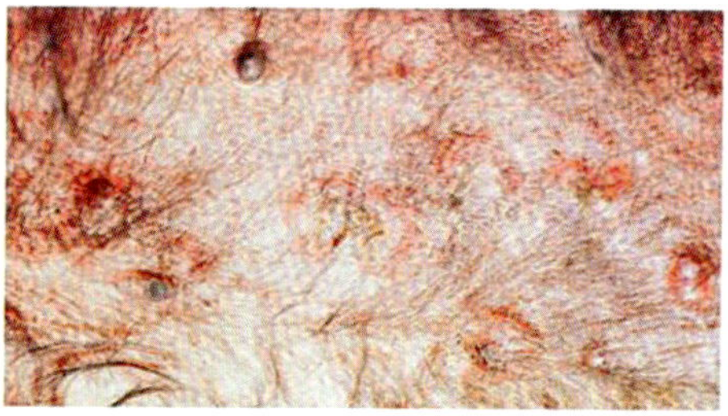

图3–6　犬浅表脓皮病

（资料来源：迈克尔·沙尔，2004）

（二）实验室诊断

1. 病原学诊断

通过对病料进行涂片、染色、镜检、分离培养与鉴定、分子生物学检测等技术确诊疾病。

（1）样本采集　依据感染的性质、不同的病型采集不同的样本，可采集脓汁、痰液、渗出液、乳汁、穿刺液、胸腔积液、腹水、血液、呕吐物及粪便等用于病原学诊断。

（2）病原体分离鉴定

①染色镜检：取样本制成涂片，革兰氏染色后镜检。若发现有革兰氏染色阳性，排列成葡萄串状或者短链状的球菌，可作出初步诊断（图3–7）。

②分离培养和鉴定：将样本接种于普通营养琼脂培养基、血液琼脂培养基中进行分离培养，培养后挑选可疑菌落进行涂片、染色、镜检，并做进一步生化鉴定。致病性葡萄球菌的主要特点：产生金黄色素、有溶血性、产生凝固酶、发酵甘露醇等（图3-8）。

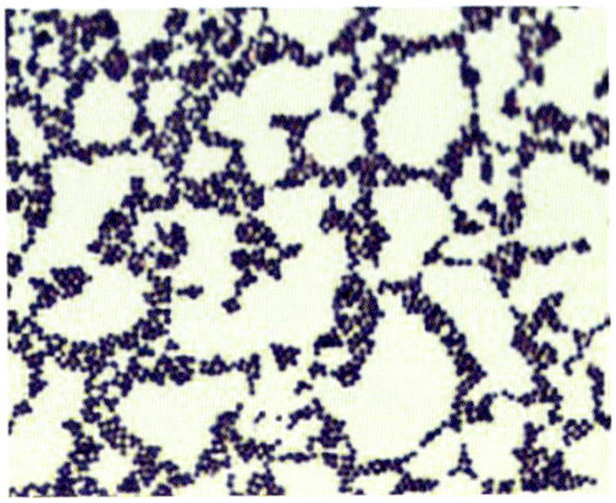

图3-7 金黄色葡萄球菌革兰氏染色

（资料来源：鞠牧洁，2023）

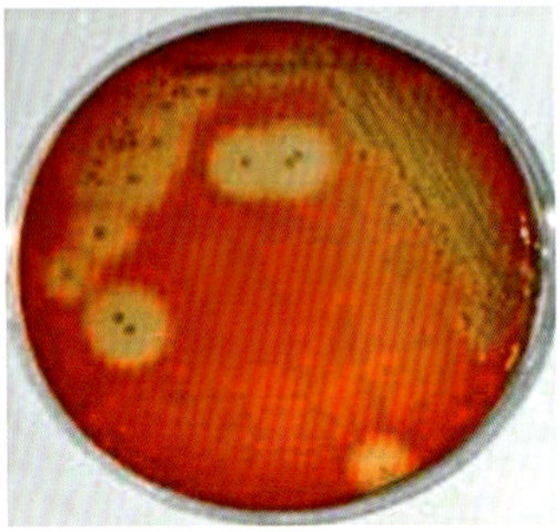

图3-8 金黄色葡萄球菌溶血现象

（资料来源：范鑫，2011）

（3）分子诊断技术 葡萄球菌病的分子诊断技术包括常规PCR、qPCR、多位点序列分型（MLST）、脉冲场凝胶电泳（PFGE）分型、SPA分型和葡萄球菌染色体*mec*基因盒（SCCmec）分型等。

①常规PCR：基于核酸的分子方法的特异性及灵敏度与其所选择的靶标紧密相关，目前已报道一些可特异性检测常见致病性葡萄球菌的分子靶标。针对金黄色葡萄球菌的分子靶标有*entC*、*mecA*、*Sac*、*nuc*、*FemB*、*entB*、*FemA*、*Kanr*、*tuf*，针对表皮葡萄球菌的分子靶标有*atlE*、*Serp0107*、*recN*、*gseA*，而针对溶血葡萄球菌的分子靶标有*sodA*、*mvaA*。

②qPCR：该方法既可以鉴别葡萄球菌属，也可以进行种型鉴定，主要用于葡萄球菌病的早期快速诊断，具有灵敏度高、特异性强、重复性好等优点。

③MLST：基于核酸序列的一种分型方法。可选取金黄色葡萄球菌7个管家基因（*arcC*、*aroE*、*glpF*、*gmk*、*pta*、*tpi*和*yqiL*）用于MLST，将相关基因扩增测序后提交至网络数据库，获得菌株的序列分型结果。MLST重复性强，可实现不同地区间的比较，在研究金黄色葡萄球菌的分子流行病学中发挥重要作用。

④PFGE分型：基于菌株基因组中酶切位点的一种分型方法。首先，用琼脂糖凝胶将金黄色葡萄球菌包埋固定，然后使用溶葡萄球菌酶原位进行消化，获得完整的DNA链，再用限制性内切酶Sma I对其进行酶切，取酶切片段进行脉冲场

凝胶电泳、染色，最后用生物软件对电泳条带图谱进行聚类分析，根据酶切片段的多少和条带大小比较菌株间的亲缘关系。

⑤SPA分型：金黄色葡萄球菌蛋白A基因重复区具有高度的多态性，通过测序可用于金黄色葡萄球菌的鉴别分型。每个重复区被分配一个数值代码，将特定重复的序列与网络数据库比对推导出SPA型。SPA分型可以和MLST相互补充，对不同地区金黄色葡萄球菌的流行趋势进行研究和预测。

⑥SCCmec分型：用于耐甲氧西林葡萄球菌中SCCmec结构的分型方法。甲氧西林耐药基因*mecA*存在于SCCmec中，是耐甲氧西林金黄色葡萄球菌中存在的一种移动的遗传元件，携带多种耐药基因使得耐甲氧西林金黄色葡萄球菌呈现多重耐药。根据携带的重组酶类型及*mec*基因复合体组成的不同对SCCmec进行分类，已经报道了12类SCCmec型。

2. 血清学诊断

由于抗菌药物的广泛应用，细菌培养常呈阴性，因此，用血清学方法检查葡萄球菌的抗体或抗原，对诊断严重感染的患病动物或患者有一定的参考意义。

葡萄球菌病的血清学诊断方法主要为ELISA，利用葡萄球菌毒素蛋白的特异性，对其进行纯化，以纯化的毒素蛋白进行包板而建立间接ELISA方法。

六、防治措施

（一）预防措施

由于葡萄球菌是一种常在菌，广泛存在于自然界和动物体表，因此，要彻底根除本病几乎是不可能的，但通过积极的预防能控制或减少本病的发生。

1. 免疫预防

目前，临床尚无用于预防葡萄球菌病的有效疫苗。葡萄球菌病疫苗的研发目前都处于实验研究阶段。国外研究者构建了包含金黄色葡萄球菌的荚膜多糖T5、荚膜多糖T8和荚膜多糖T336的三价灭活苗，能够对三种荚膜抗原诱导出特异的免疫应答。国内有研究利用金黄色葡萄球菌黏附素ClfA和*FnBPB*基因与细胞因子GM-CSF构建基因工程亚单位疫苗，并证明了此融合蛋白可以诱导机体产生较好的细胞免疫和体液免疫反应。

2. 综合性预防措施

（1）加强日常管理　加强饲养管理，建立并严格执行卫生防疫制度。定期消毒、杀虫、灭鼠，对粪便、废弃物等做无害化处理。做好环境卫生工作，保持圈舍、运动场清洁卫生。做好冬季防寒、夏季防暑工作，保持圈舍通风，防止空气相对湿度大、饲养密度大、通风不良。避免畜禽因各种原因造成皮肤损伤、皮肤免疫屏障被破坏，如发现皮肤有损伤，应及时给予处置，防止感染。对患病动物要早发现、早隔离、早治疗，对患病动物污染的环境和用具等进行彻底消毒。严防饲料和饮水被病原微生物污染，防止通过饲料和饮水传播病原体。

（2）加强生物安全管理　养殖场应配备相应的生物安全硬件设施设备。场区入口应设置车辆消毒池及人员消毒设施，场区内按生物安全风险等级实施分区管理。散养户周围应建有围墙、网围栏等物理屏障，并实行人畜分离。健全生物安全管理制度，并严格执行各项生物安全措施，加强人流、物流管控，构建可靠的生物安全防护体系。

（3）提高动物机体的抵抗力，保护易感动物　实行标准化的动物饲养管理模式，全面执行健康养殖管理措施，科学饲养，科学管理。

（4）做好人员防护　严格采取必要的防护措施，避免人员感染。工作中应合理佩戴防护用品，注意个人卫生，勤洗手消毒。工作场地应及时清扫消毒。皮肤如有刮伤、破损，要及时冲洗消毒、包扎。定期开展职业防护教育，定期进行健康体检。

（二）治疗方案

对患者或患病动物，应及时进行药物治疗。对分离的菌株应进行药敏试验，选用敏感药物进行治疗，合理用药，避免滥用抗生素。如果为甲氧西林敏感菌株，治疗可选用苯唑西林、头孢唑林、头孢噻吩等。若分离菌对甲氧西林耐药，首选万古霉素或去甲万古霉素，并根据药敏结果可加用达托霉素、头孢洛林等。对皮肤或皮下组织的脓肿、皮肤坏死等可进行外科治疗。食物中毒的，早期可用高锰酸钾液洗胃，严重病例可用抗生素治疗，并进行补液和防休克治疗。

犬脓皮病治疗时，应把握针对病因、辅助对症、抑制或杀灭病原菌生长、止痒、制止渗出及预防传染的原则，可全身疗法和局部疗法同时进行。持续给药直到症状消除仍要继续给药1周巩固治疗，整体疗程一般持续4~6周。皮肤消毒剂主要是醋酸氯己定、碘制剂等。目前，市面上常用的外敷中草药对治疗脓皮病效果尚佳。

第三节

结核杆菌病

一、简介

结核杆菌病（tuberculosis，TB）是由结核分枝杆菌复合群（*Mycobacterium tuberculosis* complex）所引起的人、畜、禽及伴侣动物的一种慢性传染性人兽共患病。结核杆菌病是一种古老的呼吸道传染病，是目前严重危害公共卫生的重大人兽共患病之一。虽然对人类及畜牧业生产中的结核杆菌病给予了较多的关注，但在犬、猫、孔雀、鸽、鹦鹉、八哥等伴侣动物上，结核杆菌病的危险性尚未得到充分的重视。犬的结核杆菌病主要由结核分枝杆菌（*M. tuberculosis*）和牛分枝杆菌（*M. bovis*）所致，也有非结核分枝杆菌中的鸟分枝杆菌感染犬的报道。犬结核杆菌病多为亚临床表现，易与其他呼吸道疾病混淆。患犬成了人类结核杆菌病最隐蔽、危险的传染源。结核杆菌病在家畜和野生动物中的感染是一个世界性问题，并可能引发严重的社会经济后果。

二、病原体

德国科学家罗伯特·科赫（Robert Koch）在1882年3月24日首次宣布发现了结核分枝杆菌（*M. tuberculosis*）。为了纪念罗伯特·科赫的伟大贡献，WHO将每年3月24日作为世界结核杆菌病日（World Tuberculosis Day）。

结核杆菌病的病原体主要是分枝杆菌属（*Mycobacterium*）的结核分枝杆菌和牛分枝杆菌。分枝杆菌属是一类细长或稍弯的杆菌，因有分枝生长趋势而得名。本菌属种类颇多，已报道的分枝杆菌菌种繁多，迄今已达150种以上。

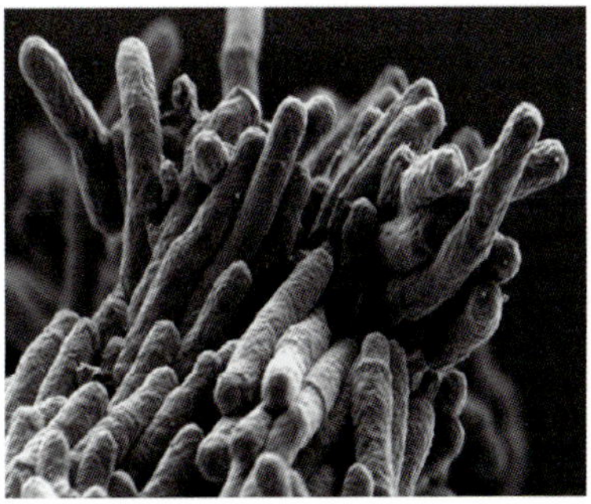

图 3-9　结核分枝杆菌电镜照片
（资料来源：Koch A，2018）

结核分枝杆菌呈典型的杆状形态或轻微弯曲形状，长度为0.2~0.6μm，电镜照片如图3-9所示。体外分离培养时对营养要求较高，分裂复制时间很长，15~20h分裂一次。牛分枝杆菌较短而粗，且着色不均。结核分枝杆菌属于放线菌目，革兰氏阳性细菌，需氧、耐酸、无运动、无芽孢。因其细胞壁脂质含量较高，特别是有大量分枝菌酸（mycolic acid）包围在聚肽糖层的外面，可影响染料的穿入，因此分枝杆菌一般用萋－尼氏抗酸染色法。

结核分枝杆菌最适培养温度为35~37℃，最适pH 6.5~6.8。生长缓慢，在一般培养基中每分裂1代需耗时18~24h，2~4周出现肉眼可见的菌落。但是，5%~10%的CO_2浓度有助于分枝杆菌的生长。固体培养基上典型菌落为干燥、坚硬、表面呈颗粒状，浅黄色，形状似菜花；液体培养基中有粗糙皱纹状菌膜生长，也有索状生长。

三、流行病学

本病主要经呼吸道、消化道感染，也可经生殖道、胎盘和损伤的皮肤、黏膜感染。本病的传播与饲养管理不当有密切关系，畜舍通风不良、潮湿、拥挤、缺少阳光、动物缺乏运动，易患本病。

（一）传染源

患病动物是主要传染源。人也可能作为包括非人类灵长类动物、牛、犬和金刚鹦鹉结核杆菌病感染的一个传染源。

（二）传染途径

TB感染开始于病原体侵入机体，可经呼吸道传播，通过吸入污染菌体的尘埃、飞沫、痰液、咳嗽、喷嚏等气溶胶而感染。通常吸入小于5μm含结核杆菌的飞沫时，带菌飞沫可抵达肺泡，然后由肺泡巨噬细胞吞噬并摧毁或包含。随后，结核分枝杆菌抗原刺激宿主的细胞免疫应答并触发免疫级联反应，感染的蔓延可能由局部淋巴结水平的免疫系统终止；也可经消化道传播，通过痰液、粪尿、乳汁和生殖道分泌物均可带染，通过摄入污染饲料、食物或饮用水而感染。

（三）易感动物

多种动物均易感，如奶牛、黄牛、水牛、牦牛、猪和禽易感。同时，野生动物狮、豹、鹿也有报道被感染。

人对结核杆菌普遍易感，主要发生于与结核杆菌病患者接触、与患病动物及畜产品接触机会较多的人群，污染乳、污染肉食用人群易被感染，鲜乳可能为主要的传播途径。

（四）流行特征

结核杆菌病流行范围广，世界各地几乎都有发生。而且该病易感动物较多，除了感染人外，哺乳动物可感染50多种，禽类有20多种可以感染发病。

1. 宠物结核杆菌病流行特征

（1）流行趋势增加　随着人们生活水平的提高，越来越多的人饲养宠物，宠物的动物种类越来越多。对宠物检疫不重视，人与宠物密切接触，导致相互感染。在人类和宠物中结核杆菌病的报道日渐增多。

（2）环境潮湿、通风不良、拥挤、饲料配比不当等因素促使结核杆菌病的发生。

2. 牛结核杆菌病流行特征

奶牛对结核杆菌病尤为敏感。牛结核杆菌病的主要传播渠道为消化道和呼吸道。感染牛咳嗽、打喷嚏等都可以将带菌的飞沫排到空气中，污染周围的环境，当健康牛或人吸入就可以感染发病。患病牛的乳汁中含有大量的结核分枝杆菌，健康牛挤出的乳汁也有可能被空气中带菌的飞沫或者尘埃污染，如果没有严格彻底的消毒，人或动物饮用后就会感染发病。病牛的排泄物中带有结核分枝杆菌，如果处理不科学，也会导致病菌污染水源、土壤，引起动物和人感染发病。牛结核杆菌的流行没有季节性，一年四季都可以发生，呈散发性或区域性流行。该病流行的主要原因为检疫不严格，引种盲目，对检出的阳性牛没有科学处理，以及人畜相互感染。

3. 人结核分枝杆菌病流行特征

人结核分枝杆菌病是流行广泛的慢性传染病，儿童发病率高，以家庭传染为主。艾滋病的流行以及耐药结核菌株的出现，促进了结核杆菌病的流行。

四、致病性

犬的结核杆菌病是一种慢性消耗性疾病，主要由人型结核分枝杆菌、牛型结核分枝杆菌感染发病，极少数被禽型分枝杆菌或偶发分枝杆菌感染。室内犬比室外犬发病率高。本病潜伏期长短不一，与犬的年龄、体质、营养和管理情况有关。犬患结核杆菌病常为慢性感染，表现为低热、消瘦、咳嗽、贫血、呕吐并伴有腹泻症状。患病犬肺部结核，常以支气管肺炎症状出现，伴有干咳、呼吸喘促、听诊肺部有啰音、体重下降、食欲减退、病变部听诊有支气管肺泡呼吸音和湿啰音，出现肺空洞时可听到拍水音，患病犬呼出的气体有臭味；结核杆菌病蔓延到心包和胸膜时，呼吸困难、发绀和右心衰竭。胃肠道结核，以消化道症状出现，伴有呕吐、消化不良、腹泻、营养不良、贫血、肠系膜淋巴结肿大、腹部触压可触到腹腔脏器有大小不同的肿块。骨结核可表现运动障碍、跛行，并易出现骨折。皮肤结核多发于喉头和颈部，病灶边缘呈不规则的肉芽组织溃疡。

猫结核杆菌病与犬相似，原发性病灶多见于回肠淋巴结、盲肠淋巴结和肠系膜淋巴结。继发性病灶常见于肠系膜淋巴结、脾脏和皮肤。患病猫表现为消瘦、下痢、淋巴结肿大，有时皮肤上出现结节及溃疡。

牛结核杆菌病症状通常不明显，因此常常被忽略，直到疾病发展至最后阶段。患肺结核的牛病初易疲劳，有短促干咳，渐变为脓性湿咳，有时从鼻孔流出淡黄色黏稠液。听诊肺区有干性或湿性啰音，叩诊肺区有半浊音或清浊音。患病牛明显消瘦，产乳量大减，体温一般正常或略升高。患病后期阶段，淋巴结可能扩张到侵犯气管、胃肠道或血管。在剖检尸体时，结核性肉芽肿和脓肿二者均可能出现。

在鹿科动物中（包括鹿、羚羊、驼鹿、麋鹿和驯鹿等），结核杆菌病已经在农场养殖动物和野生鹿中发现。该病病程可能呈慢性、进展性或急性，症状与有肉芽肿的牛相似，但薄壁脓肿也很常见。

据WHO报道，目前全球已有约20亿人感染结核杆菌病。每年有约1%的人口被结核杆菌感染，每4s会产生一名新的结核杆菌病患者。一个未经治愈的活动性肺结核患者一年能传染10~15人。目前全球活动性肺结核患者超过2000万人，每年新发病例数800万~1000万人，约300万人死于肺结核，每10s就会有一人死于肺结核。每年死于结核杆菌病的成年人多于艾滋病、疟疾和热带病死亡总数。

五、诊断

（一）临床诊断

1. 临床症状

宠物结核杆菌病潜伏期为3~5周，也可长达数月或数年。

犬结核杆菌病初期全身症状不明显，仅表现为食欲减退、无力、虚弱、易疲劳，之后出现低热、嗜睡、进行性消瘦、精神不振等症状。临床以肺结核、肠结核、皮肤结核、子宫结核多见。病程末期，脉快而弱，胸水和腹水增多。便秘和顽固性腹泻交替出现，最后由于衰竭而死亡。

猫结核杆菌病症状与犬相似，原发性病灶多见于回肠淋巴结、盲肠淋巴结和肠系膜淋巴结，继发性病灶常见于肠系膜淋巴结、脾脏和皮肤。病猫出现消瘦、下痢、淋巴结肿大、有时皮肤上出现结节和溃疡。

2. 病理变化

根据结核杆菌病引起动物机体病理变化的差异，可将其分为增生性和渗出性两种，有时两种病灶可同时存在。当机体抵抗力强时，对结核杆菌的反应常以细胞增生为主，形成增生性结核结节，即由类上皮细胞和巨噬细胞集结在结核杆菌周围形成特异性的肉芽肿，外周是一层密集的淋巴细胞和成纤维细胞，从而形成非特异性肉芽组织。当机体抵抗力低时，则以渗出性炎症为主，即在组织中有纤维蛋白和淋巴细胞的弥漫性沉积，随后发生干酪样坏死、化脓或钙化，这种变化主要见于肺和淋巴结。

（二）实验室诊断

近年来国内外对动物结核杆菌病防控十分重视，如发病率高、危害较为严重的牛结核杆菌病被WOAH列为必须通报动物疫病，也是国际贸易必检项目。随着国际贸易的蓬勃发展，动物结核杆菌病可在人及多种动物间传播，对畜牧业及公共卫生安全危害严重。结核杆菌病的诊断方法主要有三种：

（1）细菌学检测方法　常见的有细菌培养、涂片镜检等。结核杆菌的培养时间一般为55d左右，时间比较长，而且细菌培养不容易成功，细菌的检出率比较低，敏感性比较差。

（2）免疫学检测方法　包括皮内变态反应和γ-干扰素体外检测法。这些方法操作简单、迅速、敏感性强，在临床诊断中应用广泛。

（3）分子生物学方法　包括核酸探针、PCR等方法，这些方法操作复杂，技术要求高，主要用于实验研究。

目前我国采用的动物结核杆菌病的诊断技术为《动物结核病诊断技术》（GB/T 18645—2020），包括染色镜检、细菌分离培养和生化鉴定、结核菌素皮内变态反应试验、PCR检测、γ-干扰素体外检测法。WOAH指定实验为结核菌素试验，替代实验为γ-干扰素检测。结核杆菌病诊断各类检测方法的标准及生物安全要求如表3-1所示。

表3-1　结核杆菌病实验室诊断技术标准及生物安全要求

分类	实验室诊断标准	检测方法	实验活动所需实验室生物安全级别
国际标准	《陆生动物诊断试验与疫苗手册》（2021）	指定实验：结核菌素试验；替代实验：γ-干扰素检测	病原体分离培养：BSL-3；动物感染实验：ABSL-3；未经培养的感染性材料实验：BSL-2；灭活材料实验：BSL-1
国内标准	《动物结核病诊断技术》（GB/T 18645—2020）	染色镜检、细菌分离培养和生化鉴定、结核菌素皮内变态反应试验、PCR检测、γ-干扰素（IFN-γ）体外检测法	
	《结核病病原菌实时荧光PCR检测方法》（GB/T 27639—2011）	qPCR检测	

1. 病原学诊断

（1）染色镜检　采集患病动物的病灶、痰、尿、粪便、乳及其他分泌物样品，作抹片或集菌处理后抹片，使用萋–尼氏抗酸染色法染色镜检，抗酸杆菌呈特征性红色，而其他细菌和细胞呈蓝色。其中痰涂片抗酸染色法快速、灵敏度低、特异性较差，需要实验室人员有丰富的经验积累，至少需要有大于5×10^6/L的细菌才能检测到阳性。

（2）细菌分离培养与生化鉴定　将经过处理的病料接种到罗氏培养基或改良L–J培养基，每份样品同时接种2~4管，在37℃培养1d后，以融化的石蜡封口，继续培养至少8周（一般10~12周）。

结核分枝杆菌在固体培养基上生长，菌落干燥、粗糙，呈白色、黄色或橙色。牛分枝杆菌在固体培养基上菌落湿润，略显粗糙，加入1%（体积分数）的丙酮酸钠可促进其生长。禽分枝杆菌在固体培养基上形成湿润、弥漫状、光滑菌落。结核分枝杆菌和牛分枝杆菌在42℃不生长，禽分枝杆菌可在42℃生长。动物结核杆菌病涉及的分枝杆菌生化实验的判定结果如表3–2所示。

表3–2　分枝杆菌生化实验判定结果

生化试剂类型	对硝基苯甲酸试验	TCH抗性试验	尿素酶试验	硝酸盐还原试验	耐热接触酶试验	吐温–80水解试验
牛分枝杆菌	–	–	+	–	–	–
禽分枝杆菌	+	+	–	–	+	–
结核分枝杆菌	–	+	+	+	–	±

注：+表示阳性反应；–表示阴性反应；± 表示多数菌株阳性反应，少数菌株阴性反应。

（3）qPCR检测方法　qPCR检测方法对结核杆菌病的早期诊断具有重要意义。结核分枝杆菌复合群以IS6110、IS1081插入基因序列为模板设计特异性扩增引物与探针；结核分枝杆菌、牛分枝杆菌特异的qPCR方法分别以菌株特异的基因组序列为模板设计特异扩增引物与探针。

2. 血清学诊断

（1）结核菌素试验（国际贸易指定实验）　结核菌素试验是世界动物卫生组织唯一推荐，并被世界各国广泛使用的牛结核杆菌病诊断方法。该实验是测定牛结核杆菌病的标准方法，即皮内接种牛结核菌素纯化蛋白衍生物（PPD），并于

72~96h后测量接种部位肿胀的程度。由于PPD皮肤试验个体差异较大，注射剂量和PPD批号对牛个体反应均有差异，呈现不同的皮肤反应，结果以皮肤厚度增加数为准，易造成人为误差。动物发生某些细菌、病毒感染，或使用某些药物治疗均可能造成假阳性、假阴性结果。

（2）γ-干扰素诊断法（IFN-γ） γ-干扰素诊断方法的原理是致敏的淋巴细胞在体外培养的条件下，受到特异性抗原（如PPD、ESAT-6等）刺激而活化，表达并分泌IFN-γ，再以ELISA方法对培养上清液中的IFN-γ进行定量测定。此方法敏感性较高，能鉴定出早期感染牛分枝杆菌的牛，降低了传染风险。但该方法检测成本较高，在采血8h后必须进行检测，对样品要求较高。

六、防治措施

应严格按照《中华人民共和国动物防疫法》进行防控，坚持预防为主、依法治疫的原则。大部分犬感染结核分枝杆菌是由人传染，犬传给犬的情况非常少，因此犬结核杆菌病的发病率与人结核杆菌病的发病率密切相关。在美国田纳西州，一位71岁的老妇人在确诊结核分枝杆菌感染后6个月，其宠物犬也表现出咳嗽、体重骤减等症状。经兽医诊所诊断，其宠物犬也感染了结核分枝杆菌。2008年，南非的一例马耳他杂交犬感染结核分枝杆菌，也是因为其主人患有结核杆菌病。2011年一只12岁的犬在其主人感染结核分枝杆菌死亡后，表现出发烧、呼吸困难、咳嗽、体重减轻、淋巴结肿大、黑便、鼻出血和呕吐，最终被确诊为结核分枝杆菌散播性感染。

因此，犬猫应定期进行结核杆菌病的监测，对外引宠物实行严格检疫；发现患病宠物应及时隔离，对开放性结核的宠物尽早捕杀，尸体深埋或焚烧。结核菌素阳性的，除少数名贵品种外，也应及时淘汰，不可与健康动物混群饲养；需要治疗的应在隔离条件下，应用抗结核药物进行治疗；对其污染的场地、用具等彻底消毒并加强消毒工作。每年可进行2~4次预防性消毒，每当畜禽出现阳性病例时，都要进行一次大消毒。常用消毒药为5%（体积分数）来苏水、10%（体积分数）漂白粉、3%（体积分数）福尔马林或3%（体积分数）苛性钠溶液。

同时，严禁结核杆菌病患者饲喂和管理宠物。

第四节
幽门螺杆菌病

一、简介

幽门螺杆菌（*Helicobacter pylori*，*H. pylori*）是目前公认的感染率较高的上消化道疾病重要致病菌之一，可诱导产生急性、慢性胃炎以及胃、十二指肠溃疡，且与胃癌、胃黏膜相关性淋巴瘤等疾病的发生相关。研究表明，虽然犬猫感染幽门螺杆菌导致胃部症状的发生的关联度并不明确，但宠物和其主人之间可相互传播，相互感染率最高可达100%。

二、病原体

幽门螺杆菌是一种革兰氏阴性杆菌，微需氧，长2~5μm，宽0.5~1.0μm，具有5~6个带鞘单极鞭毛，分裂时两端均可见鞭毛，为菌体长的1~1.5倍。菌体呈螺旋形弯曲，末端钝圆，有黏附性，有动力，在胃黏液中和胃黏膜上钻探式螺旋形运动（图3-10）。该菌对外界环境抵抗力不强，对干燥和热均很敏感，各种常用消毒剂即可将其杀灭。目前没有相关研究证明该菌能在自然环境下持续存活。

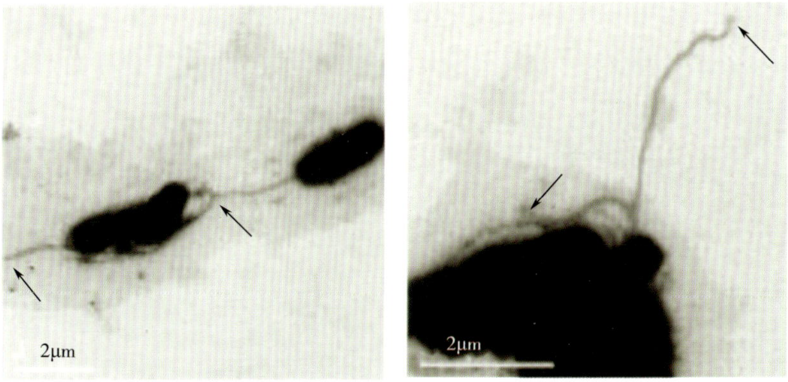

图3-10 幽门螺杆菌G27野生型的透射电镜显微照片

注：箭头表示每个菌株中鞭毛的末端。

（资料来源：Alexandra G等，2010）

幽门螺杆菌是一种对生长环境含氧量和营养状况要求极苛刻的细菌，体外培养的最适氧气量为5%~8%，相对湿度为95%，生长温度为37℃，pH为7.0~7.2。幽门螺杆菌在含有抗生素或陈旧培养物等不适宜环境中易形成圆球样形变：一种是大圆球体，电镜下可见细胞质稀疏，不能再传代培养；另一种是小圆球体，具有完整细胞壁，对不利培养环境具有30d的耐受性（图3-11）。

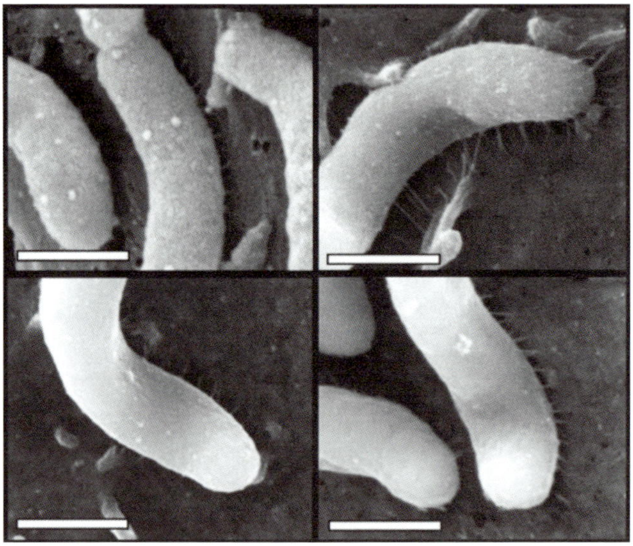

图3-11　幽门螺杆菌电镜图

（资料来源：Barrozo R M 等，2013）

三、流行病学

幽门螺杆菌感染率因区域、年龄、种族、社会经济地位不同而存在很大的差别。发展中国家感染率高于发达国家，兽医人员和动物屠宰工作者体内抗体水平高于其他人，流浪犬猫或收容犬猫感染率高于其他家养犬猫。此外，恶劣的卫生环境也是感染发生的诱因。

（一）传染源

患病动物及人是幽门螺杆菌病的传染源。

（二）传播途径

幽门螺杆菌是后天传染的，但其传播途径至今仍不明确，存在人—人传播、口—口传播、粪—口传播、医源传播和环境传播，其中口—口传播和粪—口传播是两个最可能的传播途径，而粪—口传播在犬中经常发生。

（三）易感者

该菌的感染率随年龄增加而上升，男性高于女性，宠物高于人类。

四、致病性

幽门螺杆菌的致病性是鞭毛、黏附素、尿素酶、蛋白酶、空泡毒素、内毒素等协同作用产生的，与其产生的毒素（Cag毒力岛、VacA）、有毒性作用的酶（脲酶）破坏胃黏膜以及促使机体产生炎症和免疫反应等因素有关。该菌诱导的疾病主要有两种表现：当高胃酸分泌和慢性炎症时，可导致胃或十二指肠溃疡，此时可见大量的细菌定植；当胃酸分泌减少且有胃炎时，更大可能发展成为胃萎缩、胃癌，此时，细菌密度显著偏低。

（一）炎症

幽门螺杆菌感染后抗原特异性和非特异性应答会导致炎症的发生，虽然免疫应答有助于抵抗感染，但会引起黏膜损伤。其主要发生机制是幽门螺杆菌黏附在胃黏膜上皮细胞，脲酶或Cag毒力岛等诱导IL-8和GRO-a等促炎细胞因子和趋化因子信号上调。临床检查的胃炎内镜如图3-12所示。

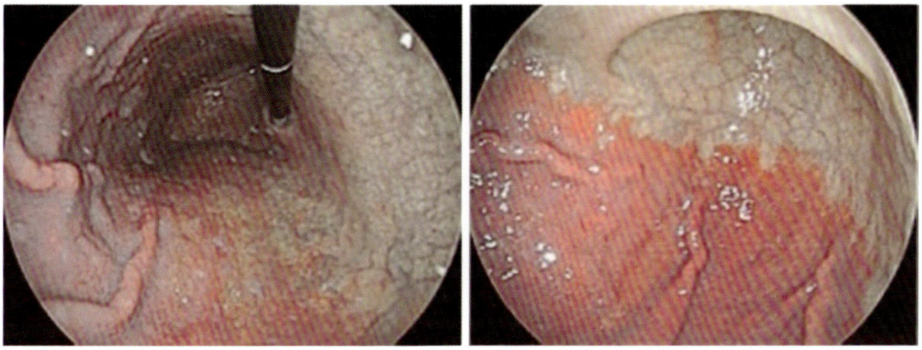

（1）胃体联动彩色成像反视图　　（2）胃体联动彩色成像正视图

图3-12　胃炎内镜图

（资料来源：Osamu D 等，2016）

（二）溃疡

幽门螺杆菌诱导的炎症细胞因子导致感染部位T细胞和中性粒细胞聚集。这些细胞激活后产生促炎性细胞因子（如B细胞、肥大细胞、巨噬细胞等），损伤胃的结构和功能，从而导致慢性炎症，引起组织损伤和形成溃疡。

（三）酒糟鼻、痤疮

据相关研究报道，酒糟鼻、严重痤疮与幽门螺杆菌导致的全身免疫反应有关。

（四）致癌作用

幽门螺杆菌的致癌作用极为复杂。在其感染过程中，宿主细胞周期改变使得细胞增殖率大于细胞死亡率；感染诱导宿主细胞基因突变导致细胞增殖失控；感染期间炎性应答在致癌过程中也起主要作用。

五、诊断

（一）临床诊断

幽门螺杆菌是人类胃中的常驻菌，它能在宿主胃中很好地生存并可能终生存在。慢性炎症和溃疡患者的普遍症状为：食后上腹部胀气、不适甚至疼痛，常伴随嗳气、腹胀、反酸、食欲减退等不良症状，有些会出现反复发作性剧烈疼痛、上消化道出血等严重症状。患者胃部一般怕湿怕冷，热敷可以缓解胃胀、胃痛的症状。宠物如犬可能表现出较为明显的症状包括口臭、食欲不振、弓背腹痛等，有的也可能出现厌食、呕吐、腹泻等较为严重的临床症状。

无临床症状的宿主胃中一般无肉眼可见的损伤。组织学检查可见轻度至中度慢性炎症，即固有层可见少量淋巴细胞、浆细胞和巨噬细胞多病灶炎性浸润物。HE染色切片中，高倍镜下（400×）可在上皮组织、胃小凹表面的黏液或胃腺液中观察到幽门螺杆菌，偶尔也可在壁细胞中观察到。在感染犬中，大多数胃壁细胞形态正常，少量壁细胞可见菌体。在各种动物的小肠和肝脏中也发现有该菌的定植。

（二）实验室诊断

用于幽门螺杆菌的检测方法可分为侵入性检测方法和非侵入性检测方法。

1. 侵入性检测方法

侵入是指医学器械侵入机体的过程，涉及此过程的所有检查方法统称为侵入性检查方法，主要包括内镜检查、组织病理切片染色法、分离培养鉴定法、快速脲酶试验（RUT）、免疫组织化学法、电子显微镜观察等。

（1）内镜检查　内镜检查是指将可以拍摄显像的仪器送入体内并直接观察空腔脏器的状态及微细结构的检查方法。近年来，内镜检查技术越发完善，在原有普通白光内镜基础上，又新发窄带成像、联合成像、高清电子染色成像、蓝激光成像和人工智能结合的卷积神经网络技术等，具有直观、快速和准确等优点。但该方法需要专业仪器设备和经验丰富的检测人员作出判断，而且检测过程会让患病动物产生一定的不适反应，所以一般不作为常规检测。

（2）组织病理切片染色法　在给患病动物做胃镜检查时，在胃窦部取活检样，活检组织经染色镜检，发现呈螺旋状杆菌者即可确诊。常规染色方法为苏木精-伊红染色（HE染色）。若染色后未发现幽门螺杆菌，可进一步开展特殊染色，如吉姆萨染色、嗜银染等进行更加直观地镜检（图3-13）。组织病理切片染色法通常作为检测的金标准，但操作烦琐、费时，不适于大量样本检测，且对检测人员经验要求高，不宜作为常规检测方法。检查前两周内不能使用质子泵抑制剂（PPI），如奥美拉唑、雷贝拉唑等。

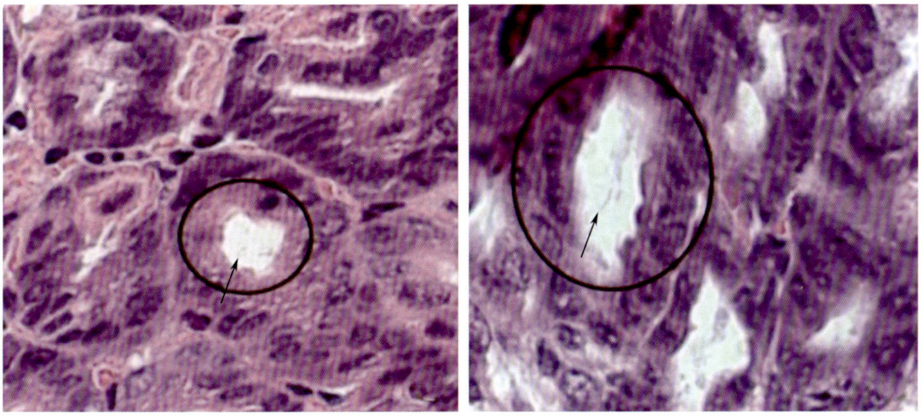

（1）200倍放大　　（2）1000倍放大

图3-13　小鼠接种幽门螺杆菌后第四周胃窝内组织切片HE染色图

注：箭头所指为幽门螺杆菌。

（资料来源：Yup J L 等，2014）

（3）免疫组织化学法（IHC）　IHC法作为组织病理切片染色法的补充实验，

与组织病理切片染色法一样需要对组织进行切片和染色，最后进行镜检。与组织病理切片染色不同的是，该方法主要通过特异性抗体与细菌表面抗原结合，在显色液的作用下，使抗原抗体复合物呈现特定的颜色。IHC法具有较高的敏感性，且比较成熟。阳性免疫反应时，细菌定植的地方呈现明显的金棕色，可用于活检样本中幽门螺杆菌的直接观察。同样IHC法操作更加烦琐，实际成本更高，不宜作为常规检测。

（4）分离培养鉴定法　分离鉴定是将待检组织在体外进行人工细菌培养，把培养基中是否有待检菌的生长作为判断依据。该方法不仅可以检测出幽门螺杆菌，还可以从培养成功的幽门螺杆菌中分离出单个菌落用于基因表型和细菌表型的分析。此外，以分离培养鉴定法为基础的抗生素耐药试验也可以为后期临床用药提供参考。该方法的特异性高但灵敏度低，且对生长环境要求十分苛刻，加上培养周期长等劣势，通常只用于抗生素耐药性检测而不作为常规感染检测。细菌培养鉴定法的检测结果受取样部位的影响，且培养两周前不得使用质子泵抑制剂（PPI）和抗生素类药物。其中，粪便样品较胃活检组织更难分离培养，极易出现假阴性。

（5）快速脲酶试验　在为患病动物做胃镜检查时，在胃窦部取活检组织，活检组织放入留样试剂中。由于试剂的主要成分为尿素加酚红，若活检组织中含有幽门螺杆菌，则菌体内脲酶可分解试剂中的尿素产生氨，酚红遇氨变红，则认为有感染，否则为阴性。快速脲酶试验可以检测固体或液体样本，细菌密度高时灵敏度大于90%，特异性高于95%。但感染治疗后期细菌密度下降，检测的灵敏度可能下降至60%。另外，其他细菌体内也含有脲酶，可能会出现假阳性。

2. 非侵入性检测方法

鉴于侵入法的有创性和对检测人员的高要求性，非侵入法的采用对患病动物来说近乎无创且容易获取标本，被广泛用于临床常规检测。非侵入性方法包括脲酶检测法、酶联免疫吸附试验、免疫层析试验、免疫印迹法以及分子诊断技术等，这些方法需要采集的样本包括血液、呼气、粪便、尿液或唾液等。

（1）脲酶检测法　脲酶检测法又分为呼气试验和^{15}N尿氨排出试验。

①呼气试验：是指^{13}C-或^{14}C-尿素呼气试验。受测者口服人工合成尿素，若受测者有幽门螺杆菌感染，则细菌可分解外源性的尿素产生氨。受测者口服尿素后0.5h内，先后呼三口气，留取样本，通过同位素检测仪检测，呼气中含有$^{13}CO_2$或$^{14}CO_2$为阳性，否则为阴性，敏感性高达95%。该方法是通过测定该菌产生的脲酶活性确定感染状态，因此使用该方法前两周内不能使用质子泵抑制剂或

酸抑制剂。因为这两种药物的使用会导致胃内酸分泌受抑制，细菌量减少，相应产生的脲酶量下降，从而产生假阴性。该方法可用于抗生素治疗后的幽门螺杆菌检测，但不适用于动物。如何顺利让动物像人一样遵循检测规则，口服药物前后进行呼气并收集，是该方法的难点所在。

② ^{15}N 尿氨排出试验：是与呼气试验一样利用同位素示踪的原理，待患者服下带标记的尿素后，在肝脏中代谢并最终通过肾脏以尿液形式排出体外，通过检测尿液中 ^{15}N 含量进行结果判定。该方法灵敏度和准确性高，且比呼气试验更方便。但由于该方法对肝肾组织有损害、检测质谱仪昂贵、标本时效性差等缺点，导致其适用范围受限，临床推广困难。

（2）ELISA　ELISA 是基于抗原抗体特异性结合的原理检测标本中抗原或抗体的实验，通过固相抗原抗体与待检物中的抗原或抗体特异性结合形成抗原抗体复合物，最后加入酶标物使其显色，经酶标仪检测吸光度值来分析抗原抗体结合情况。ELISA 包括粪便抗原检测、血清抗体检测、尿液抗体检测和唾液抗体检测。

①粪便抗原检测：幽门螺杆菌感染机体后通常会寄生于人体胃黏膜上皮细胞表面，并随胃黏膜上皮细胞的定时更新而脱落，脱落的幽门螺杆菌会随粪便排出体外。粪便抗原检测法就是利用该特点检测粪便中的幽门螺杆菌。操作时只需要将粪便作为样本，按照 ELISA 试剂盒操作说明进行操作即可。一些抑制幽门螺杆菌生长的药物会造成检测结果假阴性，因此在检测前需停用该类药物。

②血清抗体检测：该方法是将血清作为检测样本进行 ELISA 检测。血清学检测因其高灵敏度和高特异性，且能快速大批量检测样本的优势被使用。相对于其他方法，会因为载菌量过少而产生假阴性，血清学检测不受胃内细菌菌量的影响。但血清学检测也存在一定的局限性：血清学检测开展前需了解当地流行情况，因为没有任何单一的抗原能被所有血清型识别；要在同样的条件下收集样本和检测样本，因为血清学检测方法对试剂和检测条件的改变相对敏感；血清学检测不适用于早期诊断，因为抗体产生一般需要数月，感染初期检测往往会出现假阴性，从而使患者错失最佳治疗时机。同样血清学检测也不适用于判定根除治疗的效果，因为感染时上升的抗体需要数月的时间下降，因此根除治疗后立即使用血清学检测无法判定是否根除。有研究表明，血清抗体效价与患者年龄有关，且幼儿抗体水平低，因此血清抗体检测法不适用于幼儿。

③尿液抗体检测和唾液抗体检测：这两种方法的原理与血清抗体检测相同，

只是采集样本源不同。

（3）免疫层析试验（ICA） ICA检测原理是将特异性抗原或抗体包被于硝酸纤维素膜上，一端滴加待测物后在毛细管作用下自发地向硝酸纤维膜上的检测线方向移动，检测线上包被的抗原和抗体可与待测物中的抗原或抗体特异性结合形成免疫复合物，免疫复合物在胶体金或酶染色作用下使检测线显色。与ELISA检测法一样，该方法也同样适用于粪便、血液、尿液和唾液等样本。ICA检测操作更加简便快速，不需要特殊仪器和设备的辅助，仅肉眼观察条带颜色便可得出结果，对于结果的判断也更为直观，比较适合家庭自检使用。

（4）免疫印迹法（IBT） 该方法首先提取幽门螺杆菌的全菌体蛋白，然后利用十二烷基硫酸钠（SDS）–聚丙烯酰胺凝胶电泳将不同分子质量的蛋白质区分开。如果待测血清中有蛋白抗体则会在相应蛋白抗原区条带处发生特异性结合而显色，从而根据血清中抗体所结合的菌体蛋白不同而判断感染类型。IBT可以鉴别产细胞毒素的Ⅰ型感染和不产细胞毒素的Ⅱ型感染。Ⅰ型感染经IBT检测CagA抗体和VacA抗体阳性，而Ⅱ型感染经IBT检测CagA抗体和VacA抗体阴性。

（5）分子生物学技术 PCR、基因芯片、测序等分子生物学技术不仅可以检测细菌，还可检测致病基因和抗生素耐药突变基因，且这类技术所需的样本既可以是活检样本，也可以是粪便、唾液、环境等样本。但PCR检测所需样本一般不是血液或血清，因为幽门螺杆菌通常定植于口腔或胃肠消化道中。

六、防治措施

（一）预防措施

1. 免疫接种

目前，幽门螺杆菌的疫苗仍处于实验阶段。脲酶、空泡毒素、细胞毒素、黏附素、过氧化氢、膜炎性蛋白、十二指肠溃疡促进因子、脂多糖、中性粒细胞激活蛋白、热休克蛋白都是目前研究中的候选抗原。但现阶段的研究结果显示尚无抗原能完全清除体内感染和阻断传播，且保护率不高。因此，幽门螺杆菌病仍以药物治疗为主。

2. 饲养管理

生活环境、饮食习惯对宠物幽门螺杆菌感染有显著影响。良好的生活饲养环境可有效降低宠物的幽门螺杆菌感染率。首先要避免宠物接触或食入被致病菌污染的垃圾，避免宠物饮用水沟、溪流等暴露水源。其次养成健康饮食的习惯，定时定量，提高机体抵抗力以有效降低感染风险。再次要减少不必要的抗生素预防性用药，降低细菌耐药性的产生。最后注重日常卫生习惯，餐前便后勤洗手，以免人兽互相传播。

3. 定期检查

定期开展检测筛查，有利于幽门螺杆菌的早发现、早治疗，也可一定程度降低进一步传播的风险。

（二）治疗方案

1. 抗生素疗法

甲硝唑、克拉霉素、阿莫西林、四环素和铋制剂是治疗幽门螺杆菌最常用的药物，但单一的药物治疗效果不佳。常用的有三联疗法和四联疗法。三联疗法是由PPI或铋制剂联合两种抗生素组成，如PPI+克拉霉素+阿莫西林、PPI+克拉霉素+甲硝唑、铋+克拉霉素+阿莫西林。由于幽门螺杆菌对抗生素尤其是甲硝唑和克拉霉素的耐药性不断上升，临床上多推荐四联疗法。四联疗法是由铋剂、PPI和两种抗生素组成。经典铋剂四联方案为PPI+铋剂+四环素+甲硝唑。三联疗法和四联疗法的疗程均为14d，按药物说明或遵医嘱服用药物。

2. 益生菌辅助

益生菌能够调节肠道菌群，诱导机体产生抗炎和抗氧化功能。同时在治疗期间，使用益生菌能够有效保护肠道菌群。益生菌的使用能够有效提高幽门螺杆菌感染的根除率，降低治疗过程中的不良反应和毒副作用。与单独使用标准疗法相比，标准疗法加益生菌方案能够将根除率显著提高约13%。

3. 中药防治

目前，中医药物疗法以清热解毒药、芳香化湿药、健脾和中药为主。有相关研究表明，奥美拉唑联合蒲公英、单用青木香颗粒这两种疗法与三联疗法疗效相似，且具有药源广、价格低、不良反应少等优点。此外，清幽口服液（淮山药、生麦芽、藿香梗、蒲公英、黄芩、法半夏、川楝子、生白芍、生甘草、延胡索、三七）和三黄汤（黄连、大黄、黄芩、蒲公英、海螵蛸、黄芪、白术、佛手、炮姜、生甘草）两个复方也能达到治疗目标。

第五节

大肠杆菌病

一、简介

大肠杆菌（*Escherichia coli*，*E. coli*），又称大肠埃希氏菌，是一种广泛存在于自然环境、人类和动物肠道中的机会致病菌，在一定条件下可引起人和多种动物发生胃肠道感染或尿道等多种局部组织器官感染，严重可致死亡。

二、病原体

大肠杆菌是革兰氏阴性短杆菌、兼性厌氧菌，长2~3μm，宽0.4~0.7μm，大多数有鞭毛（有菌株无鞭毛或鞭毛缺失），能运动，无荚膜（少数有微荚膜，0.2μm左右），无芽孢，散在或成对（电镜图如图3-14所示）。大肠杆菌可在自然水环境中存活数周至数月，对热的抵抗力也比其他肠道菌群强，55℃经60min或60℃经15min仍不能全部杀死，在低温情况下存活时间更久，对磺胺类药物、氯霉素等敏感，但易对其产生耐药性。

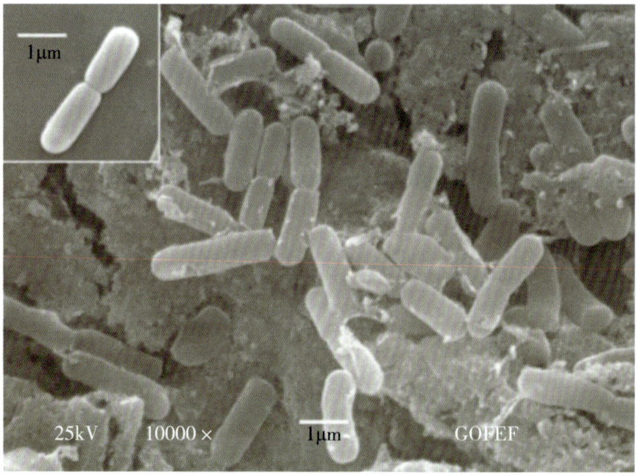

图3-14　大肠杆菌电镜图

（资料来源：Tamer U等，2013）

大肠杆菌分为共生型、腹泻型和肠外致病型三个主要临床亚群。临床上将腹泻型和肠外致病型统称为致病性大肠杆菌。共生菌株在健康宿主的结肠中无害化定植，但在宿主严重受损时（如穿透性腹部损伤）会引起肠外疾病。腹泻型大肠杆菌根据其毒力可分为6类，即肠致病性大肠杆菌（*Enteropathogenic E. coli*，EPEC）、产志贺毒素大肠杆菌（*Shiga toxin-producing E. coli*，STEC）、肠黏附性大肠杆菌（*Enteroaggregative E. coli*，EAEC）、弥散黏附性大肠杆菌（*Diffusely adherent E. coli*，DAEC）、肠侵袭性大肠杆菌（*Enteroinvasive E. coli*，EIEC）和黏附侵袭性大肠杆菌（*Adherent-invasive E. coli*，AIEC）。其中，产志贺毒素大肠杆菌包括肠出血性大肠杆菌（*Enterohemorrhagic E. coli*，EHEC）和产肠毒素大肠杆菌（*Enterotoxigenic E. coli*，ETEC）。肠道外致病性大肠杆菌（*Extraintestinal pathogenic E. coli*，ExPEC）能感染猪、禽、牛、宠物和人，导致泌尿道感染、新生儿脑膜炎等。根据临床症状和宿主特异性将大肠杆菌分为4类，分别为禽致病性大肠杆菌、尿道致病性大肠杆菌、新生儿脑炎大肠杆菌和败血性大肠杆菌。

三、流行病学

有动物存在的地方就有大肠杆菌，主要来自粪便中。大肠杆菌是人和动物肠道内的正常寄居菌，初生24h内很少，2~3d达到高峰，属优势菌群。本病一年四季均可发生，但以冬春季节或寒冷、多雨、潮湿季节多发，饥饿、卫生条件差、通风不良、应激、免疫力下降等是该病发生的主要诱因。本病在宠物中多呈散发，主要由于机体免疫机制不健全或低下时，直接或间接接触病原性大肠杆菌而感染。

（一）传染源

正常共栖的大肠杆菌在特定条件下（如正常菌群移位侵入肠外组织器官）会导致大肠杆菌病的发生。对于病原性大肠杆菌（如腹泻型大肠杆菌），患病机体（人或动物）和带菌者以及被病原性大肠杆菌污染的水源、饲料、土壤、垫料、用具、粪便等均为重要的污染源。

（二）传播途径

患病机体和带菌者通过粪便排出病菌。人和宠物的大肠杆菌病经消化道和呼吸道传播，主要通过饮用、采食和触摸被污染的水、食物、器具等直接或间接感染，幼仔哺乳期时可能由于接触污染有大肠杆菌的乳头而发病。

（三）易感者

各个年龄段的人或动物均可发生，幼儿、幼宠对本病易感。

四、致病性

作为机会致病菌，大肠杆菌含有多种致病因子，其致病效力由菌毛、脂多糖复合物、荚膜、内毒素和毒力岛等致病因子共同决定。根据病原菌株毒力的特点，通常将致病性大肠杆菌分为以下5种。

（一）肠致病性大肠杆菌（EPEC）

EPEC能够黏附于十二指肠、空肠、回肠上端肠壁细胞表面，产生一种典型的组织病理学损伤——附着和消退（A/E）损伤，引起腹泻。A/E病变主要包括EPEC与小肠上皮细胞的初始附着、微菌落的形成、刷状缘微绒毛的消失、与细胞膜的紧密附着以及附着的EPEC下方的肌动蛋白聚合。最常见的血清型O55：H7。

（二）产肠毒素大肠杆菌（ETEC）

ETEC有耐热和不耐热两种，主要引起肠道分泌增加，促进大量液体积聚于回肠中而致腹泻。

（三）肠出血性大肠杆菌（EHEC）

EHEC又称产Vero细胞毒素的大肠杆菌（VTEC）。EHEC一般定植于结肠内，产生志贺毒素样细胞毒素，可在全球范围内引起血性腹泻和溶血性尿毒症的暴发，且EHEC已进化出了有效竞争机制，甚至可以利用肠道内常见微生物来促进自身的增殖，因此只需很低的感染剂量即可引发疾病。最常见的EHEC血清型是O157：H7。

（四）肠侵袭性大肠杆菌（EIEC）

EIEC是志贺菌样大肠杆菌，能穿入上皮细胞内，使细胞蛋白溶解并在其中生长繁殖，使黏膜刷状缘受损，局部发生溃疡甚至出血，临床表现似痢疾。但EIEC不产生肠毒素，而主要是侵入结肠黏膜内并增殖，引起有嗜中性粒细胞等炎症细胞浸润的炎症反应，致使粪便中含有血细胞和黏液。

（五）肠道外致病性大肠杆菌（ExPEC）

ExPEC通常无害地寄生在肠道内，然而它们能进入正常无菌的肠外部位并存活下来，从而引发疾病。ExPEC几乎能感染任何肠外部位，引发尿路、腹腔、肺部、皮肤和软组织感染，以及脑膜炎和菌血症。其中新生儿脑膜炎大肠杆菌（NMEC）和泌尿道致病性大肠杆菌（UPEC）是最为常见的ExPEC，均能引起败血症。

五、诊断

（一）临床诊断

病犬精神萎靡，喜欢在温暖的地方俯卧，食欲不振或彻底废绝。接着快速发生腹泻，排出黏稠状的黄白色、黄绿色或绿色稀粪，且散发难闻的腥臭味。哺乳幼犬患病后，往往排出混杂气泡和没有消化的凝乳块，且粪便会污染尾巴、后腿以及肛门。发病后期，病犬体质虚弱，发生脱水，皮肤弹力较差，眼窝下陷，可视黏膜发绀，步态不稳，四肢无力，体温低于正常水平，如果体温低于36℃则发生死亡。在临床中，犬大肠杆菌病发病初期的临床症状与一般性胃肠道疾病比较相似，因此需要加以鉴别，对症及时治疗，避免延误病情。临床上，犬大肠杆菌主要与犬副伤寒、犬细小病毒、中毒性疾病的症状较为相似，可以通过以下方法鉴别。

（1）犬副伤寒是由沙门氏菌引起的一种病，二者的发病机制及临床症状极为相似，需要用血清学分析检测才可区分。

（2）犬细小病毒病主要感染幼犬，且发病后期体温升高，通过以上临床特征可以鉴别。

（3）中毒性疾病通常伴有中毒史，且症状呈散发。

大肠杆菌本身不会引起宠物兔发病，但当其抵抗力低下时，可能会引发大肠杆菌病，以断奶后不久的幼兔多发，且病程长、反复发作、死亡率高。临床以下痢为主要特征，排出黄棕色水样稀粪，胃膨胀，大量液体和气体，胃黏膜出血，肠黏膜和浆膜充血、出血、水肿，内充满半透明胶冻样液体。

（二）实验室诊断

根据临床类型的不同，采集适当的病料，如败血症病例采集病变的内脏组织，腹泻病例采集小肠内容物。采集血液、体液、粪便等要严格无菌操作并尽量在使用抗菌药物之前采集样本。大肠杆菌的检测方法主要包括常规培养法、免疫磁珠捕获法、全自动酶联荧光免疫分析仪筛选法和全自动病原菌检测系统筛选法。其中常规培养法通过增菌、分离、初步生化实验和鉴定四个步骤进行，最后根据生化和血清学的实验结果报告。免疫磁珠捕获法通过选择性增菌，利用免疫磁珠选择性捕获，将目的细菌结合到抗体包被的磁性颗粒上后进行分离，然后在显色琼脂平板上产生特定酶促颜色变化，进而与其他细菌相区别。全自动酶联荧光免疫分析仪筛选法是利用此仪器扫描大肠杆菌抗原与包被的抗体相结合后酶催化转变的荧光产物，进而筛选。全自动病原菌检测系统筛选法是利用多聚酶链式反应来扩增并检测大肠杆菌中特异片段来判断其是否存在。

1. 显微镜观察

采集病料经涂片染色及镜检后，发现病菌为小而粗短的革兰氏阴性杆菌。

2. 菌落特征

大肠杆菌兼性厌氧，营养要求不高，在普通营养琼脂上生长良好，可形成中等大小、灰白色、半透明、圆形微凸、表面湿润光滑的菌落（图 3–15）；在血液琼脂上出现菌落较大、灰白色、有黏性、边缘整齐并有隆起的菌落，不溶血或β溶血；在麦康凯琼脂平板上形成中等大小的粉红色或红色菌落；在曙红亚甲蓝琼脂平板上形成紫黑色具有金属光泽的小菌落（图 3–16）；分离菌接种于普通肉汤呈均匀混浊，24h 培养后液面有菌膜，管底有淡白色黏稠沉淀，轻摇呈云雾状散开，并有粪臭味。

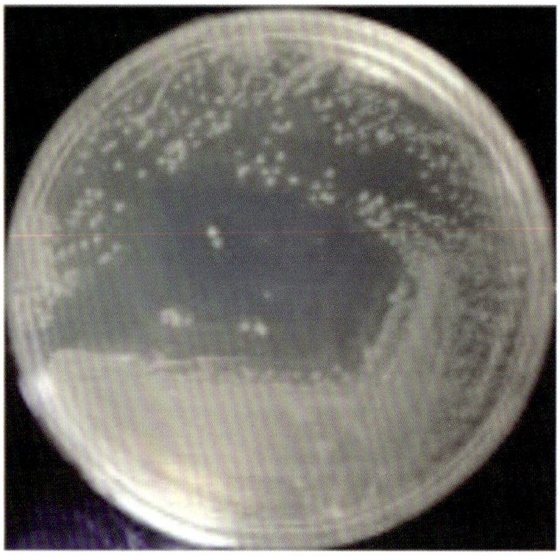

图 3–15　普通营养琼脂上大肠杆菌的菌落

（资料来源：Kebede A 等，2016）

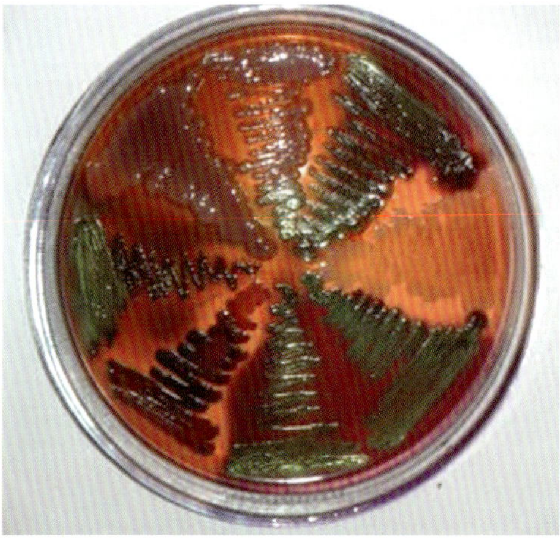

图 3–16　曙红亚甲蓝琼脂平板上带有金属光泽的大肠杆菌菌落

（资料来源：Kebede A 等，2016）

3. 生化实验

大肠杆菌能分解葡萄糖、麦芽糖、甘露醇、木糖、鼠李糖、山梨醇和阿拉伯糖（但VTEC O157菌株不能发酵山梨醇），并产酸产气；不分解肌醇、不液化明胶；吲哚、甲基红反应呈阳性，乙酰甲基甲醇（V-P）、枸橼酸盐（IMVC）发酵结果为阴性。大肠杆菌和沙门氏菌都属于食源性致病菌，在致病机制以及临床症状方面比较相似，大肠杆菌与沙门氏菌可通过糖发酵试验、吲哚试验、甲基红（MR）试验、V-P试验、枸橼酸盐试验、硫化氢试（H_2S）验进行鉴别诊断，如表3-3所示。

表3-3 大肠杆菌与沙门氏菌的生化特性

细菌名称	糖发酵试验	吲哚试验	MR试验	V-P试验	枸橼酸盐试验	H_2S试验
大肠杆菌	斜面黄色（产酸）、底部黄色（产酸）、产气	+	+	-	-	-
沙门氏菌	斜面红色（产碱）、底部黄色（产酸）、多数产气	-	+	-	+	+/-

注：+表示阳性；-表示阴性；+/-表示大多数菌株阳性/少数阴性。

4. 病原学诊断

（1）分离鉴定　常规方法是通过增菌、分离、初步生化实验和鉴定四个步骤进行，最后根据生化和血清学的实验结果报告。首先是分离培养，可将样品接种于肉汤增菌培养，或利用包被有脂多糖类的抗体的磁珠选择性地黏附样品，清洗免疫磁珠富集的样品。然后接种于普通营养琼脂平板，37℃培养18~24h后观察菌落形态，并涂片染色镜检，并挑取符合大肠杆菌特征的菌落进行生化鉴定，同时进行血清型鉴定。该方法较为经典，但过程烦琐。

（2）分子诊断技术　致病性大肠杆菌的各种毒力因子的基因相对稳定，可以根据基因序列中结构基因内保守区段作为靶基因，设计引物建立PCR方法来检测致病性大肠杆菌。

①常规PCR技术：以ETEC的菌毛黏附素和肠毒素的编码基因作为靶序列，设计引物建立PCR检测方法可以快速做出诊断。以LEE毒力岛上的*eaeA*基因保守区为靶标，可以检测EPEC。粪便样品和肉样中存在Taq聚合酶抑制物，必须在实验前进行样品稀释。另外，通过肉汤增菌可以增加目的菌的拷贝数量，以达

到最佳灵敏度。

②多重PCR技术：利用ETEC毒力因子基因*VT1*、*VT2*和*eaeA*基因序列设计多重引物，检测ETEC，此方法敏感、特异。利用多重PCR技术可以快速检测到大肠杆菌中编码毒力因子的基因。另外基于EHEC株和EPEC株的多个基因建立的多重PCR可以快速区分出EHEC、EPEC，为检测提供了一种更简便快速实用的方法。

③qPCR技术：qPCR方法所涉及的引物特异性强，获得了具有实际应用价值的标准曲线，为快速检测提供了有力手段。

5. 血清学诊断

利用大肠杆菌抗血清或单抗、细胞毒性特性试验检测大肠杆菌，或是利用O抗原定型血清及K88、K99、F41和 987P因子血清进行分型鉴别。主要有玻片凝集试验、ELISA和免疫荧光法。

（1）玻片凝集试验　玻片凝集法可利用已知抗血清鉴定未知细菌，优点是极端快速，为诊断肠道传染病时鉴别诊断肠道细菌的重要手段。血清学反应的基本组成试剂除抗原与相对应的抗体外，尚需加入电解质（一般用生理盐水）。电解质的作用主要是消除抗原抗体结合物表面上的电荷，使其失去同电相斥的作用而转变为互相吸引，否则即使抗原与抗体发生结合也不能聚合成明显的肉眼可见的反应物。

（2）ELISA　以重组肠产毒性大肠杆菌重要的致病因子 LTB免疫家兔制备LTB抗血清，建立了GM1-ELISA检测 LTB抗原的方法，为 LT/LTB的检测及免疫性质的研究、肠产毒性大肠杆菌的流行病学调查等提供了研究和分析手段。单抗酶联免疫吸附法是目前检测 LT比较可靠的标准，但对条件和实验技术要求较高。

（3）免疫荧光法　利用分离的大肠杆菌免疫兔获得的抗血清和羊抗兔IgG荧光抗体，检测大肠杆菌。人工感染和自然感染病例的组织触片都可以检查。

6. 新型检测方法

随着对快速、精准、简单、经济、便携的病原微生物检测系统的需求不断增加，多种新型检测方法被建立，如LAMP、免疫磁珠法、免疫胶体金试纸法、荧光偏振免疫技术、基因芯片法、微流控芯片（micro-chip）、流式细胞术、生物传感器技术、电子鼻和电子舌、光谱成像技术等。

大肠杆菌、沙门氏菌这类食源性致病菌的标准检测方法仍然主要依赖于培养基培养、PCR和ELISA。这些方法作为食源性病原菌的检测金标准，具有良好的灵敏性及特异性。有关宠物源大肠杆菌检测的标准甚少，多为饮料、动物产品等食品和饲料的相关标准，如表3-4所示。

表3-4 大肠杆菌检测方法的标准列表

标准分类	标准名称	检测方法	适用范围
国际标准	《陆生动物诊断试验与疫苗手册》（2021）第3.10.9章	分离鉴定、血清学实验、细胞毒试验、免疫学方法、分子诊断等	动物通用
国家标准	《食品安全国家标准 食品微生物学检验 大肠埃希氏菌计数》（GB 4789.38—2012）	生化鉴别、MPN计数	食品
行业标准	《商品化试剂盒检测方法 大肠菌群和大肠杆菌 方法一》（SN/T 4547—2017）	大肠杆菌检测测试片	食品和原料
行业标准	《动物产品中肠出血性大肠杆菌O104：H4检疫技术规范》（SN/T 3994—2014）	qPCR、生化实验、血清学鉴定	动物产品
行业标准	《致仔猪黄痢大肠杆菌分离鉴定技术》（NY/T 2839—2015）	生化鉴定、菌毛型鉴定和PCR鉴定	仔猪黄痢大肠杆菌

六、防治措施

（一）预防措施

1. 疫苗接种

目前，国内外研制的大肠杆菌疫苗多集中于ETEC和EHEC，如全菌灭活苗、亚单位疫苗、类毒素苗、基因工程苗等。其中ETEC包含载体疫苗和DNA疫苗，EHEC包含多糖结合疫苗、亚单位疫苗、转基因植物疫苗、细菌ghost疫苗。经中国兽药信息网查询，仅有猪、羊、鸭、鸡用大肠杆菌疫苗。

2. 饲养管理

加强平时的饲养管理，搞好环境卫生。

（1）加强采食和饮水安全，选用正规厂家的宠物粮，避免宠物采食或饮用被污染的食物和水。

（2）注意营养平衡，要合理喂养宠物，保证营养均衡，增强体质。尤其是新生幼宠，应保证温暖和给足初乳以提升免疫力，增强抗病力。

（3）避免宠物产生应激，尤其是换季、长途运输、疫苗接种等情况。

（4）做好环境卫生，定期打扫窝舍、更换垫料或猫砂等，定期清洗消毒食盆等用具，防止窝舍潮湿，滋生细菌。特别是临产前，做好打扫消毒，母体的乳房若被污染应及时清洗。

（5）做好个人防护，清理宠物粪便、喂食以及与宠物接触后，应洗手、消毒，养成良好卫生习惯。如果宠物发生腹泻，更应加强对环境的卫生消毒，以免污染环境、饮水、食物，造成人的感染。

日常饲养管理中可选择3%氢氧化钠溶液、甲醛溶液、甲酚皂溶液等对环境进行清洗消毒。

（二）治疗方案

当伴侣动物出现相应症状时，应及时发现并就诊，确诊后及时对患病犬治疗并隔离，防止将病菌传染给其他伴侣动物或人。一般采取抗生素、补液、止泻止吐等治疗方法。

（1）抗生素治疗　常用药物为硫酸庆大霉素、氨苄西林钠、头孢菌素等，也可根据药敏实验结果进行精准给药。

（2）补液治疗　补液治疗的目的是缓解脱水症状，并保证足够的清洁饮用水，预防脱水。

（3）止泻止吐治疗　腹泻患病动物可采用口服鞣酸蛋白或碱式硝酸铋，呕吐可采用注射马罗皮坦等药物。

第六节
沙门氏菌病

一、简介

沙门氏菌病（samonellosis）是由沙门氏菌属（*Salmonella*）细菌引起的人和动物共患性疾病的总称，临床表现为发热、胃肠炎和败血症等。该病在世界范围内普遍流行，严重危及人类及动物健康。近年来，由伴侣动物引起的人类沙门氏菌感染事件日趋增多，且由于伴侣动物治疗过程中不规范用药和人药兽用引起的耐药性不容忽视，伴侣动物源沙门氏菌已成为一个重要的公共卫生安全问题。

二、病原体

沙门氏菌是革兰氏阴性杆菌、兼性厌氧的包内寄生菌，革兰氏染色镜检显示菌体为粉色、两端钝圆呈杆状，大小为（0.7~1.5）μm×（2.0~5.0）μm，无荚膜和芽孢。除鸡伤寒和鸡白痢沙门氏菌外，大多数沙门氏菌有鞭毛且多数有菌毛结构。沙门氏菌对外界环境具有一定的抵抗力，7~45℃都能繁殖，冷冻或冻干后仍存活，但对热和大多消毒药很敏感，60℃恒温5min可将其杀死，3%~5%的石炭酸、福尔马林或高锰酸钾溶液以及75%乙醇可在数分钟内将其杀死。其不同环境下存活时间如表3-5所示。

表3-5　不同环境下沙门氏菌的存活时间

环境	存活时间
冻土中	可以过冬
猪粪中	1~8个月
粪便氧化池中	47d
垫草上	2~5个月
10%~19%食盐腌肉中	75d以上
适合的有机物中	数周、数月甚至数年

沙门氏菌具有菌体（O）、鞭毛（H）、荚膜（K，也称为Vi）和菌毛等四种抗原，根据细菌表面O抗原和H抗原的不同组合，可将沙门氏菌属分为多种血清型，目前已发现2400多种血清型，这些血清型大都可以引起食源性疾病。WHO沙门氏菌标准和研究协作中心发布的抗原表中，沙门氏菌分为肠炎沙门氏菌（*S.enteritids*）和邦戈沙门氏菌（*S.bongori*）两个种，其中肠炎沙门氏菌更为常见，分为6个亚种（表3-6）。

表3-6 沙门氏菌种和亚种之间生化特征区别、血清型数量、常见宿主

项目	种（及亚种）						
	S.enterica						*S.bongori*（乍得）
	Enterica（肠炎）	*Salamae*（萨拉姆）	*Arizonae*（亚利桑那）	*IXarizonae*（双亚利桑那）	*Houtenae*（豪顿）	*Indian*（印度）	
卫茅醇	+	+	–	–	–	d	+
ONPG（2h）	–	–	+	+	–	d	+
丙二醇	–	+	+	+	–	–	–
明胶酶	–	+	+	+	+	+	–
山梨醇	+	+	+	+	+	–	+
KCN	–	–	–	–	+	–	+
L（+）–酒石酸盐	+	–	–	–	–		
半乳糖醛酸	–	+	–	+	+	+	+
γ–谷氨酰转肽酶	+	+	–	+	+	+	+
β–葡糖苷酸酶	d	d	–	+	–	d	–
黏液酸	+	+	+	–（70%）	–	+	+
水杨苷	–	–	–	–	+	–	–
乳糖	–	–	–（75%）	+（75%）	–	d	–
O1噬菌体裂解	+	+	–	+	–	+	
血清型数量	1454	489	94	324	70	12	20
常见宿主	温血动物			冷血动物及环境			

注：d表示10%~90%阳性反应；+表示90%以上阳性反应；–表示90%以上阴性反应。

ONPG：邻硝基酚β–D–半乳糖苷；KCN：氰化钾培养基。

资料来源：张河战，2002。

三、流行病学

沙门氏菌易在动物与动物、动物与人以及人与人之间循环传播，其可随患病或带菌的人和伴侣动物（宠物）的粪、尿等排出，继而污染水源和饲料等，经消化道传播给健康的人和伴侣动物（宠物）。本病一年四季均可发生，一般呈散发性或地方性流行，有些动物群体可表现为流行性。该病的发生与饲养管理和诱发因素有很大关系，如环境污秽、潮湿、饲料和饮水不卫生等均可成为诱因。

（一）传染源

沙门氏菌病的感染动物十分广泛，病菌分布极广，患病的、带菌的和鼠类宿主都是本病发生流行的疫源。携带沙门氏菌的动物在疾病流行中扮演着重要角色，很多家养的宠物可以携带和传播沙门氏菌病，包括猫、兔、啮齿动物、蜥蜴、龟、鱼、蛇等。感染的犬、猫会长期或间歇性地随粪便排出该菌，污染饲料、水、土壤、垫料、用具和环境等。据报道称，人类感染的沙门氏菌主要来源于爬行动物，尤其是宠物乌龟。同窝新生幼犬、幼猫的感染源大多是带菌母犬、母猫。

（二）传播途径

沙门氏菌是典型的经口传播的致病菌，偶尔可见经呼吸道途径传播，交配、人工授精也可发生本病传播。饲养员、污染的食物（肉、蛋、乳）、饮水、空气中含沙门氏菌的尘埃、盛装粮食的容器、医院的笼具、内窥镜及其他污染物都可以是传播媒介。宠物犬、猫常常因采食未彻底煮熟的或生肉品而感染，流浪犬和猫在自由觅食时因吃到腐肉或粪便而感染。人类感染沙门氏菌普遍是因为间接或直接接触带菌的动物或食物。

（三）易感者

沙门氏菌在自然界中的宿主广泛，各个年龄段的人和动物均易感。儿童和老人等免疫力低下人群、幼犬和幼猫易感性最高，多呈急性暴发；成年犬、成年猫在应激因素作用下也感染，但多呈隐性带菌，少数也会发病。

四、致病性

沙门氏菌致病性与侵袭有关，有两种入侵途径。一种侵袭动物肠系膜淋巴结集结的淋巴上皮的特殊抗原捕获细胞（M细胞）进入上皮下层组织；另一种直接侵袭M细胞周围具有吸收能力的上皮细胞进入上皮下层组织。侵袭后，通过信号传导改变细胞骨架结构使微绒毛崩解，细菌在膜小泡中存活、繁殖并释放，后被巨噬细胞吞噬。由于细菌多毒力因子的作用得以在巨噬细胞中生存，随巨噬细胞侵入肝、脾、骨髓等不同器官或组织。根据其对宿主适应性不同可分为专嗜性（鸡白痢沙门氏菌）、偏嗜性（猪霍乱沙门氏菌）和泛嗜性（鼠伤寒沙门氏菌、肠炎沙门氏菌）。鼠伤寒沙门氏菌具有广泛宿主，对犬、猫均能引起副伤寒，表现为胃肠炎或败血症，还可以引起人的中毒。

（一）沙门氏菌对人类的致病性

成年人感染沙门氏菌后会出现恶心、呕吐、腹泻症状，儿童、老人对该菌更为敏感，严重的甚至导致死亡。沙门氏菌进入血液循环系统以后可能引发动脉感染、心内膜炎和关节炎等，严重影响人们的身体健康和日常生活。在欧洲，据欧洲食品安全局（EFSA）统计，每年的人类沙门氏菌病超过十万例；在美国，据美国食品与药物管理局（FDA）统计，沙门氏菌每年造成约1200万例疾病，导致23000例住院治疗以及450例死亡；在中国，沙门氏菌引起的病例数占细菌性食物中毒的首位，每年每10万人中有1.8万余人因感染沙门氏菌而发病。

（二）沙门氏菌对犬猫的致病性

患病幼犬、幼猫多呈菌血症和毒血症，出现精神极度沉郁、食欲减退甚至废绝，体温升高至40℃左右，虚弱，继而表现腹痛和剧烈腹泻，排出带有黏膜的血样稀粪，有恶臭味，严重脱水，有的甚至出现休克或抽搐等神经症状。年龄稍大的幼犬病例多表现为胃肠炎、精神萎靡、食欲下降，初期体温升高到40℃左右，随后出现腹泻，粪便初呈稀薄水样后转为黏液状，严重时出现血便、脱水，可发生死亡，也有的出现呼吸困难等肺炎症状或抽搐等神经症状。成年病例呈慢性经过，表现为顽固性腹泻，逐渐消瘦，或有间歇性发热。子宫内发生感染的犬猫，还会引起流产、死胎和产弱仔。患病的犬猫极少部分会在急性期死亡，大部分3~4周后恢复。康复和临床健康的动物往往可携带沙门氏菌6周以上。引起犬和猫发病的沙门氏菌主要有鼠伤寒沙门氏菌（*S. typhimurium*）、肠炎沙门氏菌（*S. enteritidis*）、亚利桑那沙门氏菌（*S. arizonae*）及猪霍乱沙门氏菌（*S. choleraesuis*），其中以鼠伤寒沙门氏菌最常见。

（三）沙门氏菌对龟和爬行动物的致病性

龟和爬行动物是沙门氏菌的健康携带者，它们无任何的临床症状，但会随粪便不断排出沙门氏菌。

五、诊断

（一）临床诊断

最急性死亡的病例可能无相应的病变。病程稍长的病例可见消瘦、脱水、黏膜苍白；肝、脾、肾等实质器官有出血点；肝脏肿大、呈土黄色、有散在坏死灶；肺水肿有硬感；明显的黏液性、出血性肠炎变化主要集中在小肠后段、盲肠和结肠，肠内容物含有黏液、脱落的肠黏膜和血液；肠系膜及周围淋巴结肿胀出血、切面多汁。临床可通过粪便细胞检查、血液细胞检查、涂片镜检做初步诊断。若粪便中白细胞数增加，则可指示为沙门氏菌性肠炎或其他细菌性肠炎；若血液中中性粒细胞、淋巴细胞、血小板减少，且可在白细胞内见到沙门氏菌则表明为副伤寒。取发热期血液、肝、脾等病料或纯培养物涂抹镜检可见革兰氏染色阴性、无荚膜的直杆菌，指示为沙门氏菌。但本病容易与犬细小病毒感染、犬冠状病毒感染、猫泛白细胞减少症和大肠杆菌病混淆，根据流行特点，临床与剖检特征只能获得初步诊断，确诊仍需实验室检测。

（二）实验室诊断

1. 传统检测方法及其改进

沙门氏菌传统检测方法主要是参照ISO标准或国家标准（表3-7），主要根据沙门氏菌生化特性，采取前增菌、选择性增菌、分离培养、生化鉴定和血清分型五个步骤进行。与新兴的分子检测方法相比，该方法易于使用，结果可靠，是实验室分析的基础手段。但是需要多次传代培养，整个过程需要4~7d才可完成。而且，由于竞争性菌群的存在，可能会出现假阳性结果。沙门氏菌显色培养基是在传统培养基基础上加入相应的底物和指示剂，使沙门氏菌代谢产生特异性酶与之反应呈现颜色。迄今为止，传统微生物培养技术最具代表性的是Vitek-Ams检测系统，它将微生物分离培养、生化鉴定和计算机技术结合在一起，该套系统与传统培养技术相比，具有耗时短、自动化、微量化等特点。

表3-7　沙门氏菌检测方法的标准列表

标准分类	标准名称	检测方法	适用范围
国家标准	《食品安全国家标准　食品微生物学检验　沙门氏菌检验》（GB 4789.4—2024）	生化、血清学鉴定	食品
国家标准	《食品安全国家标准　食品微生物学检验　沙门氏菌、志贺氏菌和致泻大肠埃希氏菌的肠杆菌科噬菌体诊断检验》（GB 4789.31—2013）	噬菌体试验、生化鉴定、血清学鉴定	食品和食源性疾病事件的样品
行业标准	《动物源沙门氏菌分离与鉴定技术规程》（NY/T 4146—2022）	该标准包含生化鉴定、PCR鉴定和质谱鉴定三种方法	动物直肠拭子、新鲜粪便、肠道内容物等
行业标准	《动物和动物产品沙门氏菌检测方法》（NY/T 550—2002）	分离培养、生化鉴定、血清学鉴定	动物和动物产品

2. 病原学诊断

随着细菌基因组学的不断发展，分子检测技术因其特异性强、灵敏度高、效率快等特点被广泛应用于食品致病微生物的检测过程中，常见的分子检测方法包括PCR、qPCR、多重PCR等变温核酸扩增反应，环介导等温扩增技术、重组酶聚合酶扩增技术等恒温核酸扩增反应，核酸探针技术，基因芯片技术，噬菌体裂解试验，全基因组测序技术等。

（1）PCR技术　PCR技术具有简便、快速、敏感性高和特异性强的优点，现已广泛应用于微生物检测等诸多领域，尤其适用于培养困难或血清学方法不易检测的，以及在突发公共卫生事件时间要求紧迫的检测工作。PCR方法检测沙门氏菌，其检测的特异性取决于所选择的扩增靶序列是否为沙门氏菌高度保守的特异片段，而引物设计又取决于沙门氏菌是否具有显著特征的属或种特异性靶序列。显然，靶序列的选择和引物设计是实验成功与否的关键。目前报道的靶序列有沙门氏菌组氨酸转运操纵子基因序列、*invA*基因等。

（2）核酸探针技术　目前，检测沙门氏菌属特异性沙门氏菌探针已成功克隆鼠伤寒沙门氏菌菌株染色体DNA，并用于检测食品中沙门氏菌。探针技术可快速鉴定伤寒沙门氏菌，能在混合细菌样品采集后几小时内快速检测出伤寒沙门氏菌。可以通过酶切质粒DNA来精细地区别沙门氏菌，这种方法主要采用一定数量的限制性内切酶对提纯质粒的DNA酶切，分别得到不同的DNA片段，目前该方法已成功地应用于伤寒沙门氏菌的检验中，并建立了该菌株的指纹图谱。上述方法由于要使用放射性同位素，只能在专门的实验室中进行，阻碍了该方法的推广应用。为此已开发了以核酸杂交为基础的比色计技术，使无辐射检测成为可能，同时又保持了与放射性同位素方法相当或更高的敏感性。

（3）基因芯片技术　沙门氏菌毒力因子可用于肠道致病菌的分析检测，以其制备的基因芯片能够检测出致病菌，对于未知菌落利用基因芯片能够在3h完成对未知菌属的鉴定。

（4）噬菌体裂解试验　沙门氏菌噬菌体O-I对沙门氏菌属内裂解率为95%~99.6%，属外误差为0~2.33%。因此应用沙门氏菌噬菌体O-I对沙门氏菌开展检测是可靠的。

（5）新型电化学生物传感器快速检测　近年来，电化学由于其具有成本相对低廉、响应迅速、可微型化、构造灵活等优势，在POCT领域引起了广泛的关注。同时，新发展的有机-无机纳米材料、CRISPR/Cas、引物交换反应（PER）等技术，可应用并作为电化学生物传感器的生物识别元件及信号放大策略，使电化学生物传感器的灵敏性、特异性等性能飞跃式进步。卜胜君等基于包埋二茂铁的有机-无机纳米花，建立鼠伤寒沙门菌高灵敏性电化学生物传感器。包埋二茂铁（Fc）的有机-无机纳米花（Fc@MI）用作构建电化学生物传感器的电信号放大探针，该生物传感器能够灵敏、快速地检测鼠伤寒沙门菌。

3. 血清学诊断

血清学检测主要根据沙门氏菌的免疫学特性，以抗原抗体反应为基础进行检测。广泛应用的是以双位点ELISA技术（夹心ELISA）为基础的方法，除此还有几种凝集试验法。血清学检测快速、简单、灵敏度高，是临床检测的一种重要检测手段。

（1）玻片凝集　同本章第五节“五、诊断”中的“（1）玻片凝集试验”。

（2）免疫荧光标记　用荧光素标记已知抗原（或抗体），与特异抗体（或抗原）结合后标记上荧光。自动荧光抗体检测系统检测食品中的沙门氏菌，每小时能检测120个玻片样品，与常规实验比较，准确率达96%，操作简单。利用表面吸附性将检测样品吸附于载于玻璃斜面的一种薄膜上，然后用免疫荧光显微镜进行结果判定，该方法可检测到沙门氏菌$10^{3.5}$个/mL，且不呈现假阴性和假阳性反应。

（3）ELISA　原理是利用抗原-抗体反应的特异性，进行细菌鉴别和血清学定性。广泛采用的是以双位点ELISA技术即夹心ELISA为基础的方法。ELISA法检出沙门氏菌的极限范围在10^5~10^6个细菌/mL。因此，要得出可靠的结果，样品首先必须进行预增菌、选择性增菌，通常还要在含有D-甘露糖的肉汤（M肉汤）中进行后增菌，以促进鞭毛发育。由于使用的多价血清不同程度地存在交叉反应，使ELISA产生较多的假阳性，在临床实践中应用有一定困难。20世纪80年代，随着单克隆抗体技术问世和日趋成熟，建立了抗沙门氏菌O抗原、H抗原的单抗，并取代常规因子血清进行血清学鉴定、伤寒诊断、鸡白痢检疫，显示出单抗优越的性能。而且各类研究实验表明ELISA方法敏感性高、特异性强、稳定性和重复性好，操作简便。

在对检测菌株进行血清学鉴定时，应注意沙门氏菌抗原并非沙门氏菌所特有，已知弗氏柠檬酸杆菌和大肠埃希氏菌的许多抗原与沙门氏菌的抗原完全或部分相同，所以，动物的培养物中的菌株能与沙门氏菌因子血清或多价血清发生凝集反应时，并不能认定为沙门氏菌。同样，Vi抗原也在弗氏柠檬酸杆菌中大量存在。因此，必须结合生化反应结果作出综合判定。

六、防治措施

（一）预防措施

1. 免疫接种

经中国兽药信息网查询，目前只有鸡肠炎沙门氏菌疫苗和沙门氏菌马流产疫苗。

2. 防止污染

（1）物理法　热处理是降低微生物数量最经典有效的方法，较高温度下，沙门氏菌菌膜完整性丧失，导致沙门氏菌大量失活。

脉冲电场和等离子体都是一种使微生物细胞膜形成不可逆电穿孔而失活甚至死亡的非热方法。与热处理相比，脉冲电场对食品感官和营养特性的影响更小；与巴氏杀菌法相比，脉冲电场可以导致沙门氏菌更大程度的失活，但该方法的灭菌效果不如单独的热处理，因此通常与其他方法联用。等离子体处理耗时短、耗能低、处理温度低，产生的活性物质杀菌高效且不易残留。

高静水压是一种新型无需加热的食品杀菌技术，主要在冷藏或室温下，利用高压（400~600MPa）对食品进行处理。

（2）化学法　不同类型化学试剂可有效控制沙门氏菌污染，目前常用的有硝酸盐/亚硝酸盐、有机酸、脂肪酸、酚类化合物等。

（3）生物法　细菌素是核糖体合成的分泌型抗菌肽（AMP），能够导致细菌细胞膜通透性增加，抑制微生物的生长繁殖。乳酸链球菌素和pediocin PA-1已被作为商业化食品添加剂。

噬菌体是侵染细菌的病毒，是一种新型的安全有效的生物杀菌物质。从养殖、运输、屠宰、市场各个环节的流通，最后到餐桌整个食品链上，噬菌体在防控沙门氏菌等食源性致病菌应用方面具有来源广泛、分离简单、价格低廉、对肠道菌群无害、严格的宿主特异性、区分死菌和活菌、增殖能力强、灭菌效果不受耐药性影响等多重优势，而且其对动物和人几乎无副作用。

溶菌酶是一种抑菌蛋白，主要通过破坏细胞壁肽聚糖层而使细菌失活。

（二）治疗方案

对于沙门氏菌的治疗遵循抗菌消炎、强心补液、清肠止酵、保护胃肠的原则。脱水严重时可应用葡萄糖盐水静脉输注治疗脓毒血症，防止休克；同时在上述溶液中加入卡那霉素、庆大霉素，也可口服甲氧苄啶或呋喃唑酮等口服类药物。有条件的可先做药敏试验再行用药。磺胺脒、颠茄片、木炭等有抑菌、收敛止泻的作用。

除了用药物治疗外，还应对被患病宠物污染或接触的场地进行彻底消毒，搞好环境清洁卫生。

第七节
猫抓病

一、简介

猫抓病（cat scratch disease，CSD）又称猫抓热（cat-scratch fever），是由巴尔通体感染引起的一种良性自限性感染性疾病。机体免疫功能正常者常表现为皮肤或头面部淋巴结病变，而免疫功能低下者可发生严重的全身性病变 。1983年，Wear等使用Warhin-Starry（W-S）银染色法和Brow-Hopp组织革兰氏染色法在疑似猫抓病的患者或患病动物淋巴结内检测到革兰氏染色阴性、W-S染色呈黑色的短棒状杆菌，确定了猫抓病是一种细菌感染性疾病。随着检测技术的不断发展，该细菌最终被命名为巴尔通体（*B. henselae*）。

二、病原体

（一）分类地位

巴尔通体是一种营养条件要求苛刻，兼性细胞内寄生的需氧杆菌。《伯杰氏系统细菌学手册》（2004）将之收录于变形菌纲 α–变形菌纲根瘤菌目巴尔通体科巴尔通体属，有22个种和亚种。其中至少9种对人有致病性，13种仅从动物体内分离到病原体。

（二）形态特征

巴尔通体是一种细小球状、杆状或环状的多形性微生物（图3–17）。大小不一，球状菌直径0.2~0.7μm，杆状菌大小（0.3~0.6）μm×（0.8~2）μm，多数不能通过细菌滤器。革兰氏染色阴性，吉姆萨染色呈紫色或蓝色，Maechiavell染色呈红色。大多数无鞭毛，仅杆菌样巴尔通体和克氏巴尔通体有鞭毛。巴尔通体生化反应不活泼，营养要求十分苛刻。

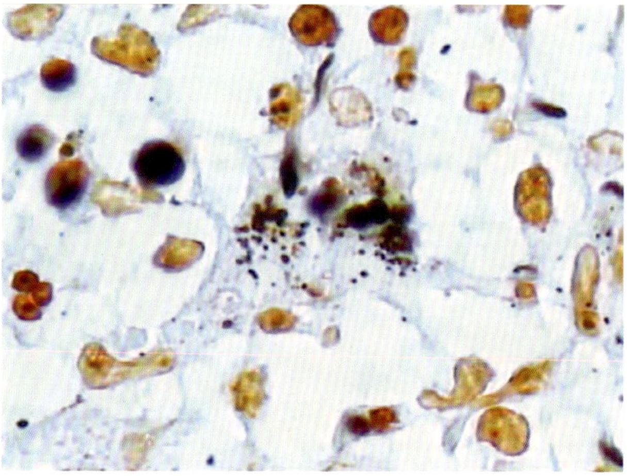

图3–17 巴尔通体W–S染色

注：可见组织细胞内外成簇的短小颗粒状、呈棕黑色阳性杆菌；油镜（1000×）。

（资料来源：李吉满等，2014）

（三）培养特性

巴尔通体是细胞内寄生。目前多用血琼脂培养，如巧克力血琼脂、大豆胰酶血琼脂、Bruldla肉汤血琼脂及脑心浸液血琼脂等。巴尔通体通常在37℃含5%的CO_2的血培养基上生长，也可在含小牛血清的肉汤中培养。所有的巴尔通体在血琼脂培养基上生长缓慢。原代培养在血琼脂平板上需2~6周，平均21d才能形成菌落。在临床上，这种漫长的培养期常常会导致阴性的培养结果。

（四）理化特性

巴尔通体生化反应不活泼，缺少糖酵解酶、可利用琥珀酸盐、丙酮酸盐和谷氨酰胺。肽酶活性状况因菌株不同而稍有差异。靛基质、尿素分解、鸟氨酸脱羧酶和硝酸盐还原试验等均为阴性。体外药物敏感测定表明CSD对阿米卡星、庆大霉素、妥布霉素、甲氧吩头孢霉素、头孢胺噻吩敏感，对万古霉素、替卡西林、哌拉西林中度敏感，对青霉素、氨苄西林、红霉素、四环素、氯霉素、克林霉素、先锋霉素Ⅰ及呋喃妥因耐药。

三、流行病学

（一）传染源

该病传染源主要是带菌的猫（通常1岁以下）。病原体存在于猫的口咽部。猫感染后可形成菌血症，并可通过猫身上的跳蚤在猫群中传播。故猫的带菌率相当高，有报道称宠物猫的感染率达40%。

（二）传播途径

犬、猫和啮齿动物等许多家养和野生的动物都是多种巴尔通体慢性感染的储存宿主。蝇、跳蚤、虱子和白蛉等节肢动物也可以传播该病原体。其中跳蚤在传播猫巴尔通体中发挥了重要的作用。动物被咬伤、抓伤或通过节肢动物传播而感染巴尔通体后，病原体定植在红细胞或内皮细胞上，并一直在血液中存在。人通常在被猫抓伤、咬伤或与猫密切接触后而感染。确切的感染机制尚不明确，推测病原体是随猫蚤的粪便进入人体破损的皮肤，然后经淋巴管到达区域淋巴结，引起炎性反应。

（三）易感动物

动物和人普遍易感，且感染发病后无明显的持久免疫力。巴尔通体已经从许多种类的动物体内分离或者检测到。

1. 猫科动物

家猫和流浪猫、北非野猫、长尾猫、草原荒漠野猫、pallsa猫、印度豹、山狮、佛罗里达豹和美洲狮等均易感染巴尔通体。家猫（流浪猫）是巴尔通体主要储存宿主，可以长期保持菌血症而不出现明显的临床症状。通常情况下，1岁以下幼猫巴尔通体带菌率远比成年高，而抗体阳性成年猫通常很少出现菌血症。

2. 犬科动物

家犬、流浪犬、宠物犬、野犬、郊狼、灰狐、银黑狐和北极狐（野生、驯养）等犬科动物对巴尔通体均有易感性，主要病原体包括文氏巴尔通体伯格霍夫亚种（*B. vinsonii* subsp. *berkhoffii*）、汉赛巴尔通体（*B. henselae*）、克氏巴尔通体（*B. clarridegiae*）、伊丽莎白巴尔通体（*B. elizabethae*）和布兰汉氏菌属（*B. washoensis*）等。

3. 偶蹄动物

驯养的鹿、牛、羊和麋鹿、黑尾鹿、大角羊等都对巴尔通体易感。美国的野生黑尾鹿样本中，约有90%的样本分离到巴尔通体。

4. 啮齿动物

家鼠和野鼠是巴尔通体最主要的自然宿主。野鼠栖息地往往也是巴尔通体的自然疫源地。啮齿动物是目前分布最广、数量最多、巴尔通体分离种类最多的宿主动物。在多种啮齿动物的血液和红细胞中均可观察到巴尔通体，其带菌率十分高，呈世界性分布。

5. 节肢动物

蚤、虱、蜱、螨、白蛉等节肢动物对巴尔通体十分易感。菌侵入后能在体内（中肠）增殖生长，而成为自然宿主。吸血节肢动物也是巴尔通体的机械性和生物性传播媒介。巴尔通体之所以呈世界性，与吸血节肢动物密切相关。

6. 人

人对多种巴尔通体易感，是巴尔通体病的传染源之一。多种哺乳动物和吸血节肢动物是人巴尔通体病的传播媒介。

（四）流行特征

猫巴尔通体呈世界性分布，且感染率在世界不同地区有很大的差异。美国各地区猫巴尔通体的血清学阳性为3.7%~54.6%；荷兰地区猫的血清阳性率约22.0%；法国巴黎地区的猫血清学阳性率41.1%，其中有16.5%患菌血症；意大利地区流浪猫的巴尔通体血清抗体阳性率则高达38.0%。

宠物猫与流浪猫相比，其菌血症的患病率较低。虽然幼猫比老猫更易于患菌血症，但老猫更易出现慢性的细菌感染。另外，猫群的年龄分布、猫蚤滋生的情况及所用检测方法的灵敏度等也会影响到猫菌血症的水平及血清学阳性率。

据报道，全球每年猫抓病的发病人数超过4万例。多数病例发生在2~14岁，以青年和儿童居多，男性略多于女性。温暖季节较寒冷季节多见。由巴尔通体引起的人感染猫抓病在全世界广泛分布。在美国，1992年有22000~24000人感染巴尔通体，其中发病率为3.7%；在荷兰，每年有2000人感染，发病率为总人口的12.5%。巴尔通体从猫到人类的传播途径主要是被猫抓伤或咬伤，也有可能是通过跳蚤和虱子的叮咬传播。

四、致病性

（一）对宠物的致病性

猫感染巴尔通体后，多数并不表现任何临床症状，但其保持长期的菌血症。但近来发现一些家猫表现出无名高热、视网膜炎、淋巴结肿大、全身性肌痛、心内膜炎和繁殖障碍等病征与感染巴尔通体有关。有些猫感染巴尔通体后持续发热2~3周，同时产生爪部浅表性的感觉丧失、肌体运动平衡失调，几周内发生淋巴结肿大和轻度贫血。另有证据表明，巴尔通体可损伤肝、肾及脾。但这种损伤是一过性的，通常并不表现临床症状。

（二）对人的致病性

巴尔通体感染人体后是否出现相应的临床表现，取决于人体的免疫力。人体免疫功能正常时，病理反应表现为局灶性：皮肤损害、淋巴结肿大、化脓和形成肉芽肿等。免疫力低下者一旦被感染会引起典型的、可复性的亚急性淋巴结炎症，出现乏力、关节痛、发热等，严重时可出现急性脑部疾病，甚至引起全身性的重症过敏性紫癜（Henoch-Schonlein紫斑症），在皮下长出一块块的“奇点紫斑”。

五、诊断

（一）临床诊断

该病临床表现呈多样化，轻症病例占较大比例。

1. 原发皮损

在被猫抓咬后3~10d，局部出现一至数个红斑性丘疹，疼痛不显著；少数丘疹转为水疱或脓疱。偶可穿破形成小溃疡，经1~3周，留下短暂色素沉着或结痂而愈。皮损多见于手、前臂、足、小腿、颜面、眼部等处，可因症状轻微而被忽视。

2. 全身症状

大多症状轻微，有发热（>38.3℃）、疲乏，厌食、恶心、呕吐、腹痛等胃肠道反应，体重减轻、头痛、脾肿大、咽喉痛和结膜炎等。结膜炎伴耳前淋巴结肿大（帕里诺眼淋巴结综合征），系猫抓病的重要特征之一。

3. 其他

猫抓病还可表现一些非典型的症状，包括扁桃体炎症、脑炎、脑动脉炎、脑脊髓炎、肉芽肿性肝炎、脾脏炎症、骨质溶解、肺炎、胸腔积液等。巴尔通体可引起重症过敏性紫癜，以免疫介导的血管炎症、出现大量免疫球蛋白A（IgA）为特征。巴尔通体也被认为是肉芽瘤和血管球性肾炎的病因。在有免疫缺陷的患者中，杆菌性血管瘤是巴尔通体感染后的最常见的临床症状之一，其特性是毛细血管呈肿瘤样生长并且出现棘状突起的内皮细胞。这些病变常被误诊为化脓性肉芽肿、Kaposi肉瘤和血管肉瘤。

（二）实验室诊断

1. 涂片检查

采集可疑患者或患病动物有病变的皮肤、淋巴结或结膜活检标制成涂片，用W-S银染色方法进行染色，在显微镜下可清晰地观察到巴尔通体。

2. 病原体培养

巴尔通体的分离培养较为困难。该菌属培养条件苛刻，需要时间较长，一般为14~33d。免疫血清学阳性的患者血培养和组织培养常为阴性。但从受染的猫身上采集血进行培养，则较容易发现巴尔通体。巴尔通体是一种生长缓慢的脆弱微生物，在培养皿中为一种灰白色、不透明的细小黏聚性菌落。培养60d，无此菌生长方可定为阴性。

3. 病原学诊断

（1）皮肤试验　取猫抓病患者或患病动物的化脓性淋巴结病变组织中的灭菌稀释脓液做抗原，给可疑患者或患病动物皮内注射，48 h后观察注射点皮肤红肿情况。皮肤试验为迟发型变态反应，反应较为灵敏，且具有特异性，其假阳性约在5%，间隔4周反复2次后仍呈阴性，可排除猫抓病感染。

（2）分离培养　按常规采血接种脑心浸液（BHI）培养基（BHI粉3.7g加90mL双蒸水，121℃高压灭菌15min，再加入5mg/mL两性霉素溶液10mL，即为BHI培养基）；加入1.5%琼脂和无菌的5%兔脱纤血，制成BHI固体培养基，置于35℃、5% CO_2、90%相对湿度下培养4周。逐日观察细菌生长情况，菌落经1~3次传代后进行涂片染色镜检或PCR检测等进行鉴定。

（3）分子诊断技术　常使用PCR技术检测组织中感染的巴尔通体。目前该方法被认为是最直接、准确、有效的方法，因而被视为判断巴尔通体感染的“金标准”。PCR法具有敏感性高、特异性强的特点。通过对巴尔通体基因序列的检测，可确定巴尔通体的感染。但这种特异性及敏感性高的方法实验条件要求较高，难以作为临床常规检查。

4. 血清学诊断

（1）间接免疫荧光试验（IFA）　巴尔通体作为CSD的主要致病菌，主要依靠IFA血清学方法进行检测。用荧光素标记的抗原，测定患者或患病动物血清中的汉赛巴尔通体特异性抗体，其效价≥1∶64为阳性。该实验具有简便、快速、灵敏及特异等优点，对于CSD的确诊易于推广应用。但IFA主要用来检测抗巴尔通体IgG抗体，不适合自动化操作和大规模样本检测。当用全菌体作为抗原时，存在特异性抗原的血清学交叉反应，尤其是与五日热巴尔通体（*B. quintana*）之间的交叉反应。

（2）ELISA　酶联免疫吸附试验常用于检测抗巴尔通体IgM抗体，敏感性强，特异性较好，可用于早期诊断。目前，常规包被菌体外膜蛋白制备方法为：将巴尔通体菌株接种在含5%的血琼脂培养基上，在37℃、5% CO_2环境中培养1周左右，收集菌落，用缓冲液悬浮、洗涤并离心，56℃恒温30min灭活后，用超声波粉碎机粉碎并离心除去较大的细胞碎片和细胞器等，对上清液进行约100000×*g*超速离心1h，取沉淀悬浮于缓冲液中，离心重复3次。最后，取沉淀悬浮于蒸馏水中即可。

六、防治措施

（一）预防措施

定期清洗和消毒。由于巴尔通体主要经跳蚤传播、在猫中流行，因此对家猫应定期进行清洗，并使用杀虫剂进行灭蚤。限制或减少外出，切断汉赛巴尔通体经跳蚤在猫之间的传播，从而降低人感染汉赛巴尔通体的可能性。

文明养猫，做到接触猫后洗手，不仅可以减少感染，而且可以减少其他细菌及寄生虫病的发生。养猫者在洗手之前应避免接触自己的眼睛、口鼻、脸部及皮肤上的伤口。减少接触猫，防止被猫抓或咬。如被抓咬，应迅速清创，立即用碘酒或莫匹罗星软膏外用消毒处理，并定期观察，严重者应立即就医。

动物接种成为预防此类疾病感染的一个重要手段，对阻断巴尔通体感染导致猫抓病的流行起到重要作用，因此，应该研制疫苗用于宠物猫的预防接种。

（二）治疗方案

1. 一般治疗

发热者应卧床休息，及时补充营养和水分。有急性脑病表现者按神经科常规诊疗方案处理。

2. 抗菌治疗

迄今为止，对猫抓病尚无特效的治疗药物。一般认为，免疫功能正常的患者或患病动物可不予抗生素治疗，重症者及免疫功能低下的患者或患病动物可用抗菌药物治疗。目前，口服效果最好的3种药物是利福平、环丙沙星和复方新诺明。庆大霉素是最有效的静脉用药。以上抗生素应用3d以上可缓解不适、疲乏、发热、头痛、厌食等症状，同时可缩小淋巴结、降低血沉；对重症病例，抗生素治疗时间应在2周以上；对免疫功能损害者治疗时间应更长。此外，对肝脾型患者或患病动物，应用类固醇皮质激素治疗以利于退烧。

3. 对症及局部治疗

根据不同的病情，可适当进行对症治疗，如应用退热、止痛等药物；清洁原发皮肤损害处、局部湿敷等。如淋巴结化脓可采用多次抽吸脓液，一般不作切开引流。

4. 护理

按一般内科常规护理，患者或患病动物不必隔离。高热或淋巴结肿痛较重的患者应卧床休息，减少活动，补充高热量、易消化流食或半流食饮食，多饮水，抓伤处保持清洁干燥。

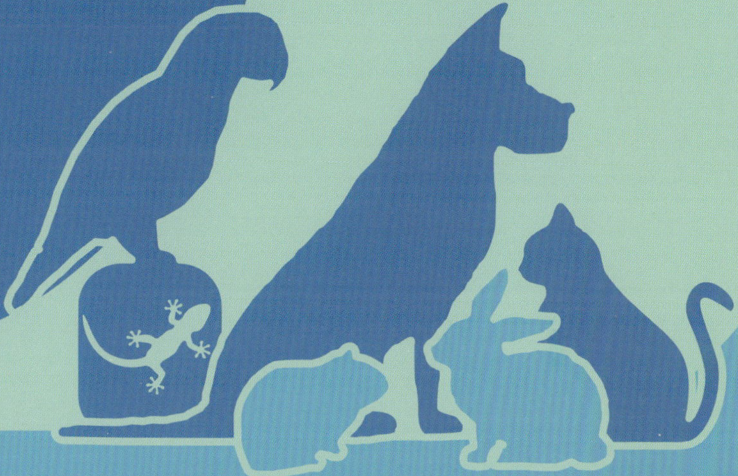

第四章

寄生虫性伴侣动物人兽共患病

第一节

利什曼原虫病

一、简介

利什曼原虫病（leishmaniasis）是由利什曼原虫属（*Leishmania*）的各种原虫寄生于人、犬和其他哺乳动物所引起的疾病，是重要的自然疫源性人与动物共患病，广泛分布于全世界的热带和亚热带地区。犬利什曼原虫病通常由婴儿利什曼原虫（*L. infantum*）和恰氏利什曼原虫（*L. chagasi*）（现认为是同一虫种）所致的一种慢性内脏皮肤型疾病，以皮肤或内脏器官严重损害、坏死为特征。人利什曼原虫病根据临床表现可将利什曼病分为皮肤利什曼病（cutaneous leishmaniasis，CL）、黏膜皮肤利什曼病（mucocutaneous leishmaniasis，MCL）和内脏利什曼病（visceral leishmaniasis，VL），VL又称黑热病（kala-azar）。

二、病原体

（一）分类地位

利什曼氏原虫在分类上属肉足鞭毛门（Sarcomastigophora）鞭毛亚门（Mastigophora）动鞭毛纲（Zoomastigophora）动基体目（Kinetoplastida）锥虫亚目（Trypanosomatina）锥虫科（Trypanosomatidae）利什曼氏原虫属（*Leishmania*）。

利什曼原虫有至少16个种和亚种，引起犬利什曼原虫的病原体除婴儿利什曼原虫（*L. infantum*）、恰氏利什曼原虫（*L. chagasi*）之外，还有杜氏利什曼原虫（*L. donovani*）、大型利什曼原虫（*L. major*）和巴西利什曼原虫（*L. braziliensis*）。其他种也可以感染犬，但无明显临床症状。

（二）形态学特征

利什曼原虫种类很多，其共同特点是生活史中有前鞭毛体和无鞭毛体两个时期，前鞭毛体寄生于白蛉消化道内，无鞭毛体寄生于人和哺乳动物的巨噬细胞内，白蛉是利什曼原虫病的传播媒介。

1. 无鞭毛体（amastigote）

通常称为利杜体（Leishman-Donovan body，LD body），寄生于犬、人和其他

哺乳动物的巨噬细胞内。虫体很小，卵圆形，大小（2.9~5.7）μm×（1.8~4.0）μm。吉姆萨染液染色后，原虫细胞质呈淡蓝色或淡红色，内有一个较大而明显的圆形核，呈红色或淡紫色（图4-1）。动基体①位于核旁，着色较深，细小、杆状。易于与其他原虫相区别。

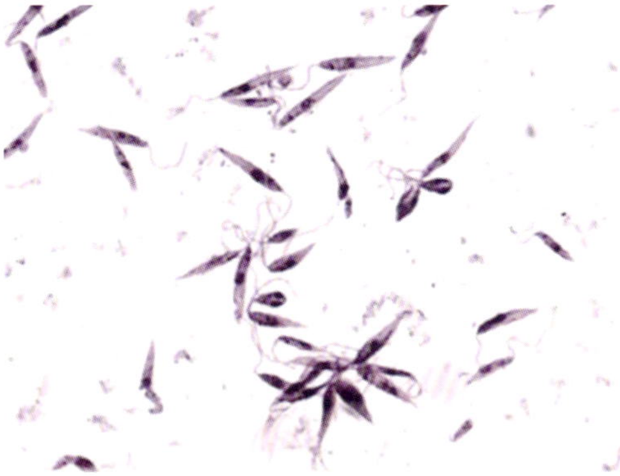

（1）光镜下观察姬姆萨染色后前鞭毛体

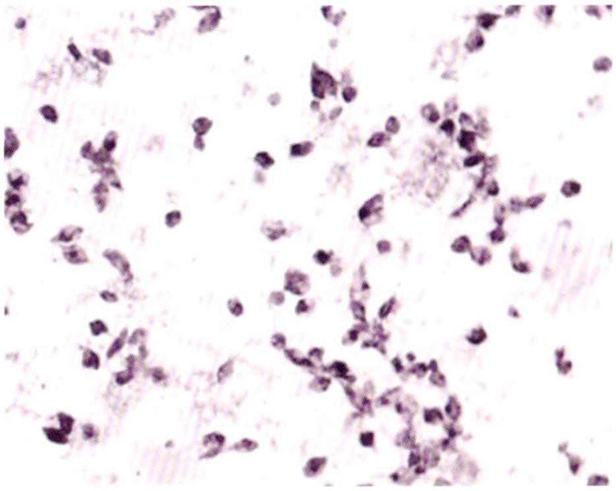

（2）光镜下观察姬姆萨染色后无鞭毛体

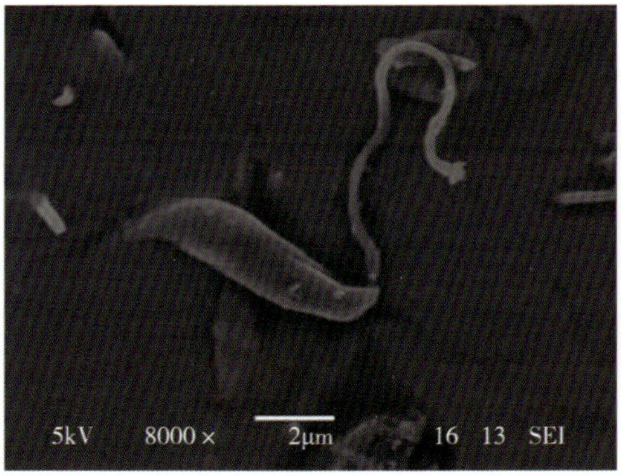

（3）扫描电镜下观察前鞭毛体

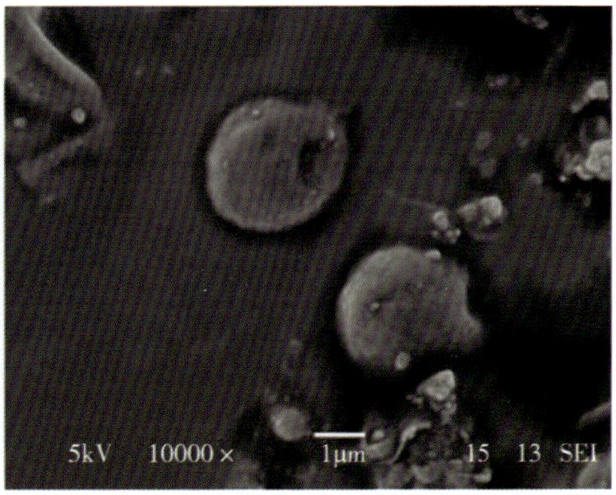

（4）扫描电镜下观察无鞭毛体

图4-1 利什曼原虫前鞭毛体和无鞭毛体形态学鉴定

（资料来源：李巧丽，2009）

2. 前鞭毛体（promastigote）

前鞭毛体寄生于白蛉消化道内。成熟的虫体呈梭形或长梭形（图4-1），前端有一根伸出体外的鞭毛，为虫体运动器官。虫体大小为（14.3~20）μm×（1.5~1.8）μm，核位于虫体中部，动基体在前部。基体②在动基体之前，鞭毛即

① 动基体：独化的线粒体，由成千上万拷贝的DNA小环与拷贝数较少的DNA大环在拓扑学上互相连环形成的巨大有高度组织结构的盘状网络。——编者注

② 基体：鞭毛的微管组织中心，高倍镜视野下呈颗粒状。——编者注

由此发出。活的前鞭毛体运动活泼，鞭毛不停地摆动，常于虫体前端聚集成团，排列成菊花状。体外培养有时也可见到粗短形前鞭毛体和梭形前鞭毛体，这与不同的发育程度有关。

（三）生活史

利什曼原虫的生活史虽然必须经过哺乳动物和昆虫才能完成，但其在两种宿主体内的发育过程要比锥虫科其他原虫简单得多，均为二分裂增殖。至今未发现存在有性生殖过程。

1. 在犬、人或其他哺乳动物等储存宿主体内的发育

被感染的雌性白蛉在叮咬犬、人或哺乳动物时，利什曼原虫前鞭毛体进入犬、人或动物的皮下组织。一部分前鞭毛体被多核粒细胞吞噬消灭，另一部分被巨噬细胞吞噬并在巨噬细胞内失去鞭毛，转变为圆形或亚圆形的无鞭毛体，开始在犬、人和哺乳动物体内寄生生活。由于无鞭毛体以二分裂式不断进行增殖，巨噬细胞内无鞭毛体有时可达上百个，巨噬细胞也因不断增多的无鞭毛体而破裂并释出无鞭毛体，被其他巨噬细胞吞噬后继续增殖。

2. 在白蛉体内的发育

当雌性白蛉叮咬患者或被感染动物吸血时，含无鞭毛体的巨噬细胞进入白蛉胃内。巨噬细胞被消化后，逸出无鞭毛体，发育为卵圆形的具有游离鞭毛的早期前鞭毛体，继续发育为前鞭毛体，并逐渐向白蛉的前胃、食管和咽部移动。2周后，具有感染性的前鞭毛体大量聚集于白蛉的口腔及喙，当白蛉叮咬健康人或动物时，前鞭毛体随白蛉分泌液进入机体而开始新一轮生活史。

三、流行病学

（一）传染源

患者、感染犬以及部分野生动物是本病的传染源。

（二）传播途径

该病主要通过媒介白蛉传播，偶有通过口腔黏膜、破损皮肤、输血或经胎盘传播的报道。人群主要为内脏利什曼病，又分为人源型（平原型）、人-犬共患型（山丘型）和自然疫源型（荒漠型）。人源型分布于新疆喀什等地，传播媒介为中华白蛉和新疆长管白蛉，潜伏期一般在6个月以上；人-犬共患型见于山

丘地区，广泛分布于甘肃、四川、山西和陕西等山丘地带，病原体为婴儿利什曼原虫，犬是主要传染源，传播媒介为中华白蛉，发病人群以婴幼儿为主，潜伏期多为3~6个月；自然疫源型分布于甘肃、新疆和内蒙古等沙漠地区，病原体为婴儿利什曼原虫，传染源可能是野生动物，传播媒介为吴氏白蛉，发病人群以婴幼儿为主。

（三）易感动物

一般而言，人对利什曼原虫普遍易感，易感性随年龄增长而降低。犬对利什曼原虫较易感，感染后可以出现一定的临床症状；猫最近也有报道感染利什曼病例。野生动物对利什曼原虫的易感性因种类而异。

（四）流行特征

利什曼原虫病是由利什曼属的多种原虫导致人与动物共患的、以慢性经过为主的寄生虫病。在多数情况下，某特定种类的利什曼原虫不止感染一种动物宿主，也很难确定一个特定的宿主。利什曼原虫可感染野生动物，尤其是啮齿类。内脏型利什曼原虫贮藏在家犬体内，再由犬传给人，成为人与动物共患寄生虫病。我国利什曼原虫病主要分布在甘肃、青海、宁夏、川北、陕北、豫西、冀东北、辽宁和北京市郊等山丘地区，以犬感染发病居多，且比较散在。

利什曼原虫的传播媒介是吸血昆虫白蛉，白蛉在温暖的季节较为常见，本病的发生流行与气候环境关系密切。

四、致病性

利什曼原虫的无鞭毛体主要寄生在肝、脾、骨髓、淋巴结等器官的巨噬细胞内，大量繁殖后使巨噬细胞被破坏和增生，从而导致肝、脾、淋巴结肿大，其中脾肿大最为常见。浆细胞大量增生和肝功受损使感染者白蛋白生成减少，导致白蛋白/球蛋白的比例倒置。感染者脾功能亢进，免疫溶血，血细胞遭到破坏引起全血贫血。肾小球淀粉样变性及免疫复合物的沉积，使感染者出现蛋白尿及血尿。

五、诊断

（一）临床诊断

人潜伏期一般为3~6个月，最短仅10d左右，最长达9年之久。主要症状为发热、贫血、进行性肝肿大、脾肿大、淋巴结肿大、鼻衄及齿龈出血。晚期表现为消瘦、精神萎靡、头发失去光泽及脱落，面部萎黄及色素沉着，腹壁浅表静脉曲张，下肢浮肿等。皮肤型黑热病在面、四肢或躯干部有皮肤结节、丘疹和红斑、偶见褪色斑。淋巴结型黑热病在颈、耳后、腋窝、腹股沟或滑车上的淋巴结肿大如花生米至蚕豆般大小，较浅，可移动。肝、脾不肿大。

动物感染后最初症状为叮咬部位的皮肤病变，常出现在容易被叮咬的耳廓、鼻部、腹部，表现为单一或数个丘疹、皮肤溃疡灶等。皮肤病灶可能持续数周，为自限性疾病，常被忽视或误诊。大部分的感染动物携带病原体而无临床症状，只有大约1/4的感染犬会发展为全身性症状，如单个或多个淋巴结增大、体重减轻、虚弱等。

感染严重的动物临床可以看到皮肤症状如脱毛、溃疡（图4-2）、皲裂（图4-3）、角化过度（图4-4）、表皮脱落性皮炎、黏膜皮肤结合处皮炎、甲弯曲等，通常不表现瘙痒。全身症状表现为体重减轻、虚弱、黏膜苍白、肌肉丢失、脾肿大、鼻出血、血尿等。其他可能见到的症状还包括呕吐、腹泻、慢性结肠炎，跛行，血管病变（如全身性血管炎、动脉栓塞），眼科疾病如眼睑炎、结膜炎（图4-5）、角膜结膜炎、前葡萄膜炎；此外还常常伴有慢性肾脏疾病，可从轻度蛋白尿发展为肾病综合征或终末期肾病，慢性肾功能衰竭（CRF）是疾病进展的严重表现，也是患利什曼犬死亡的主要原因。有些动物还会出现心肺系统以及神经系统异常，虽然罕见但也有报告。严重感染的动物可能会危及生命。

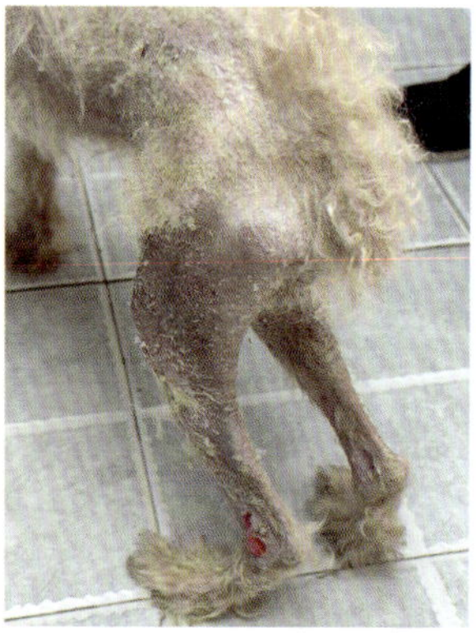

图4-2　犬后肢脱毛、溃疡

（供图：张启龙）

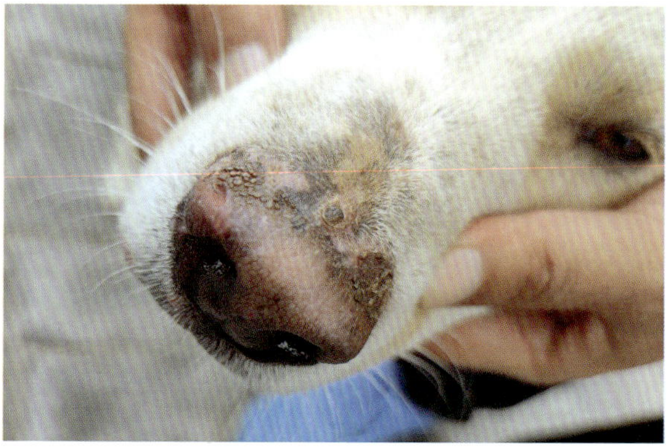

图4-3　犬鼻上皮肤皲裂

（供图：张玮）

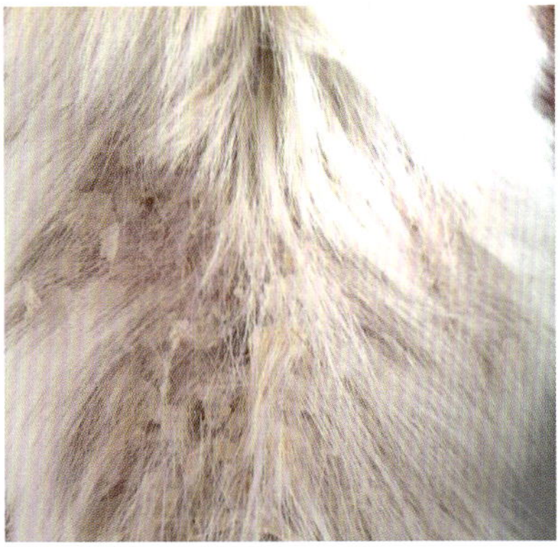

图 4-4　犬皮肤角化过度

（资料来源：Gharbi M 等，2015）

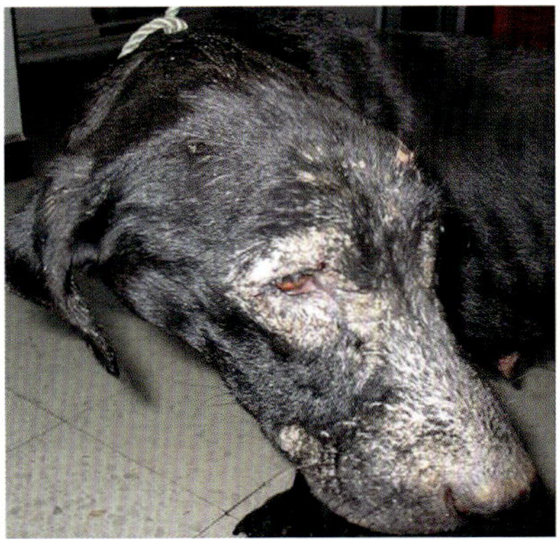

图 4-5　脓性结膜炎伴眼睑炎

（资料来源：Gharbi M 等，2015）

（二）实验室诊断

1. 病原学诊断

（1）显微镜检查　采集患病动物的骨髓、脾、淋巴结、皮肤刮取物或穿刺液做涂片，吉姆萨染色可见细胞质呈淡蓝色，细胞核和动基体呈紫色的无鞭毛体（图4-6）；用吉姆萨染色后，原生质呈浅蓝色。细胞核呈红色，圆形，常偏于虫体一端，动机体呈紫红色细小杯状，位于虫体中央或稍偏于另一端。

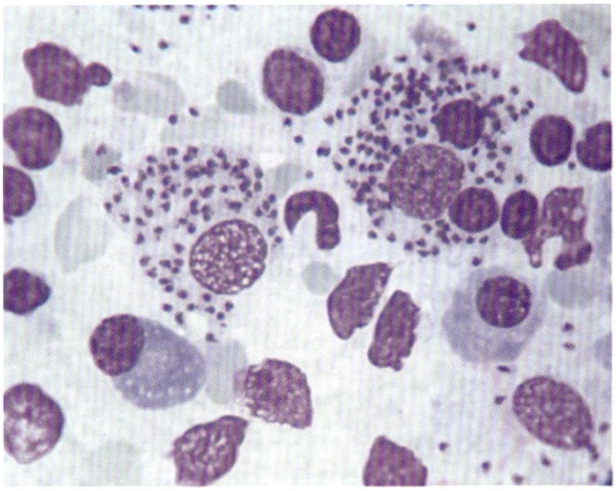

图 4-6　细胞内和细胞外利什曼原虫（100×，改良吉姆萨染色）

（资料来源：Solano-Gallego L 等，2011）

（2）体外培养　在固体NNN（Nicolle-Novy-McNeal）培养基或M199培养液（添加胎牛血清）培养利什曼原虫的前鞭毛体，培养3d后，通过吉姆萨染色或者荧光抗体染色，即可观察到前鞭毛体。很多因素都会影响组织培养的敏感性，如虫体的活力、虫株、培养液、双重感染、培养者的经验等。

（3）实验动物的接种　将感染性物质接种到BALB/c小鼠或仓鼠的肉足垫或鼻腔中，采取实验动物的病灶组织，通过病理组织切片进行鉴定。实验动物分离培养利什曼原虫的敏感性大于组织镜检。

上述三种检测方法的敏感性依据病灶的时间长短不同，大于6个月的病灶比新病灶的检测敏感性显著降低。

（4）分子诊断技术　在利什曼原虫分子诊断技术中最常用的是PCR和qPCR方法，具有较高的敏感性和特异性。最常用的靶基因片段：18S rRNA、核糖体小亚基RNA（SSU FRAN）、小外显子基因重复序列、*β*微管蛋白基因区、*gp63*基因座、内部转录间隔区（ITS）、动基体DNA大环、动基体DNA小环。一些研究表明,PCR诊断技术在临床症状出现的前几周就能检测出寄生虫血症。骨髓、脾、淋巴结、肝、皮肤刮取物或穿刺液均可用于PCR检测。PCR检测骨髓中含有的病原体时特异性达100%，敏感性80%~93.3%。慢性皮肤型利什曼原虫病由于临床症状不典型，体内产生的抗体很少，用血清学方法诊断很难，PCR技术不受上述限制，是诊断皮肤型利什曼原虫病最有效的方法。

（5）利什曼原虫种属特异性诊断技术

①同工酶分析：同工酶分析是普遍认可的用于利什曼原虫种特异性诊断的参考方法。由于各种可溶性酶在醋酸纤维凝胶上的迁移速率不同，因此可以区分出单个或多个条带，这些条带与利什曼原虫的种属相关。确定一个新的株，一般需要进行10~20种同工酶分析。皮肤型利什曼原虫和内脏型利什曼原虫的同工酶不同。同工酶分析由于费工、费时，只能在国际认可的实验室进行实验才能用以鉴定新的利什曼原虫株。

②单克隆抗体（mAb）技术：用于利什曼原虫种及亚种分析和分类。

③DNA杂交探针试验：其原理是用已知标准虫株核或动基体单链DNA标记序列，去识别未知利什曼原虫分离株的同源DNA序列并与之杂交。若单链DNA序列互补，就会形成双链DNA，产物可用放射性自显影仪（探针经放射性标记）或免疫酶反应进行测定。该技术灵敏度可识别10^2~10^3虫体。采用原位杂交技术（ISH），需要的虫体更少（<10）。

④限制性片段长度多态性（RFLPR）：DNA小环的扩增产物通过酶切可以产生不同的片段，这些片段与利什曼原虫种属相关，即不同的利什曼原虫产生的片段类型不一样，用以鉴别利什曼原虫。

2. 血清学诊断

血清学诊断可以用于内脏型利什曼原虫和慢性内脏型利什曼原虫的流行病学调查，但是不能区分感染、亚临床感染和已经感染的情况。由于宿主对皮肤型和黏膜型利什曼原虫的体液免疫反应较弱，产生的抗体较少，因此血清学诊断不适用于皮肤型和黏膜型利什曼原虫诊断。血清学诊断的缺点是容易发生交叉反应，且不适用于已经发生免疫抑制的诊断。

（1）荧光抗体试验（FA） 荧光抗体试验分为间接荧光抗体（IFA）和直接荧光抗体（DFA）两种方法。IFA使用固定的前鞭毛体作为检测抗原，主要用于检测感染早期产生的抗体，治愈后6~9个月基本检测不到抗体，可与锥虫的血清产生交叉反应。IFA检测的敏感性仅28.4%~86.6%。DFA使用无鞭毛体作为检测抗原，大幅提高了检测的敏感性。DFA检测CL、MCL均较为有效。

（2）直接凝集试验（DAT） DAT操作简单、费用低廉，是田间和实验诊断较理想的诊断方法。该方法使用完全的、染色的前鞭毛体作为诊断抗原，敏感性和特异性均较高，敏感性91%~100%，特异性72%~100%。DAT在很长一段时间是贫困落后地区首选的诊断方法。DAT最大的缺点是需要长达18h的孵育和连续稀释，并且不能有效评价预后效果。Schoone等开发出了一种快速凝集筛选检测试剂盒，能在3h内快速检测出抗体，并且只使用一个血清滴度。

（3）ELISA ELISA能快速检测大量样品，而且敏感性高。目前所用包被抗原有Ld-ESM、Ld-rGBP、Li-rORFF、rK39、rK26、rK9、rK16。以Ld-ESM为包被抗原的ELISA敏感性和特异性均能达到100%。以Ld-rGBP为包被抗原的ELISA只有检测杜氏利什曼原虫（*L.donovani*）时特异性高。以Li-rORFF为包被抗原的ELISA特异性和敏感性与DAT接近。以rK39为包被抗原的ELISA已经商品化，该方法已经用于田间检测。

（4）快速免疫层析测定 以rK39为标记抗原制备胶体金免疫层析试纸条，在测定包含无症状的犬利什曼病例中敏感性和特异性分别为97%和100%。

六、防治措施

（一）预防措施

1. 免疫接种

目前暂无国产和进口利什曼疫苗。巴西研制的杜氏利什曼原虫糖蛋白浓缩片段即岩藻糖-甘露糖配位体（FML）是第一个获批准的抗犬利什曼病的兽医疫苗，田间研究显示，以QuilA-皂角苷为佐剂的抗原可产生80%的临床保护力；此外其他疫苗也能产生一定水平的保护力。

2. 综合性预防措施

鉴于白蛉是黑热病重要的传播媒介，控制白蛉是消灭黑热病的根本措施。在白蛉觅食期间，可在白蛉活动的有限范围内，如人群居住环境和居室内喷洒杀虫剂，并在身体裸露部位涂驱避剂。使用2.5%溴氰菊酯浸泡过的蚊帐或安装纱门、纱窗对家栖和近家栖白蛉预防效果明显；而犬作为黑热病的重要储存宿主，对黑热病的传播作用不可忽视，因此，在犬源型黑热病流行区应以查治和扑杀病犬、消灭传染源为主。对于宠物，使用特定的驱虫剂进行局部驱虫，可有效地减少白蛉叮咬和疾病传播；用溴氰菊酯浸染颈圈，正确配伍使用苄氯菊酯和吡虫啉可提供保护力，以抵抗白蛉的叮咬。

（二）治疗方案

用于犬利什曼原虫病治疗的主要方案包括：按体重皮下注射葡甲胺锑酸盐75~100mg/kg，连续4~8周，并按体重结合使用别嘌呤醇10mg/kg，口服，每天2次，连续6~12个月；前者选择性抑制利什曼原虫的糖酵解和脂肪酸氧化，后者通过干扰RNA合成抑制蛋白质翻译。米替福新可作为葡甲胺锑酸盐的替代药物，按体重使用2mg/kg，口服，每天1次，连续4周，也可按体重结合使用别嘌呤醇10mg/kg，口服，每天2次。两性霉素B是抗利什曼原虫的一种强效药，由于它具有潜在的肾脏毒性，必须谨慎使用。此药经静脉滴注，按体重给药剂量为0.5~0.8mg/kg，可用10~60mL的5%葡萄糖进行稀释，输注时间需不少于45 min，每周2次，连续1~2个月，直至累计剂量达到15mg/kg。患犬经治疗后，其临床症状常出现暂时性的改善，但通常不能消灭寄生虫。经治疗后的犬可作为携带者保持感染性，且可能复发，它们对白蛉仍然具有易感染性。

第二节
巴贝斯虫病

一、简介

巴贝斯虫病（babesiosis）是一种由巴贝斯虫（*Babesia* spp.）引起的以蜱为

传播媒介的寄生虫病，可感染各种脊椎动物的红细胞。目前，全世界有超过100种巴贝斯虫，其广泛地感染各种家畜和野生动物。自然条件下，巴贝斯虫只有经蜱才能在哺乳动物宿主间进行传播。宿主感染巴贝斯虫后可引起发热症状，随着虫体入侵红细胞，并于红细胞中分裂、繁殖并产生毒素，导致红细胞破裂，进而造成宿主贫血和血红蛋白尿等症状，严重时甚至可导致宿主死亡。犬是多种巴贝斯虫的宿主之一，犬巴贝斯虫病是临床上犬常见的血液原虫病之一。

二、病原体

（一）分类地位

巴贝斯虫属于原生生物（Protista），是顶复门（Apicomplexa）孢子虫纲（Sporazoa）梨形虫目（Piroplasmida）巴贝斯科（Babesiidae）巴贝斯属（*Babesia*）的一类寄生虫。

（二）形态学特征

19世纪末，人们发现了犬感染巴贝斯虫。根据红细胞内虫体的形态、大小、宿主特异性等，最初将巴贝斯虫分为大巴贝斯虫（2.5~5.0μm）和小巴贝斯虫（1.0~2.5μm），并认定大巴贝斯虫为犬巴贝斯虫，小巴贝斯虫为吉氏巴贝斯虫。然而，随着科技进步，人们发现感染犬的一些巴贝斯虫尽管形态相似，基因却不同。目前，根据分子系统发育分析，在犬类中报道的大巴贝斯虫包括犬巴贝斯虫（*Babesia. canis*）、韦氏巴贝斯虫（*Babesia. vogeli*）和罗氏巴贝斯虫（*Babesia. rossi*）；小巴贝斯虫包括吉氏巴贝斯虫（*Babesia. gibsoni*）、康拉德巴贝斯虫（*Babesia. conradae*）、类田鼠巴贝斯虫（*Babesia microti-like*）。在所有感染犬的巴贝斯虫中，罗氏巴贝斯虫和吉氏巴贝斯虫被认为是高致病性、预后较差的巴贝斯虫，我国主要流行吉氏巴贝斯虫。吉氏巴贝斯虫虫体较小，一般只有1~3μm。其在宿主红细胞内多呈环形或圆点状，传播媒介主要是长角血蜱、血红扇头蜱。关于其他几种感染犬的巴贝斯虫的信息如表4-1所示。

表4-1　感染犬的巴贝斯虫的地理分布、形态、大小和媒介宿主

品种	地理分布	形态	大小/μm	宿主
犬巴贝斯虫（*Babesia. canis*）	欧洲	通常成对出现，呈双梨籽形	4 × 5	血红扇头蜱、革蜱

续表

品种	地理分布	形态	大小/μm	宿主
韦氏巴贝斯虫（*Babesia. vogeli*）	非洲、亚洲、北美洲、南美洲、澳大利亚	单个或成对出现，呈圆形或椭圆形	2.5 × 4.5	血红扇头蜱
罗氏巴贝斯虫（*Babesia. rossi*）	非洲	通常成对出现	2 × 5	血蜱属
吉氏巴贝斯虫（*Babesia. gibsoni*）	亚洲、美国、南美洲、澳大利亚、欧洲	通常单个出现，呈环形或圆点状	1 × 3	长角血蜱、血红扇头蜱
康拉德巴贝斯虫（*Babesia. conradae*）	美国	呈环形	0.3 × 3	血红扇头蜱
类田鼠巴贝斯虫（*Babesia microti-like*）	西班牙、克罗地亚、北美洲	通常单个出现	1 × 2.5	六角硬蜱、血红扇头蜱

（三）生活史

巴贝斯虫的生活史可分为三个阶段。

1. 裂殖生殖

该阶段主要发生在脊椎动物宿主的红细胞中，属于无性生殖。蜱虫在叮咬脊椎动物宿主时，存于蜱虫唾液腺的子孢子感染宿主。子孢子被释放到血液中进而侵入宿主的红细胞，并在红细胞中分化成滋养体，滋养体通过二分裂（裂殖生殖）分裂成裂殖子。随着红细胞发生裂解排出并重新感染其他宿主红细胞，开启下一轮入侵与增殖。

2. 配子生殖

该阶段主要为发生在蜱虫肠道中的有性生殖。部分裂殖子在红细胞内转化为配子体。当蜱虫叮咬染虫宿主时，配子体随宿主血液进入蜱虫的肠道中发育为雄配子和雌配子。随即雌雄配子经过有性繁殖，进一步发育融合形成合子，随后合子又转变成具有动力的动合子。

3. 孢子生殖

蜱虫肠道内的动合子一部分穿出蜱肠进入淋巴，并入侵蜱虫的其他组织器官，包括唾液腺。在唾液腺中进一步成熟为孢子，孢子在唾液腺中复制，最终释放到蜱虫唾液中；另一部分动合子入侵蜱虫卵母细胞后，经卵传播给下一代。当子代蜱发育成熟进行采食时，进入子代蜱的唾液腺进行孢子生殖，形成具有感染性的子孢子，最终释放到宿主血液。

巴贝斯虫的生活史如图4–7所示。

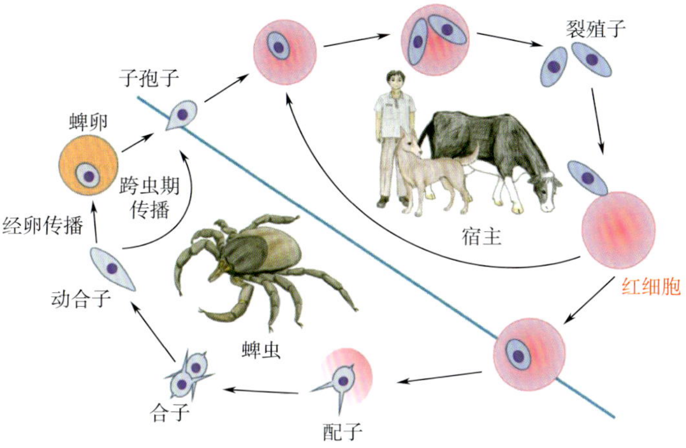

图 4–7　巴贝斯虫生活史

（资料来源：Hakimi H 等，2021）

三、流行病学

（一）传染源

巴贝斯虫病的传染源主要是患病动物和带虫者。巴贝斯虫主要在家畜和野生动物之间进行传播，人偶尔感染。从宿主种类来看，巴贝斯虫属于动物源性人兽共患寄生虫病。

（二）传播途径

巴贝斯虫病作为一种虫媒传染病，其主要通过宿主蜱进行传播。不同犬源巴贝斯虫的宿主蜱也不相同。因此，巴贝斯虫的地理分布及活跃季节与传播媒介蜱的活动有很大关系。巴贝斯虫以前主要出现于热带地区，但随着蜱在其他地区的出现及动物的跨境运输，其感染人和其他哺乳动物的病例数量在持续增加，感染范围也在不断扩大，使得巴贝斯虫病在全球范围广泛分布。

另外，也有报道表明巴贝斯虫可通过血液直接接触进行传播，包含胎盘传播、咬伤和直接输血进行传播。

（三）易感动物

巴贝斯虫主要在家畜和野生动物之间流行，偶尔可感染人，凡是脊椎动物均可被感染。19世纪末，首次在患有血红蛋白尿病症的牛红细胞内发现巴贝斯虫，随后世界各地相继报道了其他多种哺乳动物感染巴贝斯虫的病例。1895年在意大利报道犬感染巴贝斯虫，1904年在印度首次提及猫巴贝斯虫。迄今为止，已发现的巴贝斯虫有100多种，包括寄生于猪、马、牛、羊、犬、猫等不同哺乳动物红细胞的虫种。

（四）流行特征

犬巴贝斯虫病发病率高低与蜱的生活史、气候密切相关。通常发病于春、夏、秋三季，多发于夏秋蜱活跃期，有较强的季节性；相较于山区，平原地区巴贝斯虫病的发病率要高于山区。该病在我国各地均可发生，主要流行于东北、华北、西北和四川等地区。雄性犬相较于雌性犬更爱跑动，活动范围广，接触传播媒介蜱的机会更多，感染率和发病率更高。任何年龄和品种的犬均易感，一岁以下的幼龄犬更为易感。

四、致病性

巴贝斯虫的致病性主要与感染虫体的种类、宿主的年龄、免疫状况、合并感染程度以及遗传因素等有关。急性巴贝斯虫感染在不同的宿主上有不同表现，一般的表现为发热、血红蛋白尿、贫血、黄疸、食欲不振和嗜睡等。而慢性感染通常无症状。家畜感染巴贝斯虫还可显著影响动物的生产力。常见的可感染犬的巴贝斯虫中，罗氏巴贝斯虫是高致病性的虫株，它可引起犬只溶血性贫血，并带来严重的并发症，包括神经症状、急性肾衰竭和肺水肿，并且常表现为预后不良。韦氏巴贝斯虫感染，成年犬通常处于亚临床状态，但可引起3~4月龄的幼犬死亡。吉氏巴贝斯虫感染，患犬多表现为轻度亚临床症状或伴有体重减轻和虚弱。犬巴贝斯虫感染主要急性临床症状为发热、厌食或食欲减退、嗜睡、乏力、脱水、黄疸、黏膜苍白、色素尿等。人感染巴贝斯虫，根据宿主机体的免疫状态不同，表现出不同致病性。免疫力低下或脾脏摘除患者、新生儿或老年人，急性感染可出现严重的溶血、急性呼吸窘迫、多器官功能障碍，严重时可导致死亡。

五、诊断

（一）临床诊断

犬巴贝斯虫病临床症状与病犬的年龄、犬的营养状态、被传染的巴贝斯虫种类等相关。该病的潜伏期一般在4~21d。被传染初期，病犬临床表现不明显，动物主人不容易察觉，易导致送医不及时。许多慢性感染的犬由于带虫免疫或伴随免疫不会表现任何临床症状，当它们的健康状况恶化、免疫力低下时才会出现临床症状。急性巴贝斯虫病的特征是发热、心动过速、溶血性贫血、面色苍白、厌食、嗜睡、呕吐、脱水、脾肿大、淋巴结肿大、血小板减少、黄疸、亮黄色或浓茶色至暗褐色的尿液、低血压等。

犬巴贝斯虫病临床上较常见的症状有精神沉郁、虚弱、高热、食欲减退、血红蛋白尿、贫血、血小板减少、可视黏膜苍白、消瘦等。病情严重的情况下，可伴随急性肾衰、急性呼吸窘迫综合征、弥散性血管内凝血、肝病及神经综合征等。因为犬巴贝斯虫病可破坏犬类红细胞，临床病理学检查主要的表现为溶血性贫血。

（二）实验室诊断

1. 病原学诊断

（1）血涂片检查　血涂片染色镜检是一种成熟的、低成本的鉴定巴贝斯虫的检查方法。该方法可在显微镜下直观观察寄生于犬红细胞内巴贝斯虫的基本形态、大小，并根据形态特征初步确定病原体。采集患病犬的血液样本，制作血涂片，采用吉姆萨染色。若血涂片可看到红细胞形态异常，部分红细胞中央淡染区变大，表明机体可能发生再生性贫血。若犬只感染巴贝斯虫，可在红细胞内观察到梨籽形、卵圆形、双芽形或指环状等形态的虫体，虫体多位于红细胞的中心。通常每个红细胞内有1~2个虫体，有时候观察到4~7个甚至更多个虫体。

虽然血涂片检查是临床上较为常用的方法，但寄生虫血症是间歇性的，仅靠形态学检查可能会出现假阴性结果。对于隐性感染和无症状携带者，血涂片镜检很难发现虫体。血涂片检查虽然简单迅速，但要求检查者对巴贝斯虫形态特征有充分的了解，对人员要求较高。大巴贝斯虫及小巴贝斯虫的显微镜下形态如图4–8、图4–9所示。

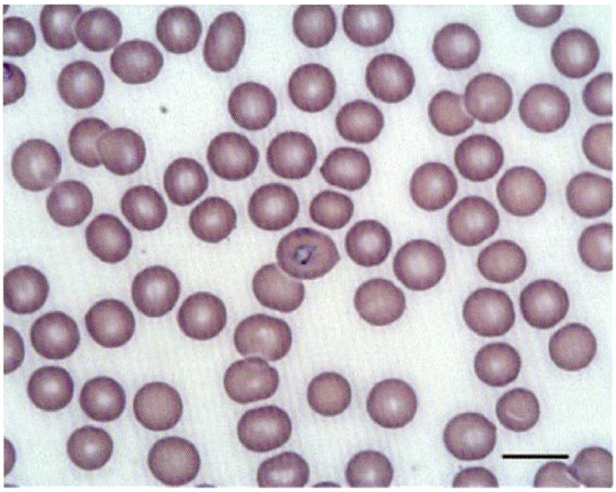

图 4-8　显微镜下红细胞中的大巴贝斯虫（比例尺 10 μm）
（资料来源：Solano-Gallego L 等，2016）

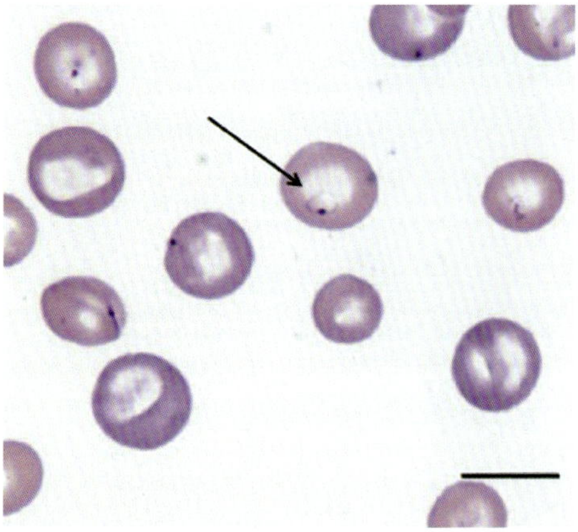

图 4-9　显微镜下红细胞中的小巴贝斯虫（比例尺 10 μm）
（资料来源：Solano-Gallego L 等，2016）

（2）分子诊断技术

①PCR：随着分子生物学技术的发展，PCR 被广泛应用于分子生物学及遗传学等多个领域，是最重要的分子生物学检测技术。其鉴定犬巴贝斯虫比传统方法具有更高的灵敏度和特异性。为了更好地鉴定宿主感染状况，血涂片镜检的灵敏度通常不够，而 PCR 技术是一种非常强大的工具，灵敏度是血涂片镜检方法的百倍以上。敏感性更高，提高了巴贝斯虫检出的准确度。PCR 可检测出慢性感染的犬血液样本中含量极少的虫体，也有助于区分巴贝斯虫的种类。

②巢式 PCR：巢式 PCR（nested PCR）技术是利用内外两对引物先后对目的片段进行扩增，从而大幅提高检出率。巢式 PCR 的优点是，如果第一次 PCR 扩

增中产生了错误基因片段，则第二次在错误片段上进行引物配对并扩增的概率极低。北卡罗来纳州立大学学者Birkenheuer采用巢式PCR检测并区分了犬巴贝斯虫、吉氏巴贝斯虫、韦氏巴贝斯虫和罗氏巴贝斯虫。巢式PCR提高了犬巴贝斯虫临床样本的检测及鉴别诊断能力。

③实时荧光定量PCR：近些年，qPCR检测技术飞速发展，被应用于众多领域，包括病毒、细菌及其他微生物的检测，肿瘤基因检测，以及基因表达、突变和多态性检测等。当靶基因扩增时，通过荧光信号强弱对病原体水平定量，从而将产物量化并进一步推断宿主体内的寄生虫水平。qPCR拥有更高的特异性和灵敏度，且操作快捷简单。犬全血样品检测巴贝斯虫DNA的实时荧光定量PCR方法，为巴贝斯虫感染的早期诊断和定量提供快速准确及高通量的检测方法。

④LAMP：PCR技术提高了寄生虫检测的灵敏度和特异性，但对于巴贝斯虫病的常规临床诊断，PCR技术仍然局限于实验室，不适合在临床实践中现场应用。LAMP技术具有敏感性高、特异性好、恒温扩增不需要高精度仪器等优点而被广泛应用。有学者通过靶向18S rRNA基因对临床样品中的吉氏巴贝斯虫进行检测评估，能够检测到低水平的寄生虫血症，灵敏度可达巢式PCR的10倍。同时LAMP技术利用显色染料便可实现结果的可视化，方法更加方便快捷，适于在小型实验室和基层单位推广。

2.血清学诊断

常用的血清学检测方法主要有ELISA、IFA、CFT、间接血凝试验（IHA）等。其中ELISA法和IFA法的应用较为广泛。

ELISA因操作可自动化、反应特异被广泛应用于诊断寄生虫感染。ELISA适用于大量样品的血清学诊断，可用于染虫率较低的带虫动物检疫和疫区的流行病学调查。有学者利用重组BgTRAP蛋白作为包被抗原建立ELISA方法，能够诊断犬吉式巴贝斯虫（*B. gibsoni*）感染，且具有较高的敏感性。但ELISA的特异性不够高，耗时较长，且具有交叉反应。

IFA检测特异性抗体已被广泛应用于流行地区。IFA具有更高的敏感性，在巴贝斯虫病检疫、血清流行病学调查、治疗效果复查及虫体鉴别等方面广泛应用。目前，市场上已有商品化IFA检测试剂盒。

然而，不同巴贝斯虫之间存在血清交叉反应，抗体检测结果不适用于确定感染原的种类。同时，由于病原体感染后特异性抗体出现时间较晚，血清学检测方法难以在疾病的早期对巴贝斯虫病进行诊断。

六、防治措施

（一）预防措施

蜱虫是犬巴贝斯虫病的主要传播媒介，因此预防犬感染巴贝斯虫最有效的方法是控制和消灭蜱虫，避免犬只在蜱虫活跃的区域活动。蜱虫活跃季节，应尽量避免让犬到树林、草丛等地方玩耍。宠物主人也要注意检查皮肤和梳理毛发，并定期对犬进行驱虫。目前市售多种体外驱虫药，包括外用滴剂、驱虫项圈、外用喷剂以及口服药。消灭外界环境中的蜱虫，要清除杂草，保持干净卫生，定期清洗、消毒犬舍，可选用安全、高效的杀虫药进行喷洒灭虫，但需注意防止犬舔食杀虫药引起中毒。

新引进的犬应做好相应的隔离检疫工作，防止巴贝斯虫病的蔓延。巴贝斯虫能够经血液传播，因此，动物治疗过程中的器械应严格消毒；供血时，来自疫区的犬应接受巴贝斯虫的检测，阳性犬不可作为供血犬。

巴贝斯虫病疫苗的研发已持续几十年，但预防巴贝斯虫的商品化疫苗还比较少。欧洲市场有一种预防犬巴贝斯虫（*B.canis*）感染的疫苗Pirodog，其有助于减轻临床症状。该疫苗不能阻止感染，但可阻断与该疾病有关的其他病理过程的发生，并且可减轻寄生虫血症。该疫苗适用于5月龄以上的犬，且每年都需加强免疫，对于其他巴贝斯虫没有交叉保护力。目前，现有的疫苗都无法应对多种巴贝斯虫引起的交叉感染情况，也不能对其他种属巴贝斯虫感染起到交叉保护作用。

（二）治疗方案

关于犬巴贝斯虫病的治疗方案，目前并无统一的标准。同一药物对不同虫种、不同药物对同一虫种的治疗效果均有差异。治疗时可根据不同犬只的情况制定相应的方案，以驱虫、消炎、对症治疗为主。

咪多卡是一种芳香二胺，为FDA批准用于治疗犬巴贝斯虫感染的药物。咪多卡对治疗大巴贝斯虫的效果优于小巴贝斯虫。该药的使用剂量为5~7mg/kg肌肉注射或皮下注射，重复给药2周。药物的不良反应包括流涎、呕吐等，可通过预先皮下注射0.05mg/kg阿托品来减轻副作用。

三氮脒是一种芳香二胺，其对大巴贝斯虫的治疗效果较为理想，使用剂量为3.5mg/kg，通过皮下或肌肉注射，分别在1、3、7d给药。虽然该药能减轻寄生虫血症，降低发病率和死亡率。但它的安全范围窄，有效剂量与中毒剂量接近，毒性较大，需谨慎用药。副作用包括胃肠道紊乱如呕吐和腹泻，注射部位疼痛和炎症，以及更罕见的神经系统症状如共济失调、癫痫和死亡。

阿托伐醌是一种合成的抗寄生虫药物，与阿奇霉素联合使用能减轻吉氏巴贝斯虫的寄生虫血症。常用的阿托伐醌的剂量是13.3mg/kg，每隔8h随着油脂性食物服用，以增加药物的吸收。同时联合使用剂量为10mg/kg的阿奇霉素，每24h口服，治疗10d。

应对中度到重度感染巴贝斯虫的患犬提供适当的支持疗法，可根据实验室检查结果及对患犬的评估和实时监测随时调整。当患犬出现脱水和低血容量时可进行输液治疗，同时综合考虑酸碱中毒及纠正电解质平衡。严重贫血的患犬应进行输血治疗。

第三节 弓形虫病

一、简介

弓形虫病（toxoplasmosis）又称弓形体病、弓浆虫病，是由弓形虫科弓形虫属的刚地弓形虫寄生于宿主的有核细胞内引起的一种原虫病。此病是人兽共患病，人和200多种动物都可感染。猫是终末宿主，人、畜、禽及许多野生动物均为中间宿主。动物感染很普遍，多数呈隐性感染，但猪可大批发病。猪暴发弓形虫病时，可使整个猪场发病，死亡率高达60%以上，造成巨大的经济损失。

弓形虫病是影响公共卫生安全的疫病之一，是一种重要的食源性人兽共患病。弓形虫感染人的途径之一，是摄入被卵囊污染的食物或饮水。免疫功能低下者和孕妇是高危人群，易患弓形虫病，且病情严重。孕妇感染后可传染给胎儿，如果怀孕早期发生感染，可导致早产、流产、死产或者新生儿弓形虫病，出生后存在眼、脑或肝脏的病变或畸形。弓形虫病是免疫功能低下患者（如艾滋病患者等）的主要死亡原因之一。

二、病原体

（一）分类地位

刚地弓形虫由法国学者尼柯尔（Nicolle）和芒索（Manceaux）于1908年在刚地梳趾鼠体内发现，并正式命名。弓形虫隶属真球虫目弓形虫科弓形虫属。目前，多数学者认为全世界只有刚地弓形虫一个种、一个血清类型。但根据不同地域、不同宿主、不同毒力、生活史及发育时间不同等，将其分为不同的虫株（又分为强毒株和弱毒株）。根据不同宿主及其体内分离出的弓形虫基因型频率的差异，将弓形虫分为3种基因型：Ⅰ型常与人体先天性弓形虫病有关，为强毒株；Ⅱ型主要引起慢性感染，也是艾滋病患者感染的主要虫株，为弱毒株；Ⅲ型主要感染动物，也是弱毒株。

（二）形态学特征

弓形虫为细胞内寄生虫，不同发育阶段有不同的形态。在中间宿主体内有滋养体和包囊发育阶段，在终末宿主体内有裂殖体、配子体和卵囊等发育阶段。滋养体、包囊和卵囊对中间宿主和终末宿主均具有感染性。

1. 滋养体

滋养体又称速殖子，呈弓形、月牙形或香蕉形。一端偏尖，另一端偏钝圆。一边较扁平，一边较弯曲。平均大小为（4~7）μm×（2~4）μm。经吉姆萨染液染色或瑞氏染液染色后，胞浆呈淡蓝色，有颗粒，核呈深蓝紫色，偏于钝圆的一端。用苏木素染色后可观察到核膜和核仁。用电子显微镜观察，可观察到顶环、类锥体、弓丝（或微丝）、膜下纤维、核、高尔基体、线粒体和内质网状结构等。滋养体主要发现于急性病例，在腹腔渗出液及血液中，单个或成对排列；在有核细胞内（单核细胞、内皮细胞、淋巴细胞等），还可观察到正在繁殖的虫体，其形状多样，有圆形、卵圆形和正在出芽的不规则形状等。有时在宿主细胞的胞浆里，许多滋养体簇集在一个囊内，称之为假囊。

2. 包囊

包囊又称组织囊，呈圆形或椭圆形，外面有一层富有弹性的囊壁，囊内有数个至数千个缓殖子。故包囊直径差别很大，小的仅50μm，大的可达100μm。缓殖子的形态与速殖子相似，仅核的位置稍偏后。电镜下可见整个包囊内的缓殖子之间充满着颗粒状物。包囊多见于脑、眼、骨骼肌、心肌和其他组织内，是虫体在宿主体内的休眠阶段，见于慢性病例。包囊在某些情况下可破裂；虫体从包囊中逸出后进入新的细胞内繁殖，再度形成新的包囊。在机体内脑组织的包囊数可占包囊总数的57.8%~86.4%。

3. 裂殖体

寄生于终末宿主猫的肠绒毛上皮细胞中。成熟的裂殖体呈圆形，直径为12~15μm。内有香蕉形的裂殖子，其数目不定，有4~29个，但以10~15个居多，呈扇形排列。游离的裂殖子大小为（7~10）μm×（2.5~3.5）μm。前端尖，后端钝圆，核呈卵圆形，常位于后端。裂殖子进入另一细胞内重新进行裂殖生殖，经过数代增殖后的裂殖子发育为配子体。

4. 配子体

配子体为在猫肠细胞内进行的有性繁殖期虫体，有雄配子体（小配子体）和雌性配子体（大配子体）。雄配子体呈圆球形，直径为10μm。用吉姆萨氏液染色后，核呈淡红色而疏松，细胞质呈淡蓝色。发育成熟的雄配子体可形成12~32个雄配子（小配子），新月形，长约3μm，每个雄配子有2根鞭毛。雌配子体呈圆形，成熟后称雌配子（大配子）。在生长过程中形态变化不大，仅体积增大，可达15~20μm。染色后可见核深红色，较小而致密，细胞质充满深蓝色颗粒。雄配子和雌配子结合形成合子，由合子形成卵囊。

5. 卵囊

卵囊在猫的肠道上皮细胞中形成，细胞破裂后随猫粪便排出。卵囊呈卵圆形，有双层囊壁，表面光滑，大小为（11~14）μm×（9~11）μm，平均12~10μm。孢子化后每个卵囊内有2个孢子囊，其大小约为8μm×6μm。每个孢子囊内含有4个长形弯曲的子孢子，大小约8μm×2μm，有残体，在电镜下子孢子构造和滋养体相似。

（三）生活史

弓形虫的整个发育过程需两个宿主。在中间宿主体内为肠外或组织内循环，属无性生殖，在终末宿主体内为肠上皮细胞内循环，包括无性生殖和有性生殖两个阶段。

1. 在终末宿主体内的发育

成熟的卵囊、包囊或假囊被终末宿主吞食后，囊壁被消化。其中的子孢子或滋养体释放出来，部分可穿入肠壁小血管。在组织中与在中间宿主相似，进行内双芽生殖。但更主要的是侵入猫小肠上皮细胞内进行无性生殖和配子生殖。寄生部位可遍及整个小肠，但主要集中在回肠绒毛尖端的上皮细胞。虫体进入细胞后迅速生长，变为椭圆形。继而核反复分裂，至一定数目后即趋向于排列在虫体的边缘，随后胞质也分裂并与每个核结合成为裂殖子，此时称为成熟的裂殖体。裂殖体破裂后，裂殖子散出又可侵入另一个上皮细胞，反复进行裂殖生殖。感染后3~5d，部分裂殖子侵入上皮细胞并发育为配子体。配子体分雌雄两种，雄的数量较少，占全部配子体的2%~4%，雄配子成熟后脱离母体。雄配子借助鞭毛自由运行。雄配子游进雌配子，结合受精为合子。合子发育为卵囊随猫粪便排出体外。通常猫吞食包囊后4~10d能排出卵囊；而吞食假包囊或卵囊后约需20d以上。受感染的猫一般每天排出10万~100万个卵囊，排卵囊可持续10~20d。在外界环境适宜的温度、湿度和充足的氧气条件下，2~4d发育为感染性卵囊。

被猫摄入的滋养体，也有一些进入淋巴、血液循环，被带到全身各脏器、组织，侵入有核细胞，以内出芽或二分法进行繁殖。经一段时间的繁殖之后，由于宿主产生免疫力，或因其他因素，使其繁殖变缓，一部分滋养体被消灭，一部分滋养体在宿主的脑和骨骼肌等处形成包囊型虫体。包囊有较强的抵抗力，在宿主体内可存活数年之久。由于弓形虫在猫肠内进行一段有性繁殖，所以猫是终末宿主。除家猫之外，还有猫属和山猫属的其他动物为终末宿主。

2. 在中间宿主体内的发育

弓形虫的滋养体可以通过口、鼻、咽、呼吸道黏膜和伤口侵入各种动物和人的体内，如当动物吃到另一动物的肉或乳中的滋养体或包囊而感染，更为普遍的感染途径是动物食入了感染性卵囊污染的食物、饲料、饮水等。弓形虫卵囊中的子孢子主要通过淋巴、血液循环带到全身各处，在胞浆内以内出芽的形式进行无性繁殖。如果是毒力很强的虫株，而且宿主又未能产生足够的免疫力，或者还有其他因素的作用，即可能引起疾病的急性发作；反之，虫株的毒力弱，宿主又很快地产生了免疫力，则弓形虫的繁殖受阻，感染进入慢性阶段时，在动物细胞内形成包囊。

三、流行病学

本病分布于世界各地。不同国家及地区的感染率相差悬殊，与该地区居民的文化、饮食习惯等有关，人群感染率为0.6%~94%。欧美地区较高，人群弓形虫感染率在英国为20%~40%，在美国为50%~60%，在法国为80%~90%。我国人群弓形虫的感染率接近10%，低于世界平均感染水平（25%~30%），这可能是由于独特的饮食习惯（吃煮熟的食物和喝开水）。过去几十年通过血清弓形虫阳性率的检测发现，我国人群弓形虫感染率逐渐上升，如在1988—1992年第一次全国弓形虫感染率的调查中，其感染率为5.2%，2001—2004年其感染率上升到8%左右，2011—2012年的感染率约为9%。这种变化的可能原因是我国经济发展，导致肉类消费和宠物猫数量不断增加。

弓形虫在动物中分布相当广泛，几乎感染所有的温血动物和部分冷血动物（如蛇、蜥蜴、鱼等）。我国饲养的动物和宠物中，都存在一定的感染率。在驯化动物猪、牛、羊、犬和猫弓形虫感染率分别为7.19%~75.95%、0~52.50%、1.30%~39.13%、3.94%~46.67%、1.92%~45.00%。弓形虫病的流行取决于下列因素。

（一）传染来源

主要为患病动物和带虫动物，它们体内带有弓形虫的速殖子、包囊。已证实患病动物的唾液、痰、粪、尿、乳汁、腹腔液、眼分泌物、内脏、淋巴结以及急性病例的血液中都可能含有速殖子。如果外界条件有利于其生存，就可能成为传染源。猫科动物是弓形虫的终末宿主。终末宿主排出的卵囊污染饲料、饮水或食具均可成为人、畜感染的重要来源。感染弓形虫的家猫在相当长的一段时间内从粪便中排出卵囊，卵囊污染环境并很快发育成熟，对人和中间宿主都具有感染性。

啮齿类感染也很普遍，尤其是鼠类的种类多、分布广，对弓形虫的传播起重要作用。此外，各种野生动物，已发现有弓形虫感染的有40多种。昆虫类动物已证实有蚊、虱、蟑螂和臭虫等17种可携带弓形虫，起机械传播作用。

（二）卵囊等抵抗力

卵囊抵抗力很强，在低温情况下，未成熟卵囊的存活时间在4℃为90d，–5℃为14d，–20℃为1d；成熟（孢子化）卵囊的存活时间在–5℃为120d，–20℃为60d，–80℃为20d。干燥对卵囊损害很大，相对湿度为82%时，孢子化卵囊30d失去感染力，相对湿度为21%时为3d。弓形虫对消毒剂抵抗力很强，在4℃环境中，滋养体和包囊在下列药品中可存活15min：0.1%皂、0.01%甲醛、50%乙醇、10%碳酸氢钠、5%石炭酸（包囊）、0.1%石炭酸（滋养体）。

（三）传播途径

弓形虫感染的普遍性与它的生物学特性有关，生活史中的各个时期都具有感染性。猫和猫科动物是弓形虫的终末宿主。在中间宿主之间可互相传染，而中间宿主的种类较多，感染途径较复杂。

1. 经口感染

经口感染是本病最主要的感染途径。人、各种动物吞入猫粪中的卵囊或带虫动物的肉、脏器以及乳、蛋中的速殖子、包囊都能引起感染。

2. 经胎盘感染

弓形虫通过血流经胎盘而使胎儿感染，也称为先天性感染，孕妇及怀孕的母畜感染弓形虫后通过胎盘使其后代发生先天性感染。

3. 经皮肤、黏膜感染

速殖子可通过损伤的黏膜、皮肤进入人、畜体内。有人认为速殖子经口感染时也由损伤的消化道黏膜进入血流或淋巴而感染。

4. 飞沫传染

患者和动物唾液、痰液都曾证实存在弓形虫。

5. 节肢动物传染

在自然界的蜱、螨中曾分离到弓形虫。人工可成功感染蚊、衣虱、蟑螂等，证明节肢动物也能携带病原体，存在使人类及动物感染的可能。

6. 其他途径

通过输血或器官移植等感染，与被污染的土壤和尘埃接触而感染。

（四）发病季节

一般说来，弓形虫病流行没有严格的季节性，但秋冬季和早春发病率最高。可能与动物机体抵抗力因寒冷、运输、妊娠而降低及此季节时外界条件适合卵囊生存有关。据调查，猫在7~10月排出的卵囊较多，温暖潮湿地区感染率也高。年龄和进入体内的虫体数量、接种途径、虫体毒力等也均为影响感染的因素。不同虫株的毒力不同。接种强毒株于小白鼠后可使之于1~3周内死亡，接种弱毒株的小白鼠则于几个月后死亡或康复。

四、致病性

许多畜禽如猪、牛、猫、犬、羊、马、骆驼、家兔、鸡、鸭等都可以感染弓形虫且出现病症。孕妇和免疫功能缺陷者感染弓形虫危害严重；先天性弓形虫感染可造成智力障碍、脑炎、脑膜炎、流产、畸胎或死胎等严重后果；对免疫功能缺陷者如器官移植、恶性肿瘤及艾滋病患者有致命的危险。

弓形虫病的发病机制与病理变化是宿主和寄生虫间相互作用的结果。二者之间的相互作用十分复杂，有些问题至今仍不能全面的认识。

弓形虫的致病作用与虫体毒力、宿主的免疫状态有关。根据虫株的侵袭力、繁殖速度、包囊形成与否，及对宿主的致死率等，刚地弓形虫可分为强毒株和弱毒株。强毒株侵入机体后迅速繁殖，可引起急性感染和死亡，通常由急性感染的人或动物体内分离获得；弱毒株侵入机体后，增殖缓慢，在脑或其他组织形成包囊，很少引起死亡。通常由隐性感染或无症状的携带者体内分离获得。由人或者动物体内分离的虫株毒力较小，只引起部分小白鼠死亡。在动物身上连续传代后，则可提高毒力。目前国际上公认的强毒株代表为RH株，弱毒株代表为*Beverley*株。绝大多数哺乳类动物、人、家禽等都是弓形虫易感中间宿主，易感性因动物种类而有所差异。

弓形虫无论从何种途径侵入机体，均经淋巴或直接进入血液循环，造成虫血症，然后再散播到全身其他组织和器官。感染初期，机体尚未建立特异性免疫。弓形虫侵入宿主后迅速分裂增殖，直至宿主细胞破裂。宿主细胞破裂后，速殖子逸出，再侵入宿主细胞，如此反复进行，形成局部组织的坏死病灶。同时伴有以单核细胞浸润为主的急性炎症反应，这就是弓形虫感染机体最基本的病理变化。病变的大小取决于虫体增殖的快慢和坏死时间的长短，以及机体的免疫状态。一般说来，弓形虫的病理改变可分为三种类型。

（1）速殖子在宿主细胞内增殖引起的病变为坏死病灶，可被新的细胞取代，也可被纤维瘢痕取代，在瘢痕组织周围常有无炎症反应的包囊。

（2）包囊破裂引起的病变　包囊破裂后释出缓殖子，多数在免疫过程中被破坏。但刺激宿主产生迟发型变态反应，导致附近组织坏死，形成肉芽肿病变，病变中央为局灶性坏死或不明显。周围有淋巴细胞、浆细胞、组织细胞、中性粒细胞，偶见嗜酸性细胞浸润。在脑组织内有不同程度的胶质细胞反应，小胶质细胞增生。

（3）弓形虫所致的局灶性损害，也可引起继发性病变。血管的炎症可造成血管栓塞，引起组织梗死，这种情况多见于脑部。重症弓形虫患者常见血管阻塞性坏死。

五、诊断

在弓形虫病诊断过程中，一般依据弓形虫病的临床症状和病理变化确定动物是否疑似感染弓形虫。但是，由于弓形虫病的临床症状和病理变化与很多疾病相似，不能单独作为弓形虫病诊断的依据。为了确诊必须配合实验室诊断，包括病原学诊断或血清学诊断。病原体检测阳性，即直接镜检阳性、小鼠接种结果阳性或PCR结果阳性，3种检测中1种为阳性即表明动物被弓形虫感染，为弓形虫阳性动物。抗体检测阳性，即改良凝集试验（MAT）、IFA、正向IHA和ELISA结果阳性均表明动物感染过弓形虫，为弓形虫抗体阳性动物。

（一）临床诊断

1. 临床症状

不同动物感染弓形虫后的临床症状差异很大。感染弓形虫后是否发病取决于虫株毒力、感染数量、感染途径及宿主的抵抗力等。犬、猫多数为隐性感染，但有时也可发病，主要侵害呼吸系统和神经系统。

猫弓形虫病有急性和慢性之分。急性主要表现为厌食、嗜睡、高热（体温大于40℃）、呼吸困难（呈腹式呼吸）等；部分出现呕吐、腹泻、过敏反应、眼结膜充血、对光反应迟钝，甚至失明；有的出现轻度黄疸；怀孕母猫可出现流产，不流产者所产胎儿于产后数日死亡。慢性病猫时常复发，厌食，体温在39.7~41.1℃，发热期长短不等，可超过1周；有些出现腹泻、虹膜炎、贫血，中枢神经系统症状多表现为运动失调、惊厥、瞳孔不均、视觉丧失、抽搐及延髓麻痹等；怀孕母猫发生流产或死产。犬的症状主要为发热、咳嗽、呼吸困难、厌食、精神沉郁、眼鼻流分泌物多、呕吐、黏膜苍白、运动失调、早产、流产等。

2. 病理变化

急性病例出现全身性病变，淋巴结、肝、肺和心脏等器官肿大，并有许多出血点和坏死灶。肠道重度充血，肠黏膜上可见扁豆大小的坏死灶。肠腔和腹腔内有大量渗出物。病理组织学变化为网状内皮细胞和血管结缔组织细胞坏死。有时有炎性细胞的浸润，弓形虫的滋养体位于细胞内或细胞外。急性病变主要见于幼龄动物。

慢性病例可见各内脏器官的水肿，并有散在的坏死灶。病理组织学变化为明显的网状内皮细胞的增生，淋巴结、肾、肝和中枢神经系统等处更为显著，但不易见到虫体。慢性病变常见于老龄动物。

隐性感染的病理变化主要是在中枢神经系统内见有包囊，有时可见有神经胶质增生性和肉芽肿性脑炎。

（二）实验室诊断

病原组织学诊断是最早建立的弓形虫实验室诊断方法，操作简单、结果可靠，但耗时较长，无法满足快速、高效、批量检测的需求，因此在实验室诊断方面应用逐步减少。免疫学检测方法（血清学检测方法）以ELISA和IHA为主，已有较为成熟的商品化试剂盒或诊断试剂，在大规模的检测和流行病学调查中起到了很大作用。分子生物学方法如qPCR和PCR与传统的病原组织学检测方法相比，其速度、通量、特异性、敏感性各方面都有提升；相较于免疫学诊断，避免了获得性免疫带来的假阳性结果，是未来弓形虫实验室诊断的主要发展趋势。现已有商品化弓形虫qPCR试剂盒销售，一般动物医院可提供弓形虫qPCR检测服务（部分动物医院负责采样送至专业实验室检测）。实验室可选择市面上已商品化的弓形虫检测试剂盒，包括弓形虫qPCR试剂盒、弓形虫正向IHA试剂盒和ELISA试剂盒等，临床诊断时，可通过多种检测方法结果比对分析等方式评估试剂盒的敏感性和特异性，确保检测方法适宜于检测用途。弓形虫诊断常用的检测方法及相关标准如表4-2所示。

表4-2　弓形虫实验室诊断技术标准及生物安全要求

实验室诊断标准		标准所含检测方法	实验活动所需实验室生物安全级别
国际标准	《陆生动物诊断试验与疫苗手册》（2021）第3.10.8章　弓形虫病	病原体分离、组织切片、普通PCR、qPCR、饮水中卵囊检测、染色试验（DT）、间接免疫荧光试验（IFA）、直接凝集试验（DAT）、酶联免疫吸附试验（ELISA）	病原体分离培养：BSL-2；动物感染实验：ABSL-2；未经培养的感染性材料实验：BSL-2；灭活材料实验：BSL-1
国内标准	《动物弓形虫病诊断技术》（NY/T 573—2022）	直接镜检、动物接种、普通PCR检测、改良凝集试验（MAT）、IFA	
	《弓形虫病检疫技术规范》（SN/T 1396—2015）	分离鉴定、普通PCR、巢式PCR（又称套式PCR）、qPCR、IFA、间接血球凝集试验（IHA）、ELISA	
	《实验动物　弓形虫检测方法》（GB/T 18448.2—2008）	IHA、ELISA、IFA、免疫酶试验法（IEA）、PCR检测方法	

六、防治措施

（一）治疗

对本病的治疗主要采用磺胺类药物，大多数磺胺类药物对弓形虫病均有效。应注意在发病初期及时用药，如果用药较晚，虽可使临床症状消失，但不能抑制虫体进入组织形成包囊，使患病动物成为带虫者。此外，二磷酸氯喹啉和磷酸伯氨喹啉效果也很好。近年发现阿奇霉素、双氢青蒿素、美浓霉素、蒿甲醚、螺旋霉素、罗红霉素、克拉霉素等药物抗弓形虫作用较为明显，且给药方便、安全、见效快、复发率低。

许多专家认为，免疫抑制可诱发隐性感染弓形虫的活性。提示宿主免疫机制控制了弓形虫病的病程及转归，其中细胞介导的免疫起主导作用。因此，近年各种免疫增强剂及细胞因子逐步引起了人们的注意。前者包含牛型结核杆菌、卡介苗、合成佐剂细胞壁酰二肽（MDP）和细胞LPS等，后者包含白细胞介素（IL）和γ-干扰素（IFN-γ）等。左旋咪唑是一种广谱驱虫药，具有免疫调节作用，国外有研究人员曾用以治疗弓形虫病。将患者分成两组，一组服用左旋咪唑，同时服用复方磺胺甲硝唑；另一组单用左旋咪唑。治疗后30天随访，两组患者临床症状均明显改善，可能是药物破坏寄生虫、减少抗原刺激或提高机体的免疫功能所致。由于白细胞介素-1（IL-1）在血液中半衰期短，体内应用易引起不良反应，故目前尚未能用于临床。近年来，重组细胞白介素-2（IL-2）的问世加快了IL-2的临床应用。IFN-γ是一种重要的细胞活化因子，近年来在抗弓形虫病治疗中的作用已引起重视。在隐性感染时，弓形虫以包囊的形式存在于组织内，宿主维持这种带虫免疫状态有赖于IFN-γ。关于IFN-γ的杀虫机制已有不少研究。IFN-γ与其他抗虫药物合用有明显效果。IFN-γ+乙胺嘧啶治疗较单独应用其中之一效果更显著。IFN-γ与克林霉素合用也同样有效，但仅用IFN-γ+IL-2时，效果甚微。因此，合理的联合用药，并适当地应用免疫调节剂有望成为治疗弓形虫较为安全有效的方案。

（二）防疫措施

1. 伴侣动物弓形虫病的预防

（1）禁止猫进入动物养殖厩舍；对死于弓形虫病的和可疑的动物尸体严格处理，防止污染环境，禁止用上述物品喂猫、犬或其他动物。屠宰废弃物必须煮熟后才可作为伴侣动物饲料。

（2）定期对伴侣动物如犬猫进行弓形虫病相关检测。一般动物医院可提供弓形虫抗体检测和qPCR检测业务。确诊该病后应及时治疗，对饲养环境及伴侣动物活动场所及时消毒。可选用戊二醛、二氧化氯等高效消毒剂对环境进行消毒。

弓形虫病根本的防治手段是研制行之有效、使用方便的疫苗。但是，弓形虫生活史复杂，感染途径多，而且可形成包囊逃避宿主免疫，因此研制弓形虫疫苗甚为困难。羊弓形虫疫苗（Toxo Vax）是目前唯一商品化弓形虫疫苗。该疫苗是采用鼠源弓形虫S48的裂殖体致弱而成，仅能应用于绵羊。其他各种类疫苗也有多项研究报道，但均没有获得生产许可。这些在研的疫苗包括灭活疫苗、亚单位疫苗、核酸疫苗和减毒活疫苗。国家兽药基础数据库显示，目前已经有申请开展犬弓形虫基因工程亚单位疫苗临床试验项目。相信随着基因工程技术的发展、免疫学的更广泛应用、众多学科交叉融合，在广大科研工作者的努力下，伴侣动物的商品化弓形虫疫苗将不再遥不可及。

2. 人弓形虫病的预防

对免疫缺陷者及需使用免疫抑制剂者，更要注意预防。预防水平传播的措施包括肉类应充分煮熟以杀灭肉内包囊，防止猫粪污染餐具、水源、食物和动物饲料，注意个人卫生。在某些国家把孕妇的弓形虫检测与梅毒、艾滋病等病列为常规妊娠检测项目之一，如在法国弓形虫检测是强制性检测项目。密切接触家畜的人群，如屠宰场、肉类加工厂、畜牧场等的工作人员，以及兽医工作者应注意个人防护，并定期作血清学检测。有生食或半生食习俗的地区，要进行科普教育，移风易俗。对免疫功能低下和免疫功能缺陷者，要注意血清学监测与防护。防止儿童与孕妇与猫接触。不食生乳、生蛋或未煮熟的肉类，切生、熟肉的用具应严格区分。

第四节 螨病

一、简介

螨病（acariasis）又称疥癣，是由寄生性螨类寄生于动物的体表或体内所引起的一类寄生虫病。螨类为螨亚目（Trombidiformes）、革螨亚目（Gamasida）、疥螨亚目（Sarxcoptiformes）的所有种类，已知的3万余种。它们中有的营自由生活，有的寄生在植物上，有的寄生于哺乳类动物（包括人）、鸟类、爬行类动物和昆虫类，引起螨病。通常所称的螨病是由疥螨科（Sarcoptidae）、痒螨科（Paoroptidae）、蠕形螨科（Demodicidae）的螨寄生于家畜或家禽的体表或表皮内所引起的慢性寄生性皮肤病。以接触方式感染，以引起患病动物剧烈的痒感、湿疹性皮炎、脱毛患部逐渐向周围扩展和具有高度传染性为特征。不同种的螨类引起不同种的螨病。如疥螨引起疥螨病，痒螨引起痒螨病等。与伴侣动物密切相关的共有三种：疥螨病、痒螨病和蠕形螨病。

二、病原体

（一）分类地位

1. 疥螨

疥螨的种类很多，差不多每一种家畜和野兽体上都有寄生。各种疥螨在形态上极为相似。但近年研究倾向于单种说法，即只有人疥螨（*S.scabiei* var. *hominis*）一个种，其他均为人疥螨的亚种（变种），如马疥螨（*S.scabiei* var. *equi*）、牛疥螨（*S.scabiei* var. *bovis*）、猪疥螨（*S.scabiei* var. *suis*）、山羊疥螨（*S.scabiei* var. *caprae*）、绵羊疥螨（*S.scabiei* var. *ovis*）、兔疥螨（*S.scabiei* var. *cuniculi*）、犬疥螨（*S.scabiei* var. *canis*）等亚种或变种。各变种虽然也可偶然传染给本宿主之外的其他动物，但在异宿主身上存留时间不长。

2. 痒螨

不同动物有其特殊的痒螨（亚种或变种）寄生，它们形态上很相似，但有严格的宿主特异性，彼此不易交互感染，即使感染，寄生时间也短。目前，研究人员认为该属仅有马痒螨（*P. equi* var. *equus*）一个种，但根据宿主不同而分为不同亚种（变种），如绵羊痒螨（*P. equi* var. *ovis*）、牛痒螨（*P. equi* var. *bovis*）、山羊痒螨（*P. equi* var. *caprae*）水牛痒螨（*P. equi* var. *natalensin*）、兔痒螨（*P. equi* var. *cuniculi*）、犬耳痒螨（*P. equi* var. *canis*）和猫耳痒螨（*P. equi* var. *felis*）等。

3. 蠕形螨

蠕形螨又称脂螨或毛囊虫，通常寄生于动物或人的皮脂腺或毛囊中。各种动物的蠕形螨种类不同，有其专一的蠕形螨。宿主有犬、猪、牛、羊和人等。

（二）形态学特征

疥螨虫体呈圆球形，体部无明显的横缝，盾板或有或无，在假头背面后方有一对粗短的垂直刺，足均粗短。虫体寄生于宿主的表皮层，掘凿隧道，吸食表皮深层的细胞液和淋巴液为营养。成虫的身体呈圆形，微黄白色，背面隆起，腹面扁平。雌螨体长0.3~0.5mm，宽0.25~0.35mm；雄螨体长0.2~0.23mm，宽0.14~0.19mm。颚体短小，基部嵌入躯体内；螯肢钳状，尖端有小齿；须肢分3节；无眼，无气门。躯体背面有波状横纹、成列的鳞片状皮棘及成对的粗刺和刚毛等，后半部有几对杆状刚毛和长鬃。背部前端有盾板，雄螨背面后半部还有1对后侧盾板（图4-10）。腹面光滑，仅有少数刚毛。躯体可分为两部分（图4-11）。足4对，短粗呈圆锥形，分前后两组。足的基节与腹壁融合成基节内突。前2对足跗节上有爪突，末端均有具长柄的爪垫，称吸垫（ambulacra）；雌雄螨的后2对足末端不同，雌螨均为长鬃，而雄螨仅第3对足的末端为1根长鬃，第4对足末端为带柄的吸垫。雄螨生殖孔位于第4对足之间略后处。雌螨产卵孔呈横裂缝状，位于后2对足之间中央，躯体末端为一纵列的阴道。雄螨肛门位于躯体后缘正中，雌螨位于阴道的背侧。卵呈椭圆形，淡黄色，壳薄，平均大小约100μm × 150μm。

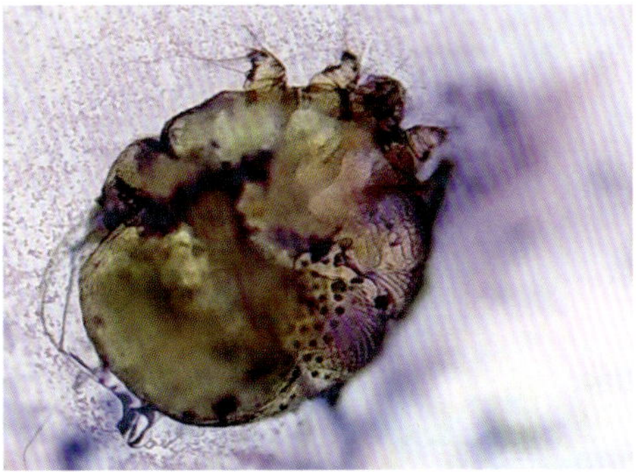

图4-10　显微镜下疥螨背侧结构
（供图：北京仁心动物医院）

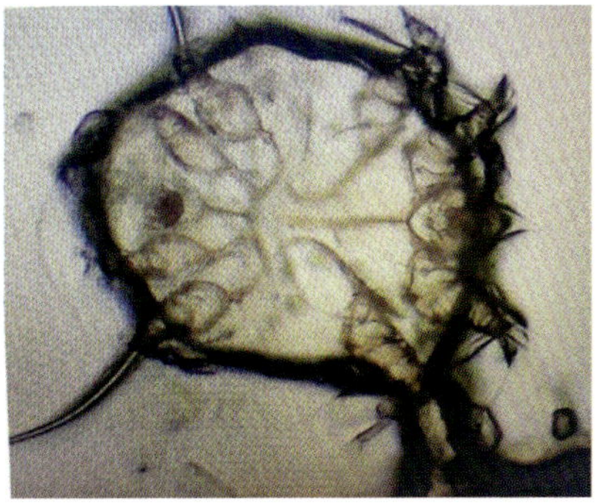

图4-11　显微镜下疥螨腹侧结构
（供图：北京仁心动物医院）

痒螨虫体呈长圆形，体长0.5~0.9mm，肉眼可见（图4-12）。口器长，呈圆锥形，基部背面无刺或刚毛；肢长圆锥形，前2对肢粗大，后2对肢细长突出体缘；体后缘有肛吸盘（生殖吸盘）和尾突各1对；雌虫的第1、2、4对足和雄虫的前3对足都有吸盘，吸盘长在一个分三节的柄上。雌虫的第3对足上各有两根长刚毛。雄虫第4对足特别短，没有吸盘和刚毛。雄虫生殖器居第4肢之间，雌虫腹面前部正中有产卵孔，后端有纵裂的阴道，阴道背侧为肛门。犬耳痒螨，雄螨大小（0.35~0.45）mm×（0.30~0.35）mm。4对足末端均具有短柄的吸盘，柄不分节，其第3对足端部有两根较细长的刚毛。雌螨大小为（0.45~0.55）mm×（0.33~0.37）mm，第1、2对足末端有吸盘，第4对足不发达。寄生于犬猫、狐和貂的外耳道及脚、尾部皮肤。有时由于继发细菌感染，病变可深入中耳、内耳及脑膜等处。猫耳痒螨，雄螨大小为（0.2~0.3）mm×（0.12~0.16）mm；雌螨大小为（0.25~0.47）mm×（0.22~0.33）mm，不仅寄生于猫，而且寄生于犬、兔及人的外耳道和头颈部皮肤。

蠕形螨虫体细长呈蠕虫样，半透明乳白色，一般体长0.17~0.44mm，宽0.045~0.065mm（图4-13）。全体分为颚体、足体和末体3个部分。颚体（假头）呈不规则四边形，由1对细针状的螯肢，1对分3节的须肢及1个延伸为膜状构造的口下板组成，为短喙状的刺吸式口器。足体（胸）有4对短粗的足，各足基节与躯体腹壁愈合成扁平的基节片，不能活动；其他各节呈筒状，能活动、伸缩，节上有1对锚状义形爪。末体（腹）长，表面具有明显的环形皮纹。雄虫的雄茎自足体的背面突出，雌虫的阴门为一狭长的纵裂，位于腹面第4对足的后方。卵呈梭形，长0.07~0.09mm。

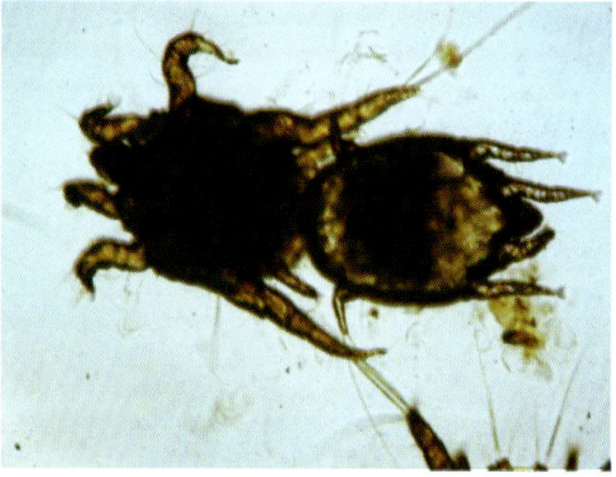

图4-12　显微镜下痒螨结构
（供图：北京仁心动物医院）

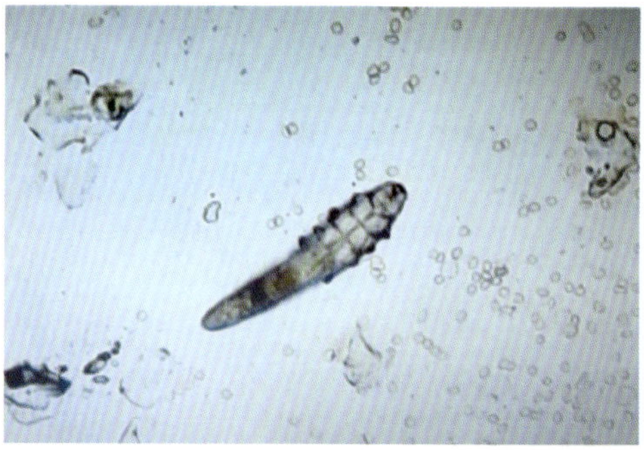

图4-13　显微镜下蠕形螨结构
（供图：北京仁心动物医院）

（三）生活史

疥螨为不全变态的节肢动物，其发育过程包括卵、幼虫、若虫和成虫四个阶段。全部生活史在宿主皮肤角质层其自掘的“隧道”内完成，需10~14d。虫体在隧道内进行发育和繁殖。在隧道中每隔相当距离即有小孔与外界相通，以通空气和作为幼虫出入的孔道。雌虫在隧道内产卵，每个雌虫一生可产40~50个卵。

卵孵化为幼虫，幼虫有三对足，体长0.11~0.14mm。孵出的幼虫爬到皮肤表面，在毛间的皮肤上开凿小穴，在里面蜕化变为若虫。若虫也钻入皮肤，形成狭而浅的穴道，并在里面蜕化变为成虫。雄虫于交配后死亡，雌虫的寿命4~5周。疥螨的整个发育过程为8~22d，平均15d，其发育速度直接与外界环境有关。

痒螨发育过程都在动物体上度过，包括卵、幼虫、若虫、成虫4个阶段。其中雄螨为一个若虫期，雌螨为两个若虫期。痒螨的口器为刺吸式，寄生于皮肤表面，吸取渗出液为食。雌螨多在皮肤上产卵，经3d孵化为幼螨，采食24~36h进入静止期后蜕皮成为初级若螨。采食24h，经过静止期蜕皮成为雄螨或二级若螨。雄螨通常以其肛吸盘与二级若螨躯体后部的一对瘤状突起相接，抓住二级若螨，这一接触约需48h。但是由于二级若螨在变成雌成螨之前尚未形成交配囊，因此认为二者是在进行交配的看法是错误的。二级若螨蜕皮变为雌螨，雌雄才进行交配。雌螨采食1~2d后开始产卵，一生可产卵约40个，寿命约42d。痒螨整个发育过程为10~12d。

蠕形螨寄生在家畜的毛囊和皮脂腺内，全部发育过程都在宿主体上进行。雌虫产卵于毛囊内，卵无色透明，呈蘑菇状，长0.07~0.09mm。卵孵化为3对足的幼虫。幼虫蜕化变为4对足的若虫，若虫蜕化变为成虫。据研究证实，犬蠕形螨尚能生活在宿主的组织和淋巴结内，并有部分在此繁殖。它们多半先寄生在发病皮肤毛囊的上部，而后在毛囊底部，很少寄生于皮脂腺内。正常的幼犬身上，常有蠕形螨存在，但不发病；当虫体遇有发炎的皮肤，且有较好的侵入条件及足够营养时，即大量繁殖，引起发病。

三、流行病学

（一）传染源

患病动物以及部分野生动物均是本病的传染源。

（二）传播途径

疥螨主要由健康动物与患病动物直接接触或通过被螨及其卵污染的笼舍、用具等间接接触引起感染。

痒螨为接触感染，同疥螨传播方式一致。但犬及其他动物可成为传播媒介。尤其在潮湿、阴暗、相互拥挤的圈舍中，传染和发病更为严重。其中，猫耳痒螨病最为常见。

蠕形螨的唯一传播途径是新生幼犬哺乳过程中与母犬接触而获得虫体。

（三）易感动物

疥螨在幼年动物身体上繁殖比在成年动物身体上快。幼年动物易患疥螨病，发病也较严重。动物机体对疥螨免疫力的强弱，取决于动物的营养、健康状况和有无其他疾病等。

瘦弱动物易感染痒螨。皮肤抵抗力差时易感染，营养良好时抵抗力强。

蠕形螨多发于3~10月龄的幼犬。但目前来看犬蠕形螨病的发生已没有年龄限制，各种年龄段的犬均有发生。

（四）流行特征

疥螨在宿主体外的生活期限，随温度、湿度和阳光照射强度等多种因素的变化差异显著。疥螨繁殖力强，虽然产卵数量不多，但是生长发育速度很快。在适宜的条件下1~2周即能完成一个世代的更替。疥螨在环境和各种用具上的生存时间一般不超过3周，在18~20℃和空气相对湿度为65%时经2~3d死亡，在7~8℃经15~18d死亡。动物生长环境潮湿、饲养密度过大、皮肤卫生状况不良时易发病。尤其在秋季以后，秋季正是犬只长毛的时候，犬只晒太阳的时间减少、体表温度恒定，使得湿度大大增加，有利于疥螨的成长发育。

痒螨终身寄生于动物体表皮肤、不在表皮挖凿隧道。动物体表的温度和湿度，对痒螨发育有很大影响。痒螨具有坚韧的角质表皮，对不利因素的抵抗力超过疥螨。如在6~8℃和85%~100%空气相对湿度条件下，在室内能存活2个月；在-12~2℃经4d死亡；在-25℃时约6h死亡。

蠕形螨离开宿主后在阴暗潮湿的环境中可生存21d，因此不仅可以直接感染宿主，而且可以通过媒介物间接感染。

四、致病性

疥螨在皮肤角质层内挖掘“隧道”和移行过程中对宿主皮肤产生机械性刺激，其排泄物、分泌物和死亡虫体的崩解物可引起宿主产生由T淋巴细胞介导的迟发型超敏反应，导致寄生部位周围皮肤血管充血、炎性渗出、红斑和结痂，以及皮下组织增生、角质层增厚、棘细胞水肿、坏死。

痒螨常寄生于毛根部，侵害被毛稠密和温度、相对湿度比较恒定的皮肤部分。在适宜的条件下，感染后2~3周呈现致病作用。痒螨以口器穿刺宿主皮肤采食时，除机械性的刺激外，还可以分泌有毒物质，使表皮的神经末梢同时遭到化学性的刺激，引起皮肤的营养障碍和机能的破坏。所发生的炎症过程局限于上皮基底层，并伴发浸润。因此在皮肤上出现浅红色或浅黄色粟粒大或扁豆大的小结节以及充满液体的小水泡，汗腺和毛囊也受到破坏。随后脱毛，皮肤上出现鳞屑，而后出现脂肪样的浅黄色痂皮。

蠕形螨钻入毛囊皮脂腺内，以针状的口器吸取宿主细胞内含物，由于虫体的机械刺激和排泄物的化学刺激使组织出现炎性反应。虫体在毛囊中不断繁殖，逐渐引起毛囊和皮脂腺的袋状扩大和延伸，甚至增生肥大，引起毛干脱落。此外由于腺口扩大，虫体进出活动，易使化脓性细菌侵入而继发毛脂腺炎、脓疱。

五、诊断

（一）临床诊断

螨病症状主要表现为剧痒和皮肤的病理性损伤。病史越长，痒觉越剧烈，伴有严重的脱毛现象。患病动物因剧烈瘙痒而搔抓，影响正常的采食和休息，并使胃肠消化、吸收机能降低，导致患病动物日渐消瘦。有时继发感染，严重时甚至死亡。常见伴侣动物螨病的临床特征如下。

1. 犬疥螨病

犬疥螨病先发生于头部，后扩散至全身，幼犬尤为严重。患部有小红点，皮肤也发红。在红色或脓性疱疹上有黄色痂，奇痒，脱毛，表皮变厚而出现皱纹（图4-14）。瘙痒没有季节性，在夜晚和温暖的环境中表现最厉害。易感部位在耳缘、眼周、肘部、踝关节直至全身，发病可能从上述任何部位开始。感染后的21~30d通常瘙痒最严重。继发性症状包括红斑、抓痕和自损性脱毛。随着病情发展，耳缘、肘部和踝关节会出现大量皮屑，常见外周淋巴结增大。

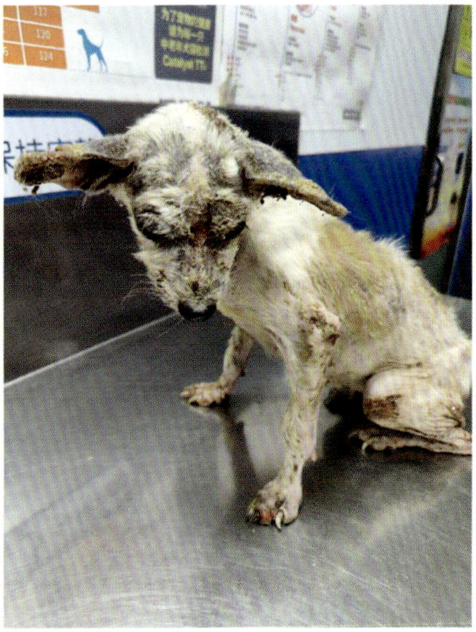

图4-14　犬疥螨病皮肤病变
（供图：北京仁心动物医院）

2. 兔疥螨病

兔疥螨病先由嘴、鼻孔周围和脚爪部位发

病。病兔不停用嘴啃咬脚部或用脚搔抓嘴、鼻孔等处解痒，严重发痒时有前、后脚抓地等特殊动作。病兔脚爪上出现灰白色痂块，嘴唇肿胀，影响采食。

3. 兔痒螨病

兔痒螨病主要侵害耳部，引起外耳道炎，渗出物干燥成黄色痂皮，堵塞耳道如纸卷样。病兔耳朵下垂，不断摇头和用腿搔耳朵。严重时蔓延至筛骨或脑部，引起癫痫症状。

4. 猫耳痒螨病

猫耳痒螨主要寄生于猫的面部、鼻、耳及颈部，可使皮肤皲裂，形成黄棕色痂皮，常见皮肤损伤，主要侵害耳部（图4–15）。耳道中可见棕黑色的分泌物及表皮增生症状，引起外耳道炎、奇痒。病猫会频繁抓挠耳朵，导致耳部血管破裂，继发耳血肿病。当继发细菌感染时，可造成化脓性外耳炎及中耳炎，深部侵害时可引起脑炎，出现脑神经症状。严重可使猫死亡。

5. 犬蠕形螨病

发病主要见于面耳部，重症时躯体各部也受感染（图4–16）。初期病变在头部、眼周围及四肢末端的皮肤部位。患部脱毛、皮肤增厚、发红并有糠皮状鳞屑，皮脂腺分泌增强，随后皮肤变成红铜色。后期在毛囊周围有红泡突起，并发化脓性感染，可遍布全身。最常见的症状是脱毛，皮脂溢出，银白色具有黏性的表皮脱落，并有难闻的奇臭。常继发葡萄球菌及链球菌感染而形成脓肿，严重时可因贫血及中毒而死亡。有时在正常的幼犬身上可发现蠕形螨，但并不呈现症状。

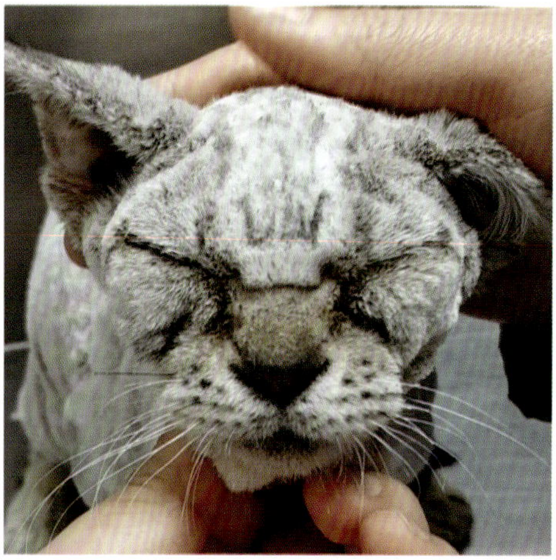

图4–15　猫耳痒螨病皮肤病变
（供图：北京仁心动物医院）

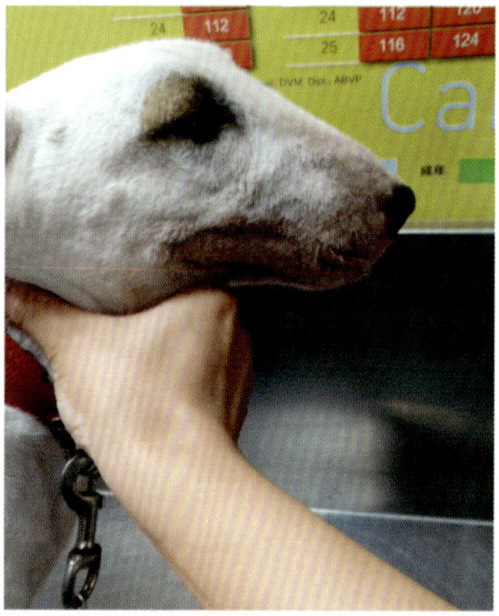

图4–16　犬蠕形螨病皮肤病变
（供图：北京仁心动物医院）

（二）实验室诊断

根据临床症状，结合螨虫检查发现虫体或虫卵，即可确诊。实验室检查主要有以下三种方法。

（1）用手术刀片钝端，刮取病灶皮肤病变部与正常皮肤交界处稍偏病变部位一侧的皮屑（必须刮到稍见血出为好）。把病料放于载玻片上，滴加50g/L甘油溶液，加盖玻片后置于低倍显微镜下观察，可检出活的螨虫。陈旧病灶和较轻病变的早期不易检出虫体，需多次刮取多部位的病料，反复检查。

（2）用双拇指指甲对挤病灶有毛无毛交界处皮肤，挤出毛囊内容物再用手术刀片钝端刮取皮脂，置载玻片上，滴加50g/L甘油溶液，光学显微镜低倍观察。

（3）将透明胶纸剪成2.5cm × 2.0cm大小，粘贴于刮毛后的病灶处，1min后揭下贴于载玻片上，丙三醇透明固定，光学显微镜低倍观察。

推荐采用第三种透明胶纸法，该法具有对动物伤害轻、操作简便、检出率高等特点，可作为螨病主要临床确诊方法。

六、防治措施

（一）预防措施

（1）注意笼舍卫生环境，保持笼舍的干燥，对患病动物的笼舍及用具严格消毒。

（2）患螨病的母畜产仔后，应立即与幼畜隔离，防止直接传播。

（3）动物的日粮需营养均衡，以加强健康动物的抵抗力，患病动物会愈合得更快。

（4）健康动物做好定期驱虫。

（二）治疗方案

螨病有高度的接触传染性，遗漏一个小的患部，都有可能造成继续蔓延。因此在应用药液喷洒治疗之前，应细致地检查患病动物，找出所有患部，以免遗漏。为使药物能和虫体充分接触，应将患部及其周围3~4cm处的被毛剪去（收集在污物容器内，烧掉或用消毒水浸泡），用温肥皂水彻底刷洗，除掉硬痂和污物，擦干后用药。

治疗螨病的药物，大多数对螨的虫卵没有杀灭作用。因此，对患有螨病动物的治疗须进行2~3次（每次间隔5~7d），以便杀死新孵出的幼虫。在处理患病动物的同时，要注意场地、用具等彻底消毒，防止散布螨虫。经过治疗的患病动物应安置到已经消毒的笼舍内饲养，以免再次感染。螨病多发生在寒冷的季节，因此，用注射剂型的药物治疗更为方便。

1. 局部用药或注射

（1）使用10g/L硫黄软膏，涂于患病部位，每天使用1次，连续使用多天。

（2）赛拉菌素滴剂外用，每月使用1次。

（3）伊维菌素是一种治疗螨病的有效药物，每周注射1次。牧羊犬需要评估编码细胞膜转运蛋白P–糖蛋白的*ABCB1*基因的突变，这种突变可能导致伊维菌素严重中毒。伊维菌素中毒可能产生的副作用包括嗜睡、呕吐、腹泻、厌食、瞳孔散大和共济失调，在严重的情况下可能会导致癫痫发作、昏迷和死亡。

2. 对症治疗

对继发细菌感染的病例，应配合抗生素全身治疗，同时要加强营养，补充蛋白质、微量元素和多种维生素。患犬瘙痒症状严重时，可配合糖皮质激素类药物、抗组胺类药物进行治疗。

3. 坚持疗程

要坚持完整疗程，确保疗效。由于螨虫的生活周期大多为3周，所以3周后再重复治疗1次，连续治疗2~3个生活周期，以确保疗效。

第五节
蚤病

一、简介

蚤病（pulicosis）又称蚤感染症，是由体外寄生性吸血昆虫蚤及其排泄物刺激引起的皮肤疾病。本病的临床特点为急性散在性皮炎和慢性非特异性皮炎并伴有剧烈瘙痒。本病呈世界性分布，潮湿及卫生条件较差的地区多发。蚤目的昆虫一般称为跳蚤，是一类小型的外寄生性吸血昆虫。世界已知2000余种，在我国已发现100种以上，仅少数种类与传播人兽共患病有关。犬栉首蚤（*C.canis*）和猫栉首蚤（*ctenocephalides felis*）是我国犬、猫的主要体表寄生虫之一。

二、病原体

（一）分类地位

蚤在分类上隶属于节肢动物门有颚亚门六足总纲昆虫纲有翅亚纲蚤目（Siphonaptera）。蚤目包含5总科16科（表4-3），共计2000余种，约95%寄生于兽类，5%寄生于鸟类，不寄生于两栖类和爬行类。

表4-3　蚤目5总科16科一览表

总科	科
蚤总科（Pulicoidea）	蚤科（Pulicoidea）
蠕行蚤总科（Vermipsylloidea）	蠕行蚤科（Vermipsylloidea）
柔蚤总科（Malacopsylloidea）	棒角蚤科（Rhopalopsyllidae）
	柔蚤科（Malacopsyllidae）
多毛蚤总科（Hystrichopsylloidea）	切唇蚤科（Coptopsyllidae）
	多毛蚤科（Hystrichopsyllidae）
	臀蚤科（Pygiopsyllidae）
	盔蚤科（Stephanocircidae）
	栉眼蚤科（Ctenophthalmidae）
	柳氏蚤科（Liuopsyllidae）
	奇蚤科（Chimaeropsyllidae）
角叶蚤总科（Ceratophylloidea）	蝠蚤科（Ischnopsyllidae）
	钩鬃蚤科（Ancistropsyllidae）
	细蚤科（Leptopsyllidae）
	角叶蚤科（Ceratophyllidae）
	剑鬃蚤科（Xiphiopsyllidae）

（二）形态学特征

蚤成虫体细长，长1~3mm。无翅，两侧扁平。体表有较厚的几丁质外皮，呈深褐色或黄褐色，长有许多排列规则的鬃毛，以便在动物毛羽间向前行进和避免坠落。头部与胸部紧密相连，似三角形，是摄食和感觉中心。有刺吸式口器，具发达的下颚须及下唇须，适于穿刺吸血或固定。触角1对，粗短，位于角窝内，不仅是感觉器官，也是雄蚤在交配时竖起和抱握雌体腹部的工具。无复眼，仅于复眼部位具若干单眼。胸部是运动中心，分为3个可活动的体节，背板、腹板各一块及侧板两块构成。足长而粗壮有力，后足发达，适于在宿主的毛发间活动或跳跃到别的宿主上。基节大，跗节5节，具爪。成虫体和足具有特化的栉和刚毛，以保护节间膜和气门，抓住毛发或羽毛，防止宿主理毛时脱落。腹部是营养排泄及生殖中心，由10节组成，前7节为正常腹节，后3节为外生殖器，具有一对不分节的尾须。雄性第8腹节腹板、第9腹节背板和生殖器高度特化。雌性只有第7腹节腹板显著变形。雌蚤有1或2个受精囊。大多数蚤只有单一的受精囊，但残存着另一个受精囊退化形成的盲管。大多数蚤有6个直肠垫、1个具刺的前胃和1条腹神经索（图4-17）。

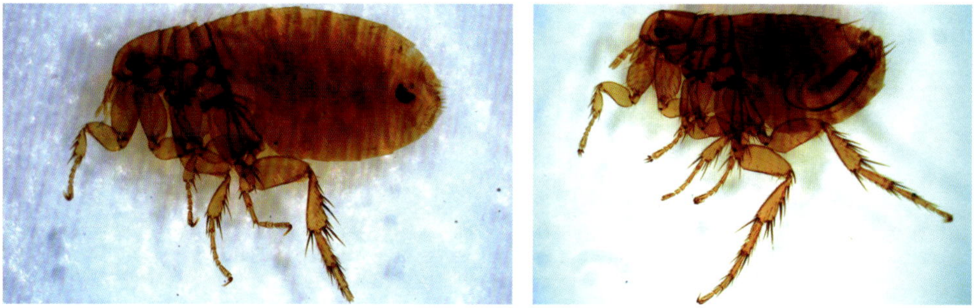

（1）雄性蚤　　（2）雌性蚤

图4-17　蚤的形态

（资料来源：胡龙飞等，2007）

（三）生活史

生活史过程为卵、幼虫、蛹、成虫（图4-18）。

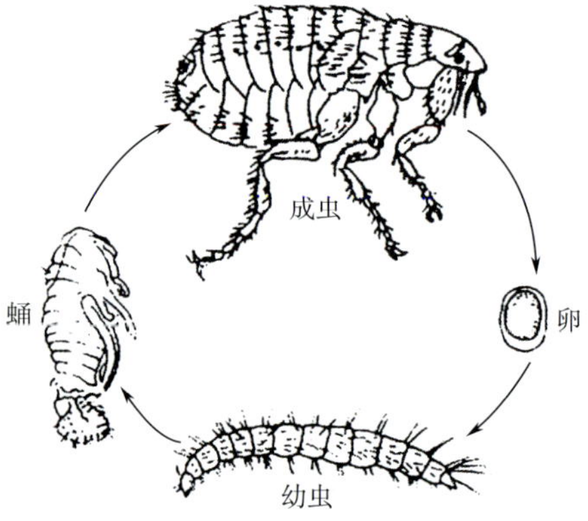

图4-18　蚤类生活史

（资料来源：胡龙飞等，2007）

卵阶段，蚤的卵是白色的，椭圆形，长约0.5mm，通常产在宿主动物的皮毛或羽毛中。卵的孵化时间受温度和相对湿度影响，为2~14d。

幼虫阶段，蚤卵孵化成幼虫，幼虫身长1~2mm，白色，没有眼睛和翅膀。幼虫的主要食物是宿主动物的皮屑、毛发和羽毛，有时也会吃血块。幼虫经过3次蜕皮后，进入蛹阶段。

蛹阶段，幼虫在宿主身上生活1~2周后，会把自己包裹在一个丝绸般的囊中，形成蛹。蛹呈椭圆形，有足、触角和眼，但是不能移动和进食。蛹期为5~14d，这期间是蚤整个生命过程中最不易被发现的阶段。

成虫阶段，蛹孵化出成虫，身长1~3mm，呈棕黑色，有强壮的腿和跳跃的能力。成虫寿命2~3个月，在宿主身上完成交配和产卵。每只成虫的蚤每天会吸血5~15次，每次在1~12μL，血液是成虫蚤生存的营养来源。1只雌蚤可产卵200~400个。

猫栉首蚤一旦跳到宿主身上，会在几秒钟至几分钟内开始吸血。一项研究表明，约25%的跳蚤在5min内开始吸血，并迅速吸饱血。跳蚤吸血8~24h后即在宿主身上进行交配。雌跳蚤在吸血后的24~36h开始产卵。跳蚤将卵产在宿主的被毛中，由于跳蚤的卵无黏性，卵会从宿主身上散落到环境中。猫栉首蚤是一种极为高产的生物，产卵高峰时期可以达到每天产卵40~50个。在宿主身上生存的50d内大约可以产卵1300个。猫栉首蚤产卵量会逐渐下降，但是可以持续产卵超过100d。雌性跳蚤平均每天吸食13.6μL的血液，相当于自身体重的15倍，以供给自身产卵。雌性跳蚤会排泄出大量未完全消化的血液以供养幼虫，未完全消化的血液迅速干燥成颗粒状或卷曲状的红黑色粪便，称为“跳蚤排泄物”或“跳蚤粪便”。

蚤的整个生命周期约为36d。幼虫和成虫靠宿主的血液维持生命，蚤的生存能力也受温度、相对湿度和宿主对其免疫力等多种因素的影响。

三、流行病学

（一）传染源

有研究显示，野猫的跳蚤感染率可达92.5%。因此，家养犬、猫感染的跳蚤很有可能被野猫传染，宠物在户外活动频次过高是一个不可忽视的因素。蚤类的宿主选择范围比较广，也容易成为自然疫源性疾病和传染病的媒介和病原体的储存宿主，如腺鼠疫（glandular plague）、猫立克次体（*Rickettsia felis*）、地方性斑疹伤寒（endemic typhus）、伤寒立克次体（*Rickettsia typhi*）、汉赛巴尔通体（*Bartonella henselae*）、猫血支原体（*Mycoplasma haemofelis*）等，偶见传播鼠疫耶尔森氏菌（*Yersinia pestis*），也是犬复孔绦虫（*Dipylidium caninum*）、短膜壳绦虫（*Hymenolepis nana*）等的中间宿主。跳蚤除了直接叮刺人的皮肤造成叮刺性皮炎和过敏性皮炎、引起皮肤瘙痒和身体不适外，也是很多疾病的重要媒介。

（二）传播途径

蚤的宿主范围很广泛，如兽类、鸟类、小型哺乳动物、啮齿目，尤其是鼠。不同的种对宿主的选择也不一样，传播疾病的大都是选择性不严的种类。蚤成虫吸满血后，会离开宿主，下次需要吸血时再爬上去。蚤擅长跳跃，会在宿主体表和巢窝内外活动。潜蚤可固着甚至钻入宿主皮下寄生。

（三）易感动物

1. 自然宿主

蚤的自然宿主范围广，包括鸟类、兽类和人类，但主要以小型哺乳动物和啮齿目，尤其是鼠为主。

2. 宠物

蚤是家养宠物尤其是犬、猫等小动物重要的、常见的体外寄生虫之一，感染率较高，危害较大。

（四）流行特征

蚤类主要生存于阴暗、潮湿和有动物宿主居住的地方，如室内墙角、床下、宠物和鼠类巢都是它们聚集地，由于成蚤需要吸血和对相对湿度的要求，常寄居于宿主的毛发间或游离到宿主居住场所及附近。大多数蚤类在温暖的季节繁殖，最适温度在18~27℃，最适相对湿度约为70%。蚤病的高发季节随地区、气候而异，如印鼠客蚤在9月最盛，人蚤在8—9月数量最多。但由于空调和暖气的使用，室内环境一年四季均可发生跳蚤感染。

蚤的地理分布主要取决于宿主的地理分布。在食虫目、翼手目、啮齿目、食肉目、偶蹄目、奇蹄目、鸟纲等温血动物身上常有蚤类寄生，其中啮齿目最多。地方性种类广见于南北极、温带地区、高原地区、沙漠地区以及热带雨林。有些蚤随人、畜、家禽、家栖鼠类的活动广布于全世界。

四、致病性

（一）对宠物的致病性

1. 叮刺症

跳蚤在宿主体表爬行及叮刺吸血时，致犬、猫烦躁不安，啃咬、搔抓和摩擦患部，在耳廓、肩胛、臀部或腿部附近出现急性散在性皮炎，有的则在后背部和阴部发生慢性非特异性皮炎。病初患部出现丘疹、红斑，病程延长时则出现脱毛、落屑、痂皮、皮肤增厚和色素沉着等症状。蚤类唾液中的一些蛋白质和化学物质可作为过敏原造成宿主局部组织发生变态性反应，轻者几乎无明显反应，重者局部可引起大小不同的丘疹、风疹，奇痒无比，抓破后感染化脓，造成更大的损伤。

2. 失血性贫血

大量蚤类寄生于宠物时，蚤的大量吸血会造成幼龄动物失血性贫血，成年动物体质虚弱。

（二）对人的致病性

蚤类可直接传播蚤媒病，特别是腺鼠疫。全世界自然感染鼠疫菌的蚤类200余种，中国已知有36种，在疫源地仍需持续监测。特别是印鼠客蚤，是鼠源性斑疹伤寒的主要媒介。蚤类还可传播绦虫病和野兔热。潜蚤属的雌蚤在宿主皮下固定寄生，穿皮潜蚤（*Tunga penetrans*）可寄生于人体引起潜蚤病，常见于中南美洲及热带非洲。

五、诊断

（一）临床诊断

病犬表现为搔抓、摩擦和啃咬被毛，引起脱毛、断毛和擦伤，严重的皮肤磨损处会有液体渗出，形成化脓疮，有时引起过敏反应，形成湿疹。如果宠物出现上述症状，需仔细检查其颈部和尾根部被毛。逆毛生长方向梳起被毛，观察毛根部和皮肤，发现跳蚤或其粪便即可确诊（图4–19）。也可将湿润的白纸放到宠物身下，然后梳毛，如果有跳蚤感染，蚤或其排泄物会不断掉到白纸上，即可确诊。

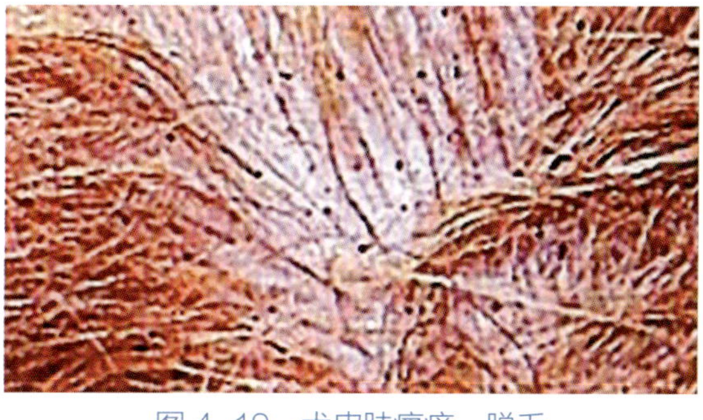

图4–19　犬皮肤瘙痒、脱毛

（资料来源：王量等，2017）

人感染跳蚤后，在下肢或腰部发生皮肤破损，皮疹呈群或线状排列。蚤叮咬后的皮肤出现红色风团，中央可见针头大小的紫色刺伤痕迹，还可见水疱或肿块，常伴有瘙痒感，搔抓后可见抓痕、血痂或继发感染（图4-20）。确诊时需与丘疹性荨麻疹、瘙痒症、痒疹鉴别诊断。

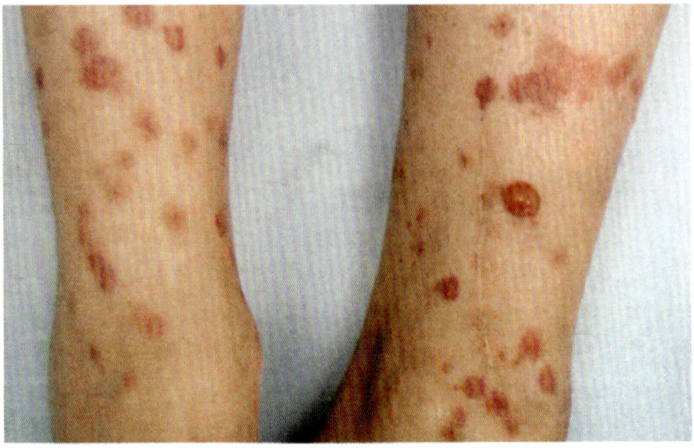

图4-20 人被跳蚤叮咬后图片
（资料来源：车雅敏，2008）

（二）实验室诊断

1. 病原学诊断

（1）显微镜检查　蚤类外部特征主要有：鬃、刺、毛等构造在蚤体的分布、排列、数量、形状和大小等；眼形状、大小、是否退化，颊栉的有无及数量、方向等；下唇须的节数及长短；胸的形状，前胸栉刺，中胸背板假鬃及后胸背板端有无和数目等；雄性可动突、不动突形状、数目等；第9腹板前后臂的形状、后臂的鬃序等；雌性的受精囊和交配囊形状大小及数目等。传统的蚤类鉴定主要依据形态学特征借助光学显微镜来完成，需要鉴定人员具有丰富的专业知识和鉴定经验。但对未发育成熟的个体（卵、幼虫）及不完整的个体标本难以鉴定。

（2）分子诊断技术　与传统的形态学鉴定方法相比，分子生物学技术更容易掌握与操作，且随着研究技术的发展，分子生物学技术越来越多的应用。在种群水平、种内及种间变异分析涉及的分子标记主要包括核糖体DNA（rRNA）和线粒体DNA（mtRNA）。目前，蚤类研究中常用的分子生物学基因包括18S rDNA、28S rDNA、*CO Ⅱ*、*EF1-a*、*CO Ⅰ*、*cytB*、12S rDNA等基因。

2. 血清学诊断——ELISA

跳蚤唾液中的特异性抗原可刺激动物产生免疫球蛋白E（IgE），检测血清中

IgE也可以作为蚤病的辅助诊断。

3. 其他诊断方法

（1）元素分析法　全自动元素分析仪以其取样少、测试速度快、精密度高等优点，被广泛应用于有机化合物、生物样品及细菌研究中。已有研究运用元素分析法进行蚤类分类的探索，成功验证了方形黄鼠蚤亚种的分类，在这一方法上迈出有意义的一步。同时，利用自动元素分析仪分析虫体N/C的比值也可以作为亚种鉴定的一个辅助指标。

（2）同工酶技术　利用蛋白质电泳技术对各种同工酶进行比较分析，是蚤类分类方面一个有效的遗传学分类工具。不同蚤类的幼虫与成虫的酶谱有差异，尽管它们大多数的主次酶带一致，但也存在各自特异的标志带。蚤类酯酶（EST）同工酶酶谱在科间、种属等具有一定的特异性。该分析可以为蚤的分类鉴定提供一个有用的遗传学指标。

（3）染色体技术　染色体是生物遗传物质的载体。通过对生物类群中染色体的数目、组型等分析研究，可揭示生物多样性及系统演化路线。

（4）皮内试验　皮内试验可以作为蚤病的辅助诊断。皮试阳性反应出现的疹块会比阴性反应大3~5mm。阳性反应判定应在15~20min完成。如果在24h后出现反应，则被判为阴性。迟发的反应可能不呈现独立的疹块，而是弥散性的红斑。阳性反应也不能确诊，只说明该动物对跳蚤抗原敏感，也可能是之前感染过跳蚤。

六、防治措施

（一）预防措施

采用综合有效的防控策略才可有效避免宠物受跳蚤的侵扰。防控跳蚤的措施通常包括两方面，杀虫剂的使用及机械性清除，消除宠物身上及环境中的跳蚤。机械性的环境控制包括经常清洗和消毒宠物常去的地方及宠物的垫褥或器具。经常吸尘是一个非常重要的物理性清除行为。用吸尘器经常清理地毯、家具、坐垫可以有效清除许多跳蚤卵和幼虫，并可以清除一部分的跳蚤蛹。同时，吸尘时发出的振动也可以刺激跳蚤破茧，并被收集在吸尘器收集袋中。同时应该注意妥善处理吸尘器的收集袋，防止污染环境。由于跳蚤幼虫生活区域仅限于阴影区域，如果可以经常搬移家具，改变家中阴暗区域，可以有效消除跳蚤幼虫的栖息环境。此外，城市中的野生动物，如负鼠、浣熊和狐狸，常常作为猫跳蚤的替代宿主。宠物主人应尽量避免宠物接触野生动物，以有效防控跳蚤。

当然，有效使用杀虫剂，也是跳蚤防控中必不可少的一个环节。现在有很多可以用于宠物及环境中跳蚤防控的杀虫剂供选择，包括外用制剂（吡虫啉、呋虫胺、非泼罗尼、氰氟虫腙、塞拉菌素）和口服制剂（多杀菌素、烯啶虫胺）两类。因为外用的产品存在于皮肤表层，其功效会受到洗澡或者其他亲水活动的影响。有研究表明，如果洗澡次数不足量，外用产品有较大的药物活性残留。一些深层清洁皮肤的香波或者强力去油脂的香波可能会影响外用药物在宠物身上的有效时间。口服的跳蚤控制产品不会受到亲水或者洗澡的影响，但是这些产品只针对跳蚤起作用。

在畜体发现幼虫时，可用菊酯类、有机磷类或甲苯萘威等杀虫药喷洒杀虫。在流行地区，蚤的幼虫滋生场所，要清扫地面并喷洒杀虫药。对垫褥等用具要经常更换，清洗，置于阳光下暴晒和定期消毒，以及时杀灭蚤的幼虫。

（二）治疗方案

伊维菌素0.2mg/kg体重，皮下注射，间隔7d注射1次。也可内服阿维菌素和外用塞拉菌素滴剂。

对于皮炎和瘙痒症状严重的病例，可使用马来酸奥拉替尼片，0.4~0.6mg/kg，每日2次，连用14d，止痒缓解症状，并应用抗生素进行局部和全身治疗，以防止并发或继发感染。

研究显示，口服多杀霉素（属大环内酯类杀虫剂），30mg/kg，连续用药1周。患猫啃咬行为减少，但脱毛区域无明显好转，也未继续扩大。连续用药3周，病猫啃咬行为基本消失，脱毛区域长出短、疏的新生被毛。连续用药至第6周，其被毛全部长出，体征良好。

第六节
蜱病

一、简介

蜱病（ixodiasis）是由蜱寄生于动物的体表引起的一类外寄生虫病。春夏季，动物通过灌木丛或矮树丛时易被蜱虫叮咬，被蜱虫叮咬后，可能会因一些寄生性蜱分泌的毒素引起四肢肌肉对称性松弛麻痹症。蜱致麻痹又称“蜱瘫痪”，其特征为无热、麻痹上行性发展，伴有四肢和腹壁肌腱反射机能障碍。本病呈世界性分布，蜱寄生的各种脊椎动物都可能发生，犬的感染最常见。同时，蜱虫作为虫媒体还可能传播巴贝斯虫病、莱姆病、埃里希体病、无浆体病等。

二、病原体

（一）分类地位

蜱在分类上隶属节肢动物门（Arthropoda）蛛形纲（Arachnida）蜱螨目（Acarina）蜱亚目（Ixodides）。目前已知种类800余种，分为硬蜱科（Ixodidae）、软蜱科（Argasidae）和纳蜱科（Nuttalliellidae），其中最常见、危害性最大的是硬蜱科的蜱，其次是软蜱科的蜱，纳蜱科的蜱不常见也不重要。

在已知的800多种蜱中，硬蜱科有13个属约650种，我国已记录104种，包括9属，即硬蜱属（*Hyalomma*）、革蜱属（*Dermacentor*）、血蜱属（*Haemaphysalis*）、璃眼蜱属（*Hyalomma*）、扇头蜱属（*Rhipicephalus*）、花蜱属（*Amblyomma*）、牛蜱属（*Boophilus*）、盲花蜱属（*Aponomma*）和异扇蜱属（*Anomalohimalaya*）。这些蜱绝大多数寄生于哺乳动物体表，少数寄生于鸟类、爬行类体表，个别寄生于两栖类体表。软蜱科的蜱已发现约150种，在我国有十几种。软蜱科常见属有锐缘蜱属（*Argas*）和钝缘蜱属（*Ornithodros*）。

（二）形态学特征

蜱为不全变态节肢动物，蜱是靠吸血存活的寄生虫。几乎所有的动物，包括哺乳动物、鸟类、爬行动物和两栖动物都会被蜱叮咬。蜱的体型很小，成虫没有吸血时最大体长1cm（米粒大小）左右（图4-21），吸血后可能增大到3cm（图4-22）。

1. 硬蜱

硬蜱又称壁虱、扁虱、草爬子、狗豆子等，是对动物危害较为严重的一类外寄生虫。因硬蜱科的蜱寄生于动物的体表而引起的寄生虫病称之为硬蜱病。

（1）外部形态　蜱呈红褐色或灰褐色，长卵圆形，背腹扁平，从芝麻粒大到米粒大。雌虫吸饱血后，虫体膨胀可达蓖麻籽大。硬蜱头、胸、腹愈合在一起，不可分辨，仅按其外部附器的功能与位置，区分为假头与躯体两部分。

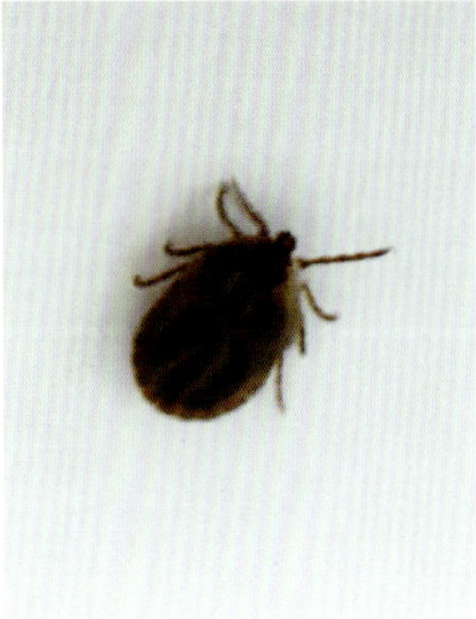

图4-21　未吸血的硬蜱
（供图：北京仁心动物医院）

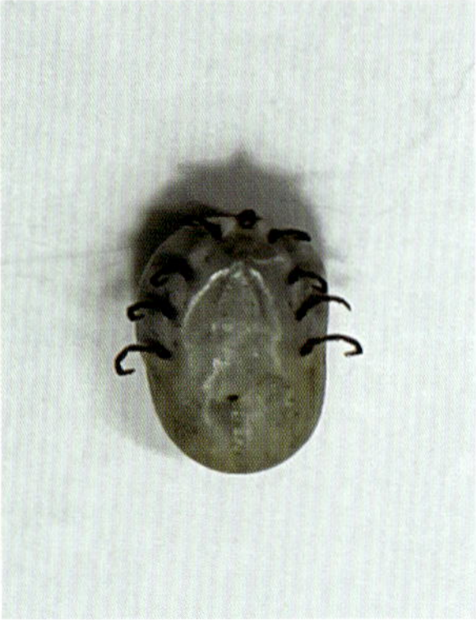

图4-22　吸血后的硬蜱
（供图：北京仁心动物医院）

①假头：平伸于躯体的前端，由一个假头基、一对须肢、一对螯肢和一个口下板组成。假头基呈矩形、六角形、三角形或梯形。雌蜱假头基背面有一对椭圆形或圆形，由无数小凹点聚集组成的孔区。假头基背面外缘和后缘的交界处因蜱种不同而呈不同发达程度的基突。假头基腹面横线中部常有耳状突。须肢分4节，第Ⅰ节较短小，与假头基前缘相连接。第Ⅱ、Ⅲ节较长，外侧缘直或凸出，有些蜱第Ⅲ节的背面或腹面有逆刺。第Ⅳ节短小，嵌生在第Ⅲ节腹面的前端，其端部具感毛称触肢器（palpal organ）。螯肢位于须肢之间，可从背面看到，螯肢分为螯杆和螯趾。螯趾包在螯鞘内，螯趾分为内侧的动趾和外侧的定趾。口下板的形状因种类而异，在腹面有呈纵列的倒齿。每侧的齿列数常以齿式表示，端部的齿细小称为齿冠。

②躯体：硬蜱在躯体背面有一块盾板。雄虫的盾板几乎覆盖整个背面，雌虫、若虫和幼虫的盾板呈圆形、卵圆形、心形、三角形或其他形状，仅覆盖背面的前方。盾板前缘两侧具有肩突。盾板上有一对颈沟和一对侧沟，还有大小、深浅程度和分布状态不同的刻点。躯体背面的后半部，雄蜱和雌蜱都有后中沟和一对后侧沟。有些属硬蜱盾板上有银白色的花纹；有些属硬蜱有一对眼，位于盾板的侧缘；有些属硬蜱躯体后缘具有方块形的缘垛，通常为11个，正中的一个有时较大，色淡而明亮，称为中垛；有些属硬蜱躯体后端突出，形成尾突。硬蜱躯体腹面前部正中有一横裂的生殖孔，在生殖孔两侧有一对向后伸展的生殖沟。肛门位于后部正中，除个别属外，通常有肛沟围绕肛门的前方或后方。腹面有一对气门板，位于第4对足基节的后外侧，其形状因种类面异，是分类的重要依据。有些属的硬蜱雄虫腹面有腹板，其板片数量、大小、形状和排列状况等特征也常

用来鉴别蜱种。

硬蜱的成虫和若虫有4对足，幼虫有3对足。足由6节组成，由体侧向外依次为基节、转节、股节、胫节、后跗节和跗节。基节固定于腹面，其后缘通常裂开，延伸为距，位于内侧的称为内距，位于外侧的称为外距。距的有无和大小是重要的分类依据。转节短，其腹面有的有发达程度不同的距；在某些属蜱第1对足转节背面有向后的背距。跗节上有环形假关节，其末端有爪一对，爪基有发达程度不同的爪垫。第1对足跗节接近端部的背缘有哈氏器，为嗅觉器官。哈氏器包括前窝和后囊，内有各种感觉毛。

（2）内部构造

①消化系统：硬蜱的消化系统分为前肠、中肠和后肠3部分。前肠包括口腔、咽和细短的食道，食道与中肠相连。中肠又称胃，很短，但其两侧生有很多胃支囊，中肠的后端变细与后肠相连。后肠包括直肠和肛门。直肠呈囊状，两侧各有1条马氏管。此外，还有唾液腺1对，位于第2、3对足的基节处。

②生殖系统：硬蜱为雌雄异体。雌性生殖器官由1对卵巢、1对输卵管、1个子宫和1个与生殖孔相通的阴道组成。在雄蜱的假头基后方还有1腺体，称为简氏器（Gene's organ），有管通于假头基后方膜上的开口。当雌蜱产卵时，它能分泌黏液将虫卵黏附在一起，成为一大团卵块，使虫卵不至于干燥。雄性生殖器官由1对睾丸、1对输精管和1个通入生殖孔的射精管组成。

③呼吸系统：若虫和成虫有较发达的气管系统，通过气门进行气体交换和调节体内的水分平衡。幼虫无气管系统，以体表进行呼吸。

④循环系统：心脏约位于躯体前2/3处。心脏向前连接主动脉，在前端包围着脑部形成围神经血窦，由心脏的搏动推动血淋巴的循环。

⑤神经系统：蜱有一个中枢神经节（或称为脑）位于第1、2基节水平线上。外周神经起于各神经节，分布至各器官。蜱类有较发达的感觉器官，如体表的感觉毛、眼、哈氏器和须肢器等。

2. 软蜱

软蜱指软蜱科的蜱，是危害哺乳动物及鸟类的一类外寄生虫，宿主范围广泛，常侵袭鸟类、蛇类、龟类以及多种哺乳类动物；当虫体大量侵袭时，可使动物消瘦、贫血、生产力降低甚至死亡。

软蜱雌雄两性形态无明显差别。虫体扁平，卵圆形或长卵圆形，体前端较窄。有的种类腹面前端突出称为顶突；未吸血前为灰黄色，饱血后为灰黑色。饥饿时其大小、形态略似臭虫。饱血后体积增大，但没有硬蜱变化显著。

（1）假头　假头从背面看不到，隐于虫体腹面前端的头窝内，头窝两侧有1对叶片，称为颊叶。假头基小，近方形，无孔区。须肢为圆柱状，游离而不紧贴于螯肢和口下板两侧，共分4节，可自由转动，第4节大小与其他3节相似。口下板不发达，其上的齿较小，靠近基部有1对口下板毛。螯肢结构与硬蜱相同。

（2）躯体　躯体体表大部分为适于舒张的革质表皮，雄蜱较厚而雌蜱较薄，并有起伏明显的皱襞。背腹面均无盾板和腹板。表皮的结构随属种不同而异，具皱纹状、颗粒状或乳突状的小结节，或有圆陷凹，其陷凹称为盘窝。腹面前端有时突出称为顶突。大多数无眼。生殖孔和肛门的位置与硬蜱相同。雌蜱的生殖孔呈横沟状，而雄蜱呈半月状，这是区别雌、雄的主要依据。躯体背腹两面也有各种沟，但与硬蜱不同。气门板小，位于第4对足基节的前外侧。沿基节内、外侧有褶突，内侧为基节褶，外侧为基节上褶。足的结构与硬蜱相似，但基节无距。跗节和后跗节背缘具有几个瘤突、亚端瘤突，一般比较明显，其数目和大小是分类的重要依据。爪垫退化或缺如。

幼蜱和若蜱的形态与成蜱相似，但生殖孔尚未形成，且幼蜱只有3对足。

（三）生活史

1. 硬蜱

蜱的发育需要经过卵、幼虫、若虫及成虫4个阶段。幼虫、若虫、成虫这3个活跃期都要在人畜及野兽（禽）身上吸血。在幼虫变为若虫以及若虫变为成虫的过程中，都要经过蜕化。幼虫和若虫常寄生在小野兽和禽类的体表，成虫多寄生在大型动物体表。有些种类的蜱各个活跃期都以家畜为宿主。大多数硬蜱在动物体表进行交配，交配后吸饱血的雌蜱离开宿主落地，爬到缝隙内或土块下静伏不动。一般经4~9d待血液消化及卵发育后，开始产卵。产卵时，雌蜱假头向下弯曲，简氏器凸出于假头背面，并分泌黏稠液体，由生殖孔产出的卵黏着黏液后，被须肢推到虫体的前端背面，因而整个蜱的前端被埋在一大团的卵里。硬蜱产卵，一次产完，雌蜱大多于产完卵后1~2周死亡。蜱的产卵量与蜱的种类和吸血量有关，可产千余个、数千个甚至万个以上卵，虫卵小，呈卵圆形，黄褐色。卵经2~3周或1个月以上孵出幼虫。幼虫无生殖孔、气门和孔区，经体表进行呼吸。幼虫爬到宿主体表吸血，经过2~7d吸饱血后，落于地面。经过蜕化变为若虫再侵袭各种动物，经3~9d吸饱血后落地。蛰伏数天至数十天蜕化变为性成熟的雌虫或雄虫。成虫吸血时间约需8~10d。蜱的吸血量很大，饱食后幼虫的体重增加10~20倍，若虫增加20~100倍，雄虫增加1.5~2倍，而雌虫可达50~250倍。

根据硬蜱更换宿主次数和蜕皮场所可分为下述3种类型。

（1）一宿主蜱　蜱在一个宿主体表完成幼虫至成虫的发育，成虫饱血后才离开宿主落地产卵，如微小牛蜱。

（2）二宿主蜱　蜱的幼虫和若虫在一个宿主体完成发育，而成虫在另一个宿主体吸血，饱血后落地产卵。如残缘璃眼蜱。

（3）三宿主蜱　蜱的幼虫、若虫和成虫分别在3个宿主体寄生，饱血后都需要离开宿主落地进行蜕皮或产卵。如硬蜱属、血蜱属和花蜱属中的所有种和革蜱属、扇头蜱属中的多数种以及璃眼蜱属中的个别种。

蜱完成其生活史所需时间的长短，随蜱的种类和环境条件而异。如微小牛蜱完成一个世代所需的时间仅50d，而全沟硬蜱则需3年。

蜱类在各发育阶段不仅对温度、相对湿度等气候变化有不同程度的适应能力，而且具有较强的耐饥饿能力。成蜱阶段的寿命尤长，曾有报道称微小牛蜱成虫在试管内耐饥5年，幼蜱耐饥达9个月。

蜱的分布与气候、地势、土壤、植被和宿主等有关。各种蜱均有一定的地理分布区。有的种类分布于森林地带，如全沟硬蜱；有的种类分布于草原，如草原革蜱；有的种类分布于荒漠地带，如亚洲璃眼蜱；也有的种类分布于农耕地区，如微小牛蜱。

蜱类的活动有明显的季节性，这是蜱类在漫长进化过程中形成的一种对环境周期性变化条件的适应能力，即对地理条件、生物植被、气候、光周期、宿主动物习性及其洞巢微小环境等变化过程的规律性的适应，因此蜱类有时处于滞育状态，有时处于积极活动状态。在季节变换分明的地区，蜱类通常在一年的温暖季节活动。在同一地区，不同种类的蜱其活动季节各不相同；同一种蜱在不同地区，由于气候和生存环境的不同，其活动时间的长短也有差别。

硬蜱的越冬场所因种类而异。有的在蜱的栖息场所越冬，有的则叮附在宿主体表越冬。

越冬的虫期也因种类而异。有的各虫期均可越冬，如硬蜱属和血蜱属中的多数种以及璃眼蜱属和扇头蜱属中的某些种；有的以成虫越冬，如革蜱属中所有的种以及扇头蜱属和璃眼蜱属中的某些种；有的以若虫和成虫越冬，如血蜱属中的一些种类；有的则以若虫越冬，如残缘璃眼蜱；还有的以幼虫越冬，如微小牛蜱等。

蜱的嗅觉敏锐。动物的汗臭和呼出的二氧化碳是吸引蜱的因素。当人、畜距离蜱15m时，蜱开始感受反应，10m时50%构成活动等候，5m时则活动等候可达100%。感受的距离与风向有关，一般对机械性的和声音的刺激无大影响。

2. 软蜱

软蜱的发育过程也包括卵、幼虫、若虫和成虫4个阶段。其若虫阶段有1~8期，由最后一个若虫期变为成虫。软蜱的产卵方式与硬蜱基本相似，但产卵的次数和产卵的量不同。软蜱一生产卵多次，每次产卵数个至数十个，一生产卵的次数及总产卵量依吸血次数及吸血量而定，一般情况下一生可产卵1000余个。卵孵化为3对足的幼虫，之后幼虫蜕化变为4对足若虫。成虫白天隐伏在畜舍的缝隙中，或在木柱的树皮下、石块下，夜间爬出活动。幼虫和若虫在畜体上吸血和蜕化，并在体表长期停留；最后一期若虫吸饱血后离开体表，蜕化为成虫，并隐藏于畜舍中。成虫每次吸血10~60min。成虫耐饥力强。不吸血的虫体一般可活5~6年之久。

3. 生存环境

很多环境因素都会影响蜱的活动情况。在温带气候区，春夏秋三季有比较高概率的蜱虫活动。但是如果是气温较高的地区，冬天也会有蜱虫的活动。

树林、灌木丛、草地、农田、房屋墙壁和缝隙等地方都可能存在蜱。蜱一般在嗅闻到动物的汗液味道和释放的二氧化碳后（最长可间隔15m的距离），就可能爬到草叶、树叶或任何可能接触到动物的位置等待动物经过然后攀上动物开始吸血（图4-23）。所以，即使生活在城市环境中，也无法避免接触到蜱。

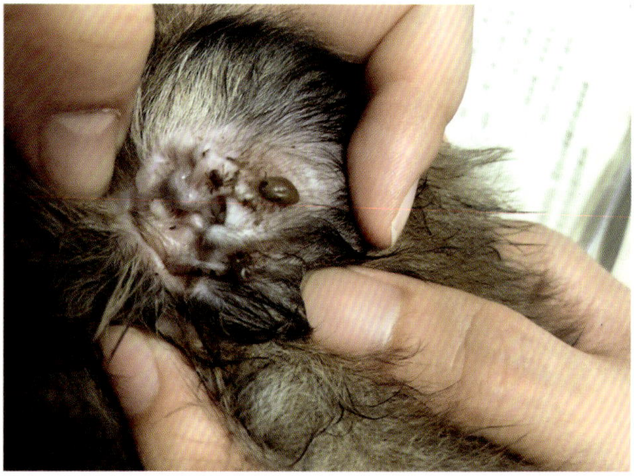

图4-23　蜱虫叮咬临床图片

（供图：北京仁心动物医院）

三、流行病学

（一）传染源

孵化出的幼蜱以及更换宿主过程中的蜱都在环境中（如草丛中、灌木丛中、圈舍周围）活动，当动物经过时，蜱会主动爬到动物身上而感染动物。

（二）传播途径

当动物从有蜱活动的地方经过时，蜱会主动爬到动物身上而感染动物。蜱在不同区域的扩散主要靠被动扩散，如借助于动物的活动、鸟类的迁徙、动物的运输等从一个地方扩散至另一个地方。

（三）易感宿主

蜱的易感宿主很广，包括多种家畜、家禽、伴侣动物以及野生动物和鸟类。

（四）流行特征

蜱呈世界性分布。我国各地均有蜱报道，与农区相比，牧区蜱流行更为严重。蜱的活动有明显的季节性，在春季开始活动，夏、秋两季为活动高峰期，冬季一般在自然界或宿主体上过冬，能长时间（几个月）耐受饥饿和较低温度。在同一地区，不同种类的蜱活动季节各不相同，其活动时间的长短也有差别。高温、干旱的季节和地区容易暴发蜱病。蜱的分布与气候、地势、土壤、植被和宿主等有关。各种蜱均有一定的地理分布区，如草原革蜱主要分布在草原上，而残缘璃眼蜱主要分布在圈舍周围。

四、致病性

蜱不但吸食宿主大量血液，而且，它的叮咬可使宿主皮肤产生水肿、出血、胶原纤维溶解和中性粒细胞浸润的急性炎性反应。在恢复期，巨噬细胞、成纤维细胞逐渐代替中性粒细胞。对蜱有免疫性的宿主，其真皮处具有明显的嗜碱性细胞的浸润。

蜱的唾液腺能分泌毒素，使动物食欲减退、体重减轻和代谢障碍，但症状一般较轻。某些种的雌蜱唾液腺可分泌一种神经毒素，抑制肌神经接头处乙酰胆碱的释放活动，造成运动性纤维的传导障碍，引起急性上行性的肌萎缩性麻痹。一般认为，引起蜱致麻痹是一种神经毒素，关于这种毒素的性质有几种假说。有人认为是一种蜱代谢产物或是蜱唾液和宿主组织相互作用产生的毒性代谢产物，也有人认为是某种微生物或某种共生生物的代谢产物。

经蜱传播的疾病较多。已知蜱是83种病毒、14种细菌、17种回归热螺旋体、32种原虫以及钩端螺旋体、鸟疫衣原体、霉菌样支原体、犬巴尔通体的媒介或储存宿主，其中大多数是人兽共患病，如出血热、鼠疫、布鲁氏菌病等。

五、诊断

特定品种的蜱叮咬会导致犬物理和速发性运动麻痹。大多数来自北美洲的报告病例与安氏革蜱、变异革蜱、美洲花蜱有关。雌蜱吸血时分泌神经毒素阻止乙酰胆碱（Ach）在神经肌肉接头（NMJ）的释放，临床症状于蜱咬后4~9d发生。

蜱叮咬麻痹的犬后肢虚弱进程迅速最终倒地躺卧，通常在发病24~72h发生完全的下运动神经元综合征（lower motor neuron syndrome，LMN）麻痹，但是肌肉萎缩并不显著。疼痛感觉正常，但无感觉过敏。大多数病例，脑神经不会受到显著影响。但是，能见到面神经虚弱、声音改变、吞咽困难、咀嚼障碍的症状。如果不经治疗，通常1~5d由于呼吸麻痹导致死亡。

蜱叮咬麻痹很容易与其他类型的急性瘫痪相混淆，如急性多发性神经炎、肉毒中毒和急性重症肌无力。可根据病史、临床症状和地域初步判定为蜱叮咬麻痹。有时在动物体上可发现蜱虫。根据受蜱侵染、突然出现麻痹、病情迅速恶化、除去蜱后犬很快恢复正常等临床症状和发病史，可以作出诊断。

六、防治措施

（一）预防措施

在蜱活跃季节（春季、夏季），应定期进行体外驱虫。犬类可选含有二氯苯醚菊酯、吡虫啉、沙罗拉纳成分的驱虫药进行驱除，猫驱避蜱虫可以使用含有非泼罗尼、甲氧普烯、噻拉菌素成分的驱虫药。

（二）治疗方案

首先要尽快除去叮咬在动物身体上的蜱，可用酒精滴在虫体口器处，用镊子缓慢取出；取出虫体后应观察虫体是否完整，避免口器遗留在动物皮肤内，祛除虫体后伤口用碘伏或酒精消毒。

摘取蜱虫时，不要生拉硬拽，以免损伤皮肤或将蜱的头部留在皮肤内。去除蜱虫后，应随时观察动物的状态。如出现发热、被叮咬部位发炎破溃及红斑等情况，应立即就诊。

虫体较多时，可用200~800mg/L畏丙胺溶液擦洗或药浴；或伊维菌素0.02mg/kg体重，一次皮下注射；或佩戴防治蜱项圈。

第七节 蠕虫病

一、概述

蠕虫病是蠕虫寄生于人或动物体内引起的疾病，流行范围主要集中在热带和亚热带地区，以发展中国家和不发达国家感染数量居多。蠕虫（helminth）是一类多细胞、无脊椎的真核寄生虫，依靠肌肉收缩作蠕行运动。在动物学分类上，蠕虫包括扁形动物门（phylum Platyhelminthes）、线形动物门（phylum Nemathelminthes）和棘头动物门（phylum Acanthoce-phala）的各种动物。在流行病学上，常将直接型生活史的蠕虫称为土源性蠕虫，将间接型生活史的蠕虫称为生物源性蠕虫。常见的能感染人和动物的蠕虫有蛔虫、绦虫、钩虫、旋毛虫、华支睾吸虫等。

二、蛔虫病

（一）简介

蛔虫病（ascariasis）是似蚯蚓线虫（*Ascaris lumbricoides* Linnaeus，简称蛔虫）寄生在人、犬、猫小肠和胃内，影响其生长发育的寄生虫病，主要危害幼犬和幼猫。犬、猫蛔虫主要是弓首属的犬弓首蛔虫（*Toxocara canis*）、猫弓首蛔虫（*Tococara cati*）和狮弓首蛔虫（*Toxocaris leomina*）。

（二）病原体

犬弓首蛔虫呈中间稍粗、两端较细的圆柱形，虫体稍弯于腹面。头端有3片唇，虫体前端两侧有向后延展的颈翼膜。食道与肠管连接部有小胃。雄虫长5~11cm，尾部弯曲，有一小锥突，尾翼发达，有两根长0.75~0.95mm的交合刺。雌虫长9~18cm，尾部直，生殖孔位于虫体前半部。虫卵呈短椭圆形，外壳有明显的小泡状结构，大小为（68~85）μm×（64~74）μm（图4-24）。

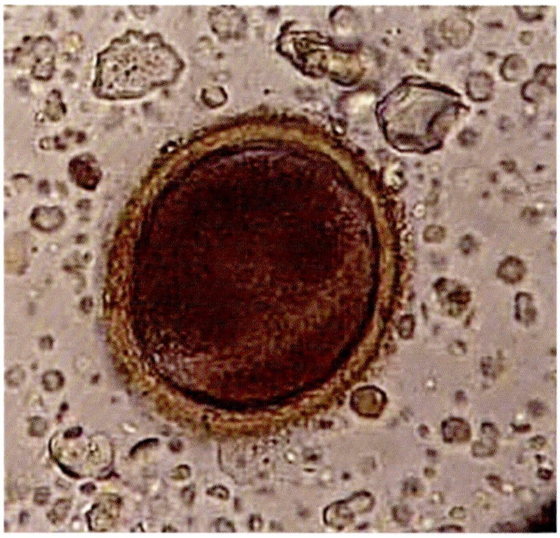

图4-24　犬弓首蛔虫虫卵（400×）

（资料来源：董和平，2008）

猫弓首蛔虫成虫外形与犬弓蛔虫相似，但其颈翼前窄后宽，往头端逐渐变窄形成箭头状。雄虫长30~60mm，有两根等长的交合刺，长1.63~2.08mm；雌虫长40~100mm。虫卵结构与犬弓首蛔虫虫卵相似，大小为64~70μm（图4-25）。

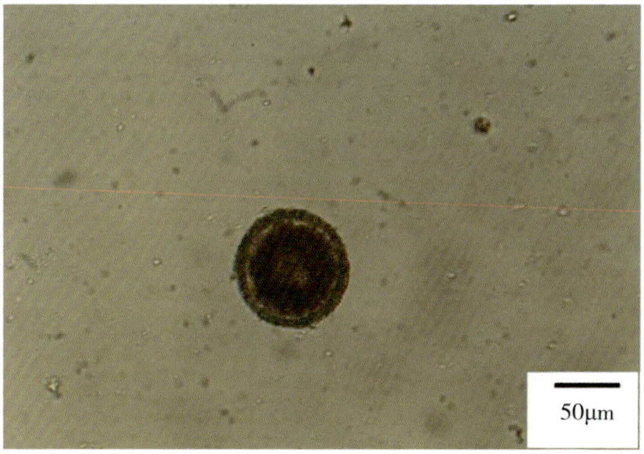

图4-25　猫粪便中的猫弓首蛔虫虫卵（200×）

（资料来源：邱鸿宇，2020）

狮弓首蛔虫也呈中间稍粗、两端较细的圆柱形，头端向背侧弯曲，颈翼发达无小胃。雄虫长4~6cm，无尾膜，有两根交合刺。雌虫长3~10cm，尾端尖细而长直，生殖孔开口于虫体前1/3与中1/3交界处。虫卵近似圆形，外膜光滑，大小为（19~61）μm×（74~86）μm。

（三）生活史及流行病学

1. 犬弓首蛔虫生活史

犬弓首蛔虫生活史很复杂，传播方式多样。虫卵随粪便排出体外，在适宜条件下，经10~15d发育为感染性虫卵。

含有第二期幼虫的感染性虫卵被犬吞入，在小肠内孵出幼虫。幼虫随血流经肝进入肺，经过第二次蜕皮后成为第三期幼虫。第三期幼虫进入气管，逆行到咽部，被咽下进入食道、胃到达小肠。经两次蜕皮后发育成成虫，总过程需4~5周。这种感染方式只会在3月龄内的幼犬体内发生；3月龄以上的犬很少出现幼虫经肝、肺、气管迁移的现象；6月龄的犬则完全不会出现此迁移过程。第二期幼虫会迁移至肝、肺、心、脑、骨骼肌消化道壁形成包囊，但不继续发育（包囊幼虫被其他肉食动物或人摄食后，可发育成成虫）。

妊娠母犬会出现产前感染。大约产前3周，母犬组织中的第二期幼虫会活跃起来，迁移至胎犬肺部，在胎犬出生前蜕皮变为第三期幼虫。第三期幼虫经产出的新生犬气管逆行到咽，最后被下咽到达小肠，经两次蜕皮变成成虫，完成生活史。母犬一旦感染犬弓首蛔虫，母犬组织内的幼虫少数不进入子宫，而是在母犬体内完成迁移，形成成虫。在产仔数周内，母犬粪便中的虫卵数量会增加。

在哺乳期前几周的母乳内含有第三期幼虫，可感染幼犬。在幼犬体内不经移行直接在小肠内发育成成虫。

啮齿目动物或鸟类吞食感染性虫卵后，第二期幼虫在它们的组织中保持存活，犬捕食到含有第二期幼虫的动物会被感染，并直接在小肠内发育成成虫。在幼犬出生23~40d，小肠内已有成虫，粪便中含有大量虫卵。

2. 猫弓首蛔虫生活史

猫弓首蛔虫卵在外界环境中发育为感染性虫卵。经口感染后，在小肠内孵化，大多数幼虫2h内钻入肠壁并陆续进入血管，随血流通过门静脉到达肝脏。少数幼虫随肠道淋巴液进入乳糜管，到达肠系膜淋巴结，之后或钻出淋巴结由腹腔进入肝脏；或由腹腔再入门静脉进入肝脏；或由胸导管经前腔静脉、右心，不经肝而进入肺部。一般在感染后9~10h，最多1~2d幼虫可出现于肝脏。在感染后4~5d，幼虫在肝脏进行第二次蜕化。肝脏内的第三期幼虫又随血流经肝静脉、后腔静脉进入右心房、右心室和肺动脉到肺部毛细血管，并穿破毛细血管进入肺泡。在感染后6~8d，在肺泡内即可发现少数第三期幼虫，在感染后第9天最多，直至第12天还有幼虫进入肺泡。凡不能到达肺脏而误入其他组织器官的幼虫，都不能继续发育。幼虫在肺内经5~6d，即感染后12~14d进行第三次蜕化。幼虫在肺内生长迅速，比初进入时增大5~10倍，肉眼可见。第四期幼虫离开肺泡，进入细支气管和支气管，在感染后12~14d数量最多。14~21d后，再上行到气管，随黏液一起到达口腔，再次被咽下，经食道、胃返回小肠。进入小肠后的幼虫成长迅速，在感染后21~29d进行第四次蜕化，逐渐长大变为成虫。鼠类可以作为它的转续宿主，也可经哺乳被感染。这时幼虫在其体内无移行过程，直接在小肠内发育为成虫。猫弓首蛔虫不出现产前感染。

3. 狮弓首蛔虫生活史

狮弓首蛔虫成虫寄生于小肠，虫卵在外界环境中发育为感染性虫卵。宿主吞食感染性虫卵或鼠类组织中的幼虫被感染，其后的发育完全局限在肠壁和肠腔内，无体内移行过程。

4. 流行病学

犬弓首蛔虫寄生于犬、狼、獾、啮齿目动物和人。猫弓首蛔虫主要宿主为猫，也寄生于野猫、狮、豹，偶尔寄生于人体。狮弓首蛔虫寄生于猫、犬、狮、虎、豹等猫科动物及犬科的野生动物。幼虫在人体内引起内脏幼虫移行症，但不能发育成成虫。这三种虫体均为世界性分布，在我国也十分普遍，是犬、猫及野生动物的主要寄生性线虫，也是重要的人兽共患寄生虫。

（四）致病性

1. 对动物体的致病性及症状

成虫寄生时，可引起卡他性肠炎和黏膜出血。当宿主出现发热、怀孕或改变饲料成分时，虫体可能窜入胃、胆管或胰管。严重感染时，大量虫体聚集在小肠，集结成团，造成肠阻塞、肠套叠、肠穿孔甚至破裂而死亡。幼虫移行时会损伤肠壁肺毛细血管和肺泡壁，引起肠炎或肺炎，其代谢产物会引起宿主造血器官、神经系统中毒和过敏反应。动物常表现为渐行性消瘦、食欲不振、黏膜苍白、呕吐、异嗜、消化障碍、下痢或便秘、生长发育受阻。

2. 对人体的致病性及症状

人体感染后主要引起内脏幼虫移行症，过程中人体嗜酸性粒细胞慢慢增加，肝肿大并有肉芽性损害。肺部出现细胞浸润，特别是血液中γ球蛋白增加，还会引起皮肤红疹、间歇性发热、食欲减退、体重减轻、咳嗽、肌肉及关节疼痛。幼虫最常损害肺、肝、脑及眼睛。幼虫侵入眼睛，在视网膜上围绕幼虫形成肉芽肿，影响视力甚至失明。

（五）诊断

1. 病原学诊断

粪检中发现虫卵或成虫即可确诊。用直接涂片法和浮集法检查粪便中的虫卵。用特异PCR对蛔虫进行种的鉴定，其特异性引物的设计非常重要，针对不同种的蛔虫保守基因设计特异性引物，以蛔虫总DNA进行PCR扩增，在分子水平上进行种特异分类鉴定。

2. 血清学诊断

ELISA具有敏感性高、一次性检测样本多、检测时间短、易操作等特点。用蛔虫虫卵可溶性蛋白作为包被抗原，建立蛔虫特异性抗体的间接ELISA检测方法；用蛔虫虫卵可溶性蛋白标记在免疫红细胞上建立IHA检测蛔虫抗体。间接ELISA在蛔虫阳性血清病的早期、快速诊断中具有一定的应用价值。

斑点免疫金渗滤法是一种标记简单、检测快速的方法，已得到了广泛推广，其原理是大分子物质与胶体金结合后其生物活性的特性不改变。利用微孔滤膜的快速渗滤作用使抗原和抗体在膜载体上形成复合物，借助胶体金颗粒的颜色来判定。胶体金在合适的条件下可以非共价键与大分子结合，当胶体金颗粒聚集后形成肉眼可见、易于辨别的紫色或红色。斑点免疫金渗滤法比粪检虫卵法敏感。在犬弓首蛔虫病的早期、快速诊断中具有一定的应用价值。

标记技术具有特异性强、灵敏度高、简易快速和无需仪器设备等优点，目前已在临床诊断中得到广泛应用。以胶体金标葡萄球A蛋白（SPA）和犬弓首蛔虫抗原蛋白制备免疫层析试纸条，操作简便、灵敏度高、特异性强。

（六）防治措施

1. 预防措施

犬、猫应定期驱虫。注意环境、食物和个人的卫生，防止感染性虫卵污染环境。犬、猫的粪便及时清扫并进行无害化处理。

2. 治疗方案

盐酸左旋咪唑：10mg/kg体重，口服。

枸橼酸哌嗪：100mg/kg体重，口服，对成虫有效；200mg/kg体重可驱除2周龄幼犬内未成熟的虫体。

丙硫苯咪唑：10mg/kg体重，口服。

甲苯达唑：50mg/次，2次/d，口服，连服3d。

阿苯达唑：400mg/d，口服。

伊维菌素或阿维菌素：0.2~0.3mg/kg体重，皮下注射。柯利犬及其血统犬禁止使用，柯利犬及其血统犬可用赛拉菌素透皮剂治疗。

三、绦虫病

（一）简介

绦虫病（cestodiasis）是由扁形动物门（Platyhelminthes）绦虫纲（Cestoidea）多节绦虫亚纲（Cestoda）所属的各种寄生性绦虫寄生于家畜、家禽和毛皮兽等消化道引起的一类蠕虫病。犬、猫体内的绦虫种类很多，但最常见的是犬复孔绦虫。犬复孔绦虫（*Dipylidium caninum*）属双壳科（Dilepidae）（囊宫科），寄生于犬、猫等动物的小肠中。人偶尔感染，特别是儿童，引起食欲不振、腹部不适、腹泻等。

（二）病原体

绦虫虫体一般呈带状，背腹扁平，左右对称，白色不透明，体长由几毫米到十几米。绦虫为雌雄同体，由头节、颈节和链体组成。头节细小呈球形或梭形，为吸着器官，其形状有3种类型：吸型、吸槽型和吸叶型。颈节为头节之后的细而短的部分。链体由数个至数千个节片组成，自前向后由幼节（未成熟节片）、成节（成熟节片）和孕节（子宫内充满虫卵）组成。孕节从虫体后端不断脱离，新的节片不断形成。

犬复孔绦虫虫体活时为淡红色，固定后呈乳白色，最长可达50cm，约200个节片组成，宽约3mm。头节小，呈亚梨形，上有4个杯状吸盘，顶突可伸缩，上有4~5行小钩。每一成节内含两套生殖系统，睾丸100~200个，位于排泄管内侧，体内两侧各有一卵巢和卵黄腺，形似葡萄。生殖孔开口于体两侧的中央稍后，成节与孕节均长大于宽，形似黄瓜籽，又称瓜子绦虫（图4-26）。孕节内子宫分为许多储卵囊，每个储卵囊内含虫卵数个至30个甚至以上（图4-27）。虫卵呈圆形，直径35~50μm，透明，有两层薄的卵壳，内含六钩蚴①。

① 六钩蚴：是扁形动物门绦虫纲个体发育中的早期幼虫，因幼体具有6个角质小钩，故称六钩蚴。其生活史：虫卵—六钩蚴—似囊尾蚴—成虫。——编者注

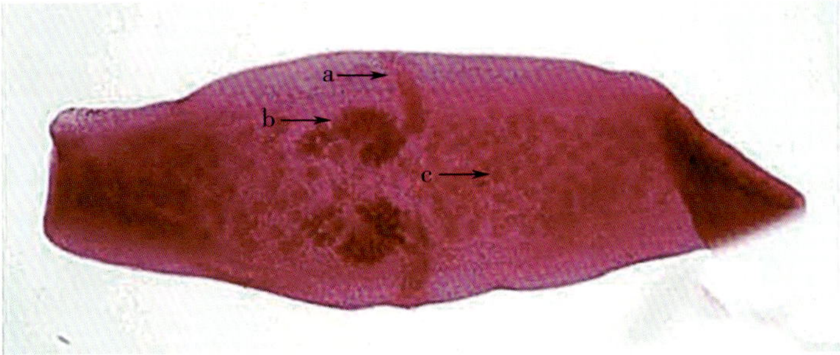

图 4-26　犬复孔绦虫成节（齐氏石炭酸复红染色 48h，10×2 倍镜）

注：a—生殖孔；b—卵巢；c—睾丸。

（资料来源：邢维媚等，2017）

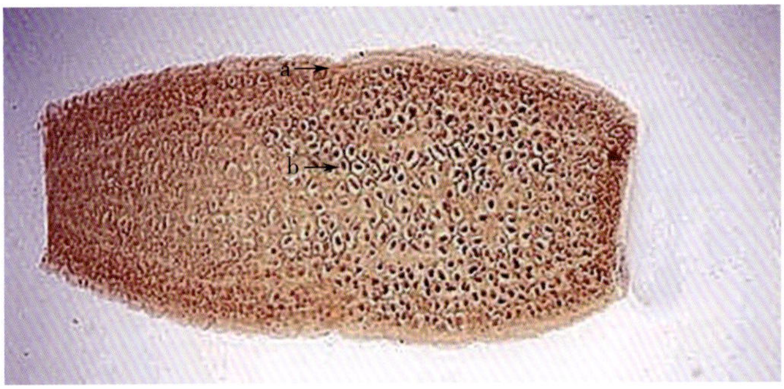

图 4-27　犬复孔绦虫孕节（盐酸卡红染色 8h，10×2 倍镜）

注：a—生殖孔；b—储卵囊。

（资料来源：邢维媚等，2017）

（三）生活史及流行病学

绦虫的生活史较复杂，其发育均需要1~3个中间宿主才能完成整个生活史。孕节脱落随粪便排出体外，在外界孕节破裂虫卵散出。中间宿主（蚤类）幼虫食入虫卵，虫卵在其肠内孵化，六钩蚴钻入肠壁，进入血腔开始缓慢发育。当中间宿主生长成蛹最终为成虫时，六钩蚴也发育为感染性的似囊尾蚴。

犬复孔绦虫的中间宿主为犬、猫蚤和犬毛虱。蚤为刺吸式口器，不能食入虫卵。只有其幼虫具有咀嚼式口器，因而幼虫才能食入绦虫卵。到成蚤时即在其体内发育为似囊尾蚴。终末宿主因舔毛吞入含似囊尾蚴的蚤、虱而受感染。在动物小肠内经3周发育为犬复孔绦虫，孕节主动爬出犬肛门或随粪便排至体外，破裂后虫卵逸出。人的感染主要集中在儿童，因其喜与犬、猫玩耍而偶尔误食含似囊尾蚴的蚤、虱而被感染。

犬复孔绦虫在犬、猫中感染率很高。该虫分布流行于世界各地。犬绦虫除复孔绦虫以蚤为中间宿主外，其他都是以人、猪、羊、牛、马、鱼、兔、骆驼及野生动物等为中间宿主，犬为终末宿主。犬、猫是通过食入感染的肉、鱼等（中间宿主）经口感染。

（四）致病性

轻度感染的犬、猫一般无症状。幼犬严重感染时，可引起慢性肠炎，出现消化不良、腹泻腹痛、消瘦和贫血。虫体成团时，会堵塞肠管，导致肠梗阻、肠套叠、肠扭转甚至肠破裂。不断脱落的孕节会附在肛门周围刺激肛门，引起肛门瘙痒或疼痛发炎。

（五）诊断

1. 病原学诊断

根据临床症状，猫肛门瘙痒在地上摩擦，可怀疑有绦虫感染。在犬粪便中找到孕节后，可在显微镜下观察到具有特征性的卵囊，内含数个至30个甚至以上的虫卵时，可确诊。也可用饱和盐水漂浮法检查粪便内的虫卵或孕节。另有PCR、qPCR、重组酶介导的等温扩增技术（RAA）等分子生物学方法应用于绦虫病诊断和绦虫种属的鉴定。

2. 血清学诊断

双抗体夹心ELISA检测绦虫粪抗原具有敏感、特异、快速、判读结果客观等特点。寄生虫粪抗原不同于血清核心抗原（CAg），不受机体免疫系统的影响，取材方便，无需特殊器材、无创伤性且检测方法敏感、特异、快速，又可大批量检测。粪抗原检测诊断肠道寄生虫病，不仅克服了粪便检查病原体漏诊率高的弊端，还克服了血清抗体检测不能区分现症感染与既往感染的弊端，具有早期诊断及疗效考核价值。

（六）防治措施

1. 预防措施

定期驱虫，定期检查。以每季度驱虫1次为宜，驱虫后的粪便应进行无害化处理，防止传播。不饲喂生食（生肉、生鱼），尤其应禁止喂食含有绦虫的动物内脏，需要喂食时必须充分高温煮熟。搞好环境卫生，保持犬舍、猫窝内外的清洁和干燥。定期消毒，杀灭绦虫中间宿主（即蚤、毛虱等）。

2. 治疗方案

吡喹酮：犬5mg/kg体重，猫2mg/kg体重，口服；或2.5~5mg/kg体重，皮下注射。

氯硝柳胺：150~200mg/kg体重，口服；服前禁食12h，有呕吐症状的犬可加大剂量直肠给药。

阿苯达唑：400mg/d，口服，连服3d。

甲苯达唑：200mg/次，2次/d，口服，连服3d。

四、钩虫病

（一）简介

钩虫病（ancylostomiasis）是钩虫寄生于犬、猫小肠引起的以贫血、消化紊乱和营养不良为主要症状的寄生虫病。

（二）病原体

病原体种类很多。感染犬、猫的钩虫有犬钩虫、巴西钩虫、锡兰钩虫和狭头钩虫等，但最常见的是犬钩虫和狭头钩虫。

犬钩虫为淡黄色，呈线状。头端稍向背侧弯曲，口囊很发达。口囊前缘腹部两侧有3对锐利的钩状齿。雄虫长10~12mm，雌虫长14~16mm。虫卵为浅褐色，呈钝圆形，大小为（56~75）μm×（37~47）μm。新排出来的虫卵含有8个卵细胞。狭头钩虫为淡黄白色，两端稍细，口弯向背面，口囊发达，前腹缘两侧各有一片半月状切板。雄虫长5~8.5mm，雌虫长7~10mm。虫卵形状与犬钩虫相似，大小为（65~80）μm×（40~50）μm（图4-28）。

（三）生活史及流行病学

虫卵随粪便排出体外后，在适当的条件下（20~30℃），经12~30h孵化出幼虫。幼虫再经1周左右蜕化为感染性幼虫。犬、猫吞食感染性幼虫进入体内，停在肠内，逐渐发育至成虫。感染性幼虫还可穿过皮肤、黏膜进入犬、猫外周血管，随血液循环到达心、肺，再沿支气管、气管和咽喉移行至口腔，再咽下，最后停在肠内，发育为成虫。犬、猫通常经口感染，或经皮肤和口腔黏膜感染，也可经胎盘和乳汁感染，全国各地均有发生。

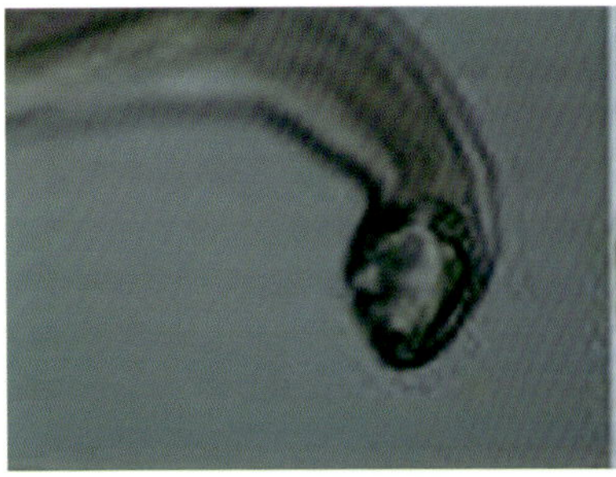

（1）钩虫雄虫头部

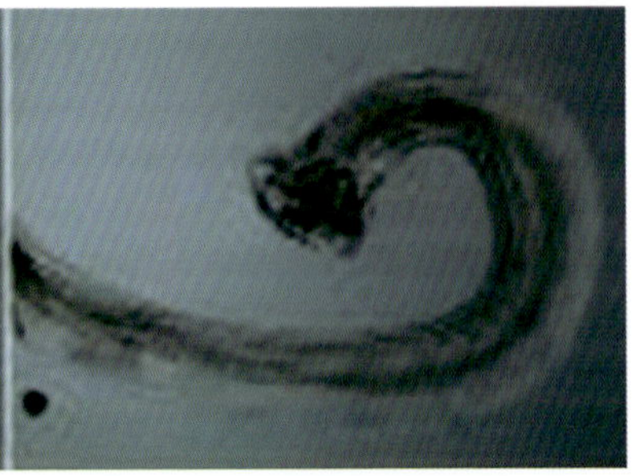

（2）钩虫雄虫尾部

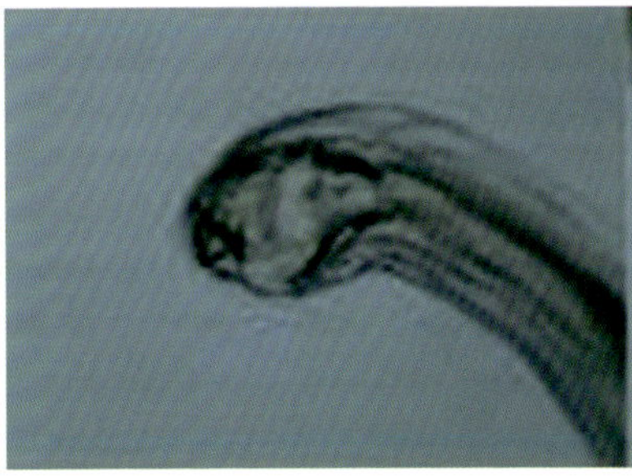

（3）钩虫雌虫头部

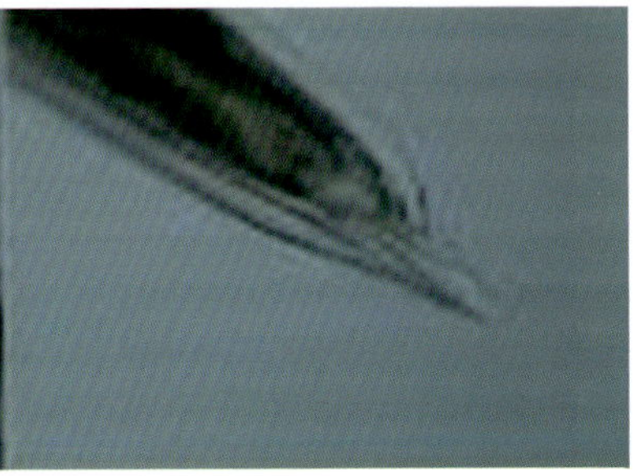

（4）钩虫雌虫尾部

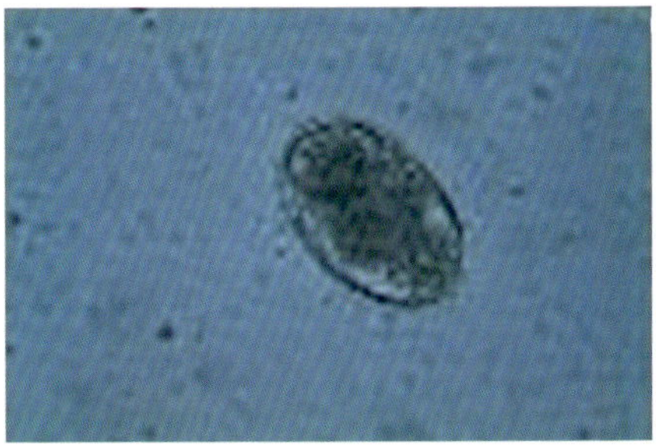

（5）钩虫虫卵（40×）

图4-28　钩虫虫体和虫卵镜检图

（资料来源：何茜，2017）

（四）致病性

虫体有不断移位吸血的习惯，导致伤口失血过多。由于慢性失血，宿主体内的铁和蛋白质不断消耗，随之宿主出现缺铁性贫血。幼虫侵入皮肤时可引起皮炎。移行时可导致肺组织的损伤，引起局部出血和炎性病变。成年犬感染少量虫体症状不明显，重度感染时出现食欲减退、异嗜、呕吐、消化障碍，下痢和便秘交替进行。粪便带血或呈黑色，柏油状。黏膜苍白，消瘦，被毛粗乱无光泽，易脱落，最后宿主因极度衰弱而死亡。胎内感染和通过初乳感染的3周龄内的幼龄犬，可引起严重贫血，导致昏迷和死亡。

（五）诊断

根据临床症状进行初诊，通过新鲜粪便漂浮法检查到特征性的薄壳、椭圆形卵，即可确诊。随着分子生物学的发展，分子检测技术因其特有的优势而被广泛应用到钩虫检测研究中。例如，半巢氏PCR、单链构象多态性PCR（PCR-SSCP）、限制性内切酶片段长度多态性PCR（PCR-RFLP）等不仅提高了钩虫鉴定的准确性，而且较传统方法省时省力。

（六）防治措施

1. 预防措施

为预防病虫传播，应针对妊娠期母犬进行重点管护，确保选择无钩虫污染、卫生清洁区域修建圈舍。将孕期母犬进行单独饲养，预防交叉感染；针对犬的运动区，可选择在晴天以0.5kg/m^2的硼酸钠进行清洗消毒，每周2次，为母犬产仔及哺乳营造健康环境。

2. 治疗方案

对症状轻的可直接用下列药物驱虫。

盐酸左旋咪唑：10mg/kg体重，口服。

丙硫苯咪唑：50mg/kg体重，口服，连用3d。

碘化噻唑氰胺：22mg/kg体重，分7d喂服。

四氯乙烯：犬空腹12h后，0.2mL/kg体重，口服1次，服药后2~3h给予盐类泻剂。

伊维菌素或阿维菌素：0.25mg/kg体重，皮下注射。

二碘硝基酚：0.22mL/kg体重，1次皮下注射。如果发现严重贫血，应在驱虫治疗的同时口服或注射铁盐制剂或输血，并喂给高蛋白的饲料。

对于妊娠期患犬，需在妊娠前6周至分娩后3~5d，选用芬苯达唑按25mg/kg体重对患犬进行每周1次口服用药；或选用0.5mg/kg伊维菌素在患犬分娩前、后各1周左右进行治疗，用于降低钩虫经乳腺感染幼犬的概率。

五、旋毛虫病

（一）简介

旋毛虫病（trichinosis）由毛尾目毛形科的旋毛形线虫（*Trichinella spiralis*）

引起。成虫寄生于肠道，幼虫寄生于横纹肌。人、犬、猫、猪、鼠类、狐狸、狼等均能感染。人旋毛虫病可引起人的死亡，感染来源于摄食生的或未煮熟的含旋毛虫包囊的猪肉或其他动物肉。

（二）病原体

旋毛形线虫是很小的线虫，肉眼几乎难以辨认。虫体越向前端越细，较粗的后部占虫体一半稍多。前部为食道部，食道的前端无食道腺围绕，其后的全部长度均由一列相连的食道腺细胞包裹。较粗的后部包含着肠管和生殖器官。生殖器官为单管型。雄虫长1.4~1.6mm，尾端有泄殖孔，其外侧为1对呈耳状悬垂的交配叶，内侧有2对小乳突，无交合刺。雌虫长3~4mm，阴门位于虫体前部（食道部）中央，胎生。幼虫长0.1~0.15mm，在横纹肌细胞之间形成包囊，包囊由内、外两层构成，呈椭圆形或圆形，连同两端的囊角呈梭形，长0.5~0.8mm（图4-29）。

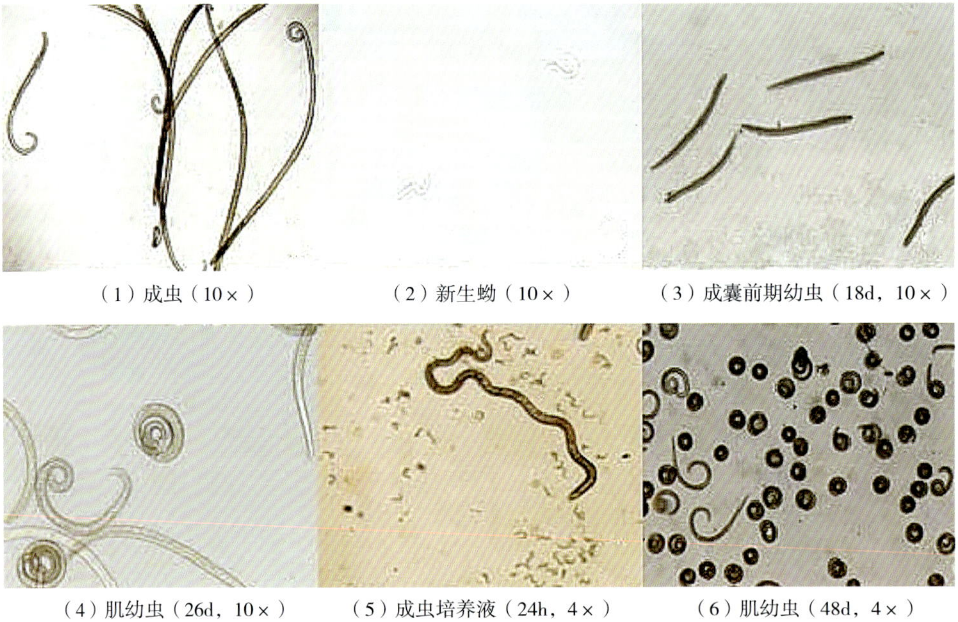

（1）成虫（10×）　（2）新生蚴（10×）　（3）成囊前期幼虫（18d，10×）

（4）肌幼虫（26d，10×）　（5）成虫培养液（24h，4×）　（6）肌幼虫（48d，4×）

图4-29　旋毛虫各寄生时期虫体

（资料来源：王守育，2009）

（三）生活史及流行病学

1. 生活史

旋毛虫成虫和幼虫寄生于同一宿主。宿主感染时，先为终末宿主，后变为中间宿主。成虫寄生于小肠，称为肠旋毛虫；幼虫寄生于骨骼肌内，称为肌旋毛虫。宿主因摄食含有包囊幼虫的动物肌肉而受感染。包囊在宿主胃内被溶解，释出幼虫，之后幼虫到十二指肠和空肠内，经两昼夜变为性成熟的肠旋毛虫。交配多在黏膜内进行，交配后不久，雄虫死去，雌虫钻入肠腺中发育，部分进入黏膜下的淋巴间隙中发育。雌虫于感染后7~10d开始产幼虫，幼虫产于黏膜中，有时直接产于淋巴管或肠绒毛的乳糜管中。一条雌虫可产1000~10000条幼虫。雌虫在肠黏膜中的寿命为5~6周。雌虫产的幼虫经肠系膜淋巴结进入胸导管，再到右心，经肺转入体循环，随血流被带至全身。但只有进入横纹肌的才能进一步发育。活动量大的肋间肌、膈肌、咬肌中的幼虫数量较多。血液中出现大量幼虫是在感染后第12天。刚产出的幼虫在到达肌纤维后开始发育，到感染后17~20d开始卷曲盘绕。包囊从感染后第21天开始形成，到第7~8周完全形成。包囊内的幼虫似螺蛳锥状盘绕。充分发育了的幼虫，通常有2.5个盘旋，此时的幼虫具有感染性，并有雌雄之分。包囊是由于幼虫的机械性和化学刺激作用于肌纤维，引起肿胀和肌纤维膜增生而形成。刚开始形成的包囊很小，后期肉眼可见。包囊呈梭形，其长轴与肌纤维平行，有两层壁，一般含1条幼虫，但有时可达6~7条。约6个月后包囊壁增厚，囊内发生钙化，钙化并不意味着囊内幼虫死亡，除非钙化波及幼虫和自身。钙化包囊内的幼虫虽然不会死亡，但感染能力会大大下降。包囊幼虫的生存时间，根据个体不同，可存活数年至25年。

2. 流行病学

旋毛虫病分布于世界各地，宿主主要包括人、犬、猫、猪、鼠类、狐狸、狼等几乎所有哺乳动物，甚至有些昆虫也能感染。因此，旋毛虫的流行存在很大的自然疫源性。这些易感动物互相捕食，或新感染旋毛虫的宿主排出含成虫和幼虫的粪便污染食物，成为其他动物的感染源。旋毛虫抵抗不良因素的能力很强，肉类的不同加工方法，大都不足以完全杀死肌旋毛虫。旋毛虫在-12℃可存活57d。盐渍和烟熏只能杀死肉类表层包囊里的幼虫，而深层的幼虫可存活1年以上。70℃左右的高温才能杀死包囊里的幼虫。旋毛虫在腐败的尸体里能活100d以上，因此腐肉也成了旋毛虫病的传染源。

（四）致病性

旋毛虫对犬、猫、猪或野生动物致病力微弱，肠型旋毛虫对胃肠的影响极小，往往不显症状。肌旋毛虫的致病性主要是作用于肌肉，导致肌细胞横纹肌消失、萎缩，肌纤维膜增厚等。

人感染旋毛虫症状较显著，但也与感染者身体状况相关。人的旋毛虫病分为由成虫引起的肠型和由幼虫引起的肌型两种。成虫进入黏膜会引起肠炎，严重时会引起带血性腹泻，病变包括肠炎、黏膜增厚、水肿、黏液增多和瘀斑性出血。感染后15d左右，幼虫进入肌肉组织，引起急性肌炎，表现为发热、肌肉疼痛，同时出现吞咽、咀嚼、行走、呼吸困难，眼睑水肿、食欲不振、显著消瘦，病变主要见于横纹肌，偶见肺、脑处。轻微感染者，肌肉中的幼虫形成包囊，急性症状和全身症状消失，但是肌肉疼痛会持续数月。严重感染时，患者多因呼吸肌麻痹、心肌及其他脏器的病变和毒素的刺激而死亡。

（五）诊断

1. 临床诊断

旋毛虫病因临床症状和体征不明显，临床上较难及时、正确诊断，导致旋毛虫病疫情暴发，早期误诊时有发生。旋毛虫病因无特异性症状，无法确诊。

2. 实验室诊断

（1）病原学诊断

①压片镜检法：根据WOAH的诊断检测和疫苗标准手册，采集规定部位的28粒燕麦粒大小（2mm × 10mm）肌肉组织样品，总质量约0.5g。用2个载玻片将肌肉粒压至接近透明，在传统立体显微镜或旋毛虫检查镜下进行检查。

②集样消化法：取待检动物易感部位肌肉组织样品约100g于烧杯中，加入人工消化液，将其置于热板磁力搅拌器，46~48℃下均匀搅拌30min；用网筛（180目）过滤肉渣组织，静置沉淀30min；将10mL下层沉淀液转移至带有网格的培养皿中，在旋毛虫检查镜或者立体显微镜［（15~40）×］下检测样品中是否存在旋毛虫。

③分子诊断技术：目前，PCR技术已应用于旋毛虫的基因诊断、种属鉴定等多个领域，且逐渐发展出常规PCR、qPCR、多重PCR等方法。这种方法的敏感性可达0.1条/g幼虫，比推荐的人工消化法的敏感性高5~10倍，有的敏感性甚至能达到0.016条/g幼虫。环介导等温扩增技术（LAMP）则更适用于肉类旋毛虫的快速检测。但易出现假阳性，且无法鉴别旋毛虫的地理株。基因芯片技术是利用旋毛虫的某个特异性基因可变区来设计引物及探针，点样于玻片，制成基因芯片。旋毛虫的DNA经过引物扩增后与芯片上的探针杂交，然后通过扫描图像判断是否检测到旋毛虫，灵敏度和特异性较高。

（2）血清学诊断

①ELISA：ELISA由于敏感性和特异性较高，且具备早期应用诊断价值，是目前检测旋毛虫感染最常用的辅助方法之一。ELISA检测的一系列实验或实地研究，已被广泛应用于猪血清和肉汁样品检测，检出率高于镜检法。由于旋毛虫肌幼虫的排泄分泌（ES）抗原较好制备，所以，它是旋毛虫病最常用的诊断抗原。但其对IgG抗体敏感性较高，往往假阳性结果偏高，需用免疫印迹法来确认。由于肌幼虫的ES抗原具有阶段特异性，所以IgG抗体一般可以在感染后12~60d被检测出来，但因其对早期的IgE和IgM不敏感，所以利用单一肌幼虫期ES抗原检测旋毛虫最佳感染期应为感染45d后，不能用来做早期诊断。

②免疫印迹法（WB）：WB有着较高的特异性和敏感性。但其操作过程比较烦琐，通常用来确认ELISA检测的阳性血清。有研究称，采用ELISA与WB相结合来检验猪旋毛虫病，其敏感性是消化法的31.4倍。

③环卵沉淀试验（CPT）：CPT是旋毛虫特有的血清学实验。幼虫分泌的排泄物与特异性抗体结合，在幼虫的体表特别是口及肛门部位，产生具有折光性的团块状或泡沫状沉淀物，结果易于判断。该法具有较高的敏感性和特异性，操作简单且无需特殊设备，适用于基层应用。

④免疫酶染色试验（IEST）：IEST的原理与ELISA基本相似。IEST以含有旋毛虫幼虫的肌肉组织切片为抗原，具有敏感性高、特异性强、稳定性好等优点。且抗原片可置于-20℃以下长期保存，通过光学显微镜即可观察结果，无需特殊设备。

⑤胶体金免疫层析法：胶体金免疫层析法是以胶体金作为示踪标志物，应用于抗原抗体的一种新型的免疫标记技术。因其将免疫分子亲和原理和免疫印记法、经典的薄层层析技术相结合，操作简便、快速，日益受到重视。以铕纳米颗粒作为捕获探针，共价偶联山羊抗猪IgG抗体，并将肌幼虫期排泄分泌抗原、兔抗山羊IgG抗体分别喷涂于检测线和质控线，制备免疫层析试纸条。试纸条分别可以在感染后第60、45、35、26天检测到旋毛虫抗体阳性，检测时间大大缩短，在10 min内即可完成检测。

⑥乳胶凝集试验：乳胶凝集试验是以乳胶颗粒作为载体的一种间接凝集试验。即吸附可溶性抗原于其表面，待特异性抗体与之结合后产生凝集反应。这种方法简单、省时、客观性强，但其敏感性主要取决于待检查的肉制品，通常比人工消化法的敏感性低，且不适用于腌制的肉制品检测。

⑦循环抗原检测：宿主感染旋毛虫后，旋毛虫的排泄分泌物进入血液中形成

循环抗原，因此可以利用已知的抗体来检测抗原。利用鸡卵黄免疫球蛋白G抗体（IgY）和单克隆抗体的夹心ELISA法来检测感染旋毛虫的鼠血清中的循环抗原，可以检测鼠血清中排泄分泌抗原的量为1ng/mL，并且可以在500条旋毛虫感染小鼠的第3d就检测到血清中的循环抗原。这种方法的敏感性可以用于检测旋毛虫早期感染以及旋毛虫病的化学治疗评价，但在特异性上仍存在不足。

⑧蛋白芯片技术：旋毛虫排泄分泌物质表面的多糖抗原可作为ES抗原的替代抗原，成为芯片技术的检测抗原，并显示出较高的敏感性与特异性。但因肌幼虫期ES抗原存在诸多弊端及该技术的局限性，仍无法在临床进行推广。

（六）防治措施

1. 预防措施

（1）加强健康教育　加大健康教育力度，普及预防旋毛虫病知识及理念，结合爱国卫生运动消灭野鼠等动物宿主以减少传染源，改变不良烹饪方法及饮食习惯，提倡熟食、改变吃生肉或半生肉习俗。

（2）加强肉类检疫　加大猪肉检疫力度。在对生猪“定点屠宰、集中检疫”的基础上对农户家庭屠宰的猪肉也应强制性检疫。此外，被邮寄或携带入境的肉类及肉制品也应加强旋毛虫检疫。被感染的肉类要坚决销毁，确保食品安全。

（3）改善养猪方法　尽量建立工业化养猪场，应用颗粒饲料喂养，饲料应煮沸30min确保旋毛虫幼虫被全部杀死。禁止猪任意放养，管理好粪便，保持猪舍清洁卫生，坚决取缔垃圾养猪场。

2. 治疗方案

甲苯达唑：25~40mg/kg体重，分2~3次口服，连服5~7d，对成虫和幼虫均有效。

伊维菌素：对旋毛虫成虫有效，对幼虫效果差。

对症治疗主要减轻肌肉瘙痒与疼痛，可用促肾上腺皮质激素或肾上腺皮质激素（醋酸可的松）等。

六、华支睾吸虫病

（一）简介

华支睾吸虫病（clonorchiosis）由后支睾科（Opisthorchiidae）、支睾属（*Clonorchis*）华支睾吸虫（*C.sinensis*）寄生于犬、猫等动物胆囊和肝脏胆管引起，虫体寄生可使肝脏肿大并导致其他肝病变，是一种重要的人兽共患病。

（二）病原体

成虫背腹扁平，呈灰白色或微黄色，半透明。虫体表面平滑，体形狭长，体表无棘，前端略尖，后端钝圆，大小为（10~25）mm×（3~5）mm。口吸盘在虫体前端，腹吸盘在虫体前端1/5处，比口吸盘小。睾丸有2个，位于虫体后部，前后排列，呈珊瑚状分枝。卵巢有1个位于睾丸前方，边缘为花瓣状分叶。受精囊呈茄形，位于前睾丸和卵巢之间。子宫盘曲于卵巢和腹吸盘之间，内充满虫卵。口腔在口吸盘内下接短的食道和咽。肠管2支，沿卵黄腺内侧直伸至虫体后端，以盲端终止。排泄囊呈略弯曲的长管形，位于虫体后1/3部的中央，排泄孔开口于虫体末端。虫卵为黄褐色，卵壳厚，大小为29μm×17μm，形似灯泡，上端有卵盖，后部有一小突起，内含毛蚴（图4–30）。

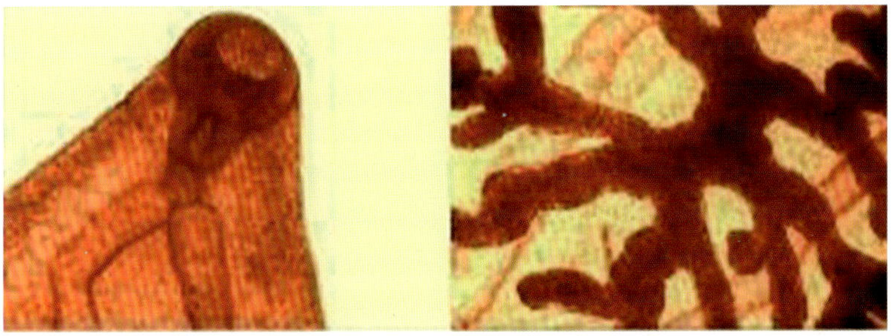

（1）华支睾吸虫口吸盘（4×）　（2）华支睾吸虫睾丸（4×）

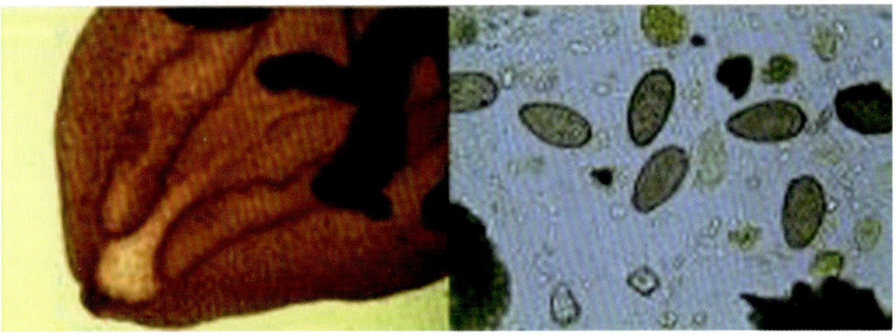

（3）华支睾吸虫排泄管（4×）　（4）华支睾吸虫虫卵（10×）

图4–30　华支睾吸虫染色制作片和虫卵镜检图

（资料来源：何茜，2017）

（三）生活史及流行病学

1. 生活史

成虫寄生于犬、猫等动物及人的肝脏胆管内，所产生的虫卵随粪便排出体外。被第一宿主淡水螺吞食后，在螺体内经1h毛蚴孵出。毛蚴进入螺的淋巴系统及肝脏，发育为包蚴、雷蚴和尾蚴。在适宜的水温下，尾蚴从螺体逸出，游于水中，当遇到适宜的第二中间宿主——淡水鱼和虾时，钻入其体内形成囊蚴。终末宿主吞食了生的或半生的鱼虾而感染。囊蚴在十二指肠脱囊，一般认为童虫[①]沿着胆汁流动逆方向移行，经胆总管到达胆管，在肝胆管约一个月发育为成虫。在适宜条件下，完成全部生活史需要3个月。成虫在犬、猫体内可存活3年和12年以上，在人体内寿命可达20年以上。

2. 流行病学

华支睾吸虫的宿主范围比较广，犬、猫、鼠、猪、人及野生的哺乳动物和食鱼的动物如鼬、獾、貂、狐狸等均可感染。排泄分泌是自然疫源性疾病，也是重要的人兽共患病。其第一中间宿主为淡水螺，以纹沼螺、长角涵螺、赤豆螺和方格短沟螺4种螺分布最广泛，生活于静水或缓流的坑塘、沟渠、沼泽中，活动于水底或水下植物的茎叶上，对环境适应性很强。第二中间宿主为淡水鱼和虾，鲤科鱼最多。终末宿主为犬、猫、猪、鼠等动物和人。犬、猫因生食鱼类而感染，人的感染多因食生的或未煮熟的鱼虾而引起。在流行地区，粪便污染水源是影响淡水螺感染率高低的重要因素，如我国南方地区，厕所多建在鱼塘上，猪舍建在塘边。用新鲜的人畜粪便直接在农田施肥，含大量虫卵的人畜粪便直接进入水中，使螺、鱼受到感染，促成该病流行。

（四）致病性

虫体寄生于胆管和胆囊内，机械性刺激黏膜，引起胆管炎和胆囊炎。虫体寄生时间长时，可引起肝脏结缔组织增生，肝细胞变性萎缩，甚至引发肝硬化。临床主要表现为消化不良、食欲减退、慢性下痢、黏膜黄染、消瘦、贫血、抵抗力下降等，常因继发其他疾病而死亡。剖检可见胆囊肿大，胆汁浓稠，胆管及胆囊壁增厚，肝出现脂肪变性或肝硬化。

（五）诊断

1. 病原学诊断

（1）显微镜检测　根据发病情况，当地有本病流行或有生食鱼虾的习惯，且临床出现慢性经过消化不良、下痢、消瘦、贫血等症状，可以提示本病。检测粪

① 童虫：特指某些寄生虫在发育过程中的一个阶段，寄生虫在终末宿主体内移行至寄生部位，在发育为成虫之前的吸虫生活史时期统称为童虫。

便中虫卵的方法主要有醛醚法、改良加藤法、沉淀法、漂浮法、氢氧化钠消化法等。结合显微镜观察虫卵形态特性最终确诊是否感染，即可作出诊断。

（2）分子生物学诊断方法　常规PCR方法在华支睾吸虫病诊断中有着极其重要的作用，具有敏感性高、批量检测数目较大、诊断误差较小等诸多优点。套氏PCR方法通过2次PCR扩增和2次识别靶基因，增加了检测敏感性和特异性。实时定量PCR方法不仅实现定性而且可以定量，既可实现核酸的扩增又可对核酸进行定量，精准测出样品中DNA或RNA的准确基因数目。基于PCR结合簇状规则间隔短回文重复序列及相关蛋白Cas12a（PCR-CRISPR/Cas12a）检测方法也可应用于华支睾吸虫囊蚴的检测。该方法灵敏度高、特异性好，高度模块化，具有较好的现场应用潜力。

2. 血清学诊断

（1）ELISA　ELISA方法的出现在20世纪70年代之后，经过几十年的进步和完善，现已成为成熟的免疫诊断技术，敏感性一般为83.1%~100%。该方法优点在于所用血量少、操作简单、实际应用便捷。但有时ELISA方法也会出现假阳性、交叉反应。

（2）IHA　IHA在一般情况下，主要使用成虫可溶解的抗原来作为检测用抗原，如将抗原进行一定程度纯化后可增强准确性。该方法具有操作便利、检测速度较快、结果直接观察等诸多优点，且感染强弱还可通过结果显现出来。但多次实验证实该方法稳定性不高，曾与粪检法比较符合率为75%~95%，存在较大的差异，所以使用该方法时需注意加强重复。

（3）免疫胶体金技术　胶体金为疏水胶体溶液，带有负电荷。它的作用是吸附并结合如蛋白质等高分子物质，最终获得胶体金蛋白。因为金颗粒拥有高电子密度性质，而且标记物在固相载体上面，载体上的抗原、抗体发生反应位置的标记物汇集，密度增加到一定数值时，可见粉红色的斑点。该方法具有敏感、简单、快速等优点，已进行大规模检测试剂盒的研发。

（六）防治措施

1. 预防措施

该病是由于生食或半生食感染华支睾吸虫囊蚴的淡水鱼虾所致，预防的关键在于切断传播途径，防止经口传染该病。对该病的传播途径及危害性进行宣传，使人们认识到生食淡水鱼虾的危害，进而改变人们食用未经煮熟的淡水鱼虾的习惯，并将厨房中用于处理生熟食的厨具分开。不能食未熟透的烤鱼、焙鱼、烧鱼或生的鱼干，不以生的或半生的淡水鱼虾饲喂猫、犬等。在华支睾吸虫病流行地区，要定期对猪、猫、犬等进行检查和驱虫，其粪便也要加以管理。不要把未经处理的粪便作鱼的饲料，不让未经无害化处理的粪便下鱼塘，禁止在鱼塘边盖猪舍或厕所，防止粪便污染水塘。消灭第一宿主淡水螺类。

2. 治疗方案

吡喹酮：10~25mg/kg体重，1次/d，口服，连用3~5d。

六氯对二甲苯：50mg/kg体重，1次/d，口服，连用10d。

丙硫苯咪唑：30mg/kg体重，1次/d，口服，连用12d。

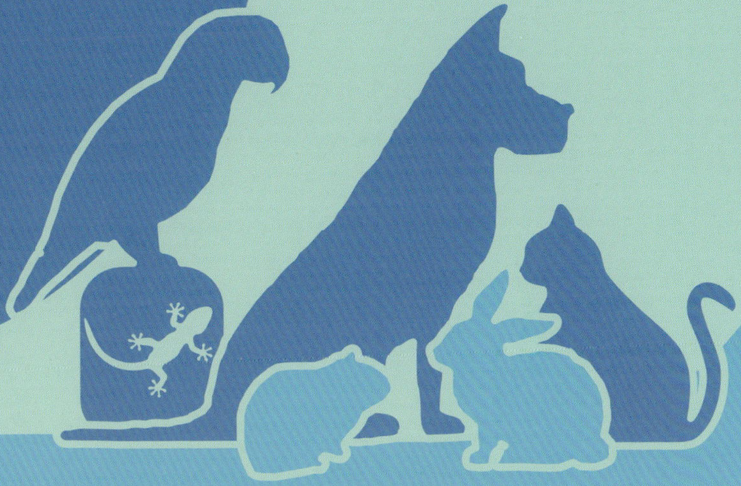

第五章

其他伴侣动物人兽共患病

第一节
衣原体病

一、简介

衣原体病是由不同种的衣原体感染人和动物的一种人畜共患感染性疾病，广泛流行于动物界和人类。该病主要以流产、肺炎、肠炎、结膜炎、多发性关节炎、脑炎等多种临床症状为特征。

二、病原体

（一）分类地位

衣原体在分类学上属于原核细胞界薄壁菌门未定纲（衣原体和立克次氏体并列）衣原体目衣原体科衣原体属，属内现包含9个种：鼠衣原体（*C. muridarum*）、猪衣原体（*C. suis*）、沙眼衣原体（*C. trachomatis*）、流产衣原体（*C. abortus*）、豚鼠衣原体（*C. caviae*）、猫衣原体（*C. felis*）、家畜衣原体（*C. pecorum*）、肺炎衣原体（*C. pneumonium*）和鹦鹉热衣原体（*C. psittaci*）。

（二）形态学特征

衣原体是一类具有滤过性、严格细胞内寄生、经独特发育周期以二分裂增殖和形成包涵体样结构的革兰氏阴性原核细胞型微生物。

衣原体呈圆形或椭圆形，细胞壁具有包质膜及外膜，无肽聚糖，含DNA和RNA两种核酸，胞壁含有属特异的LPS及丰富的主要外膜蛋白（MOMP）。其具有较为复杂的、能进行一定代谢活动的酶系统，但不能合成带高能键的化合物，必须利用宿主细胞的三磷酸盐和中间代谢产物作为能量来源，营专性细胞内寄生，不能在细胞外生长繁殖，有独特的发育周期，并以二等分裂方式繁殖。

衣原体在宿主细胞内生长繁殖时可表现出独特的发育周期，不同发育阶段的衣原体在形态、大小和染色性上有差异，在形态上可分为个体形态和集团形态两类。个体形态又有大、小两种，一种是小而致密的，称为原体（elementary body，EB），另一种是大而疏松的，称为网状体（reticular body，RB）。在衣原体的发育周期中，还有一种过渡形态，称为中间体（intermediate body，IB），大小介于EB

和RB之间。

EB又称原生小体或元体，呈球形、椭圆形或梨形，直径0.2~0.4μm，同支原体一样是原核生物中最小的。电镜下可见其内含有大量核物质和核糖体，中央致密，有细胞壁，是发育成熟的衣原体，为衣原体的感染形态。其存在于细胞外，较为稳定，对任何动物具有高度传染性，但无繁殖能力。吉姆萨染色呈紫色，马基维诺染色呈红色。EB不运动，无鞭毛和纤毛。

RB又称始体（initial body），是细胞内的代谢旺盛形态，较大，直径为0.7~1.5μm，呈圆形或椭圆形，其电子密度较低，无细胞壁。RB通过二分裂方式增殖，然后成熟形成新的EB。RB是衣原体在细胞内发育周期中的一种繁殖型个体形态，无感染性。吉姆萨和马基维诺染色均呈蓝色。

三、流行病学

（一）传染源

衣原体在自然界分布广泛，具有众多的储存宿主。现已证实大多数鸟类和禽类都是衣原体的天然储存宿主，禽鸟类和哺乳类动物之间可以交叉感染。

（二）传播途径

患病动物和带菌者由粪便、尿、乳汁以及流产的胎儿胎衣和羊水排出病原菌，污染水源和饲料，经消化道感染健康动物，也可由污染的尘埃和散布于空气中的液滴经呼吸道或眼结膜感染。哺乳动物还可由交配、人工授精以及节肢动物的媒介作用传播本病。

（三）易感动物

本病宿主范围极广泛，动物中羊、猪、牛较易感，马、牛、犬、猫等也可感染；禽鸟中鹦鹉、鸽子、鸭较易感，其他禽类也均可感染。

人对该病普遍易感，感染者多呈隐性感染、亚临床及轻症，感染后缺乏免疫力，可见再感染及持续感染。

（四）流行特征

本病发生没有明显的季节性，多呈地方性流行。禽类发病情况因饲养方式及饲养品种不同而不同，在自然条件下，鹦鹉、鸽、鸭等呈显性感染，鸡、雏鸡、鹅等多数禽类呈隐性感染，猪、牛、羊发病常见于交配和产羔季节，幼龄犬猫较为易感。

人类感染与职业和爱好密切相关。观赏鸟类宠物爱好者、宠物相关从业人员、畜禽类屠宰和加工工人发病率较高。

四、致病性

衣原体引起多种动物和人的多种炎症，并影响生殖系统。衣原体致病主要依赖菌体脂多糖、膜蛋白、质粒编码蛋白、分泌的效应因子等，介导衣原体黏附和入侵宿主细胞、引起炎症和病理损伤，调控宿主细胞功能以利于衣原体胞内生长，抑制宿主免疫细胞以便衣原体逃逸免疫杀伤。衣原体分泌的外膜蛋白糖脂外抗原（GLXA）还可以使相邻细胞变得易感。

五、诊断

（一）临床诊断

1. 禽类

禽类主要感染鹦鹉热衣原体，不同禽类感染后疾病名称有所不同，一般将发生于鹦鹉的称为鹦鹉热（psittacosis），而将发生于非鹦鹉鸟类的称为鸟疫（ornithosis）。禽类感染后多呈隐性，尤其是鸡、鹅、野鸡等，仅能发现有抗体存在，鹦鹉、鸽、鸭、火鸡等可呈显性感染。患病鹦鹉精神委顿、不食，眼和鼻有黏性分泌物，拉稀，后期脱水、消瘦。幼龄鹦鹉常归于死亡，成年鹦鹉则临床症状轻微，康复后长期带菌。病鸽精神不安，眼和鼻有分泌物，厌食，拉稀，成鸽多数可康复成带菌者，雏鸽大多归于死亡。病鸭眼和鼻流出浆性或脓性分泌物，不食，拉稀，排淡绿色水样便，病初震颤，步样不稳，后期明显消瘦，常发生惊厥而死亡，雏鸭死亡率一般较高，成年鸭多为隐性经过。火鸡患病后，精神委顿，不愿采食，拉稀，粪便呈液状并带血，消瘦，病死率一般不高，但有时临床症状严重，病死率高。

2. 猫

猫主要感染猫衣原体，出现眼睑痉挛、充血、流泪、结膜水肿，继而发生黏脓性结膜炎（图5-1）。病猫出现阵发性打喷嚏和流鼻液，严重者继发支气管炎和肺炎，出现呼吸困难、咳嗽、发热、流脓性鼻炎、萎靡、倦怠等症状。

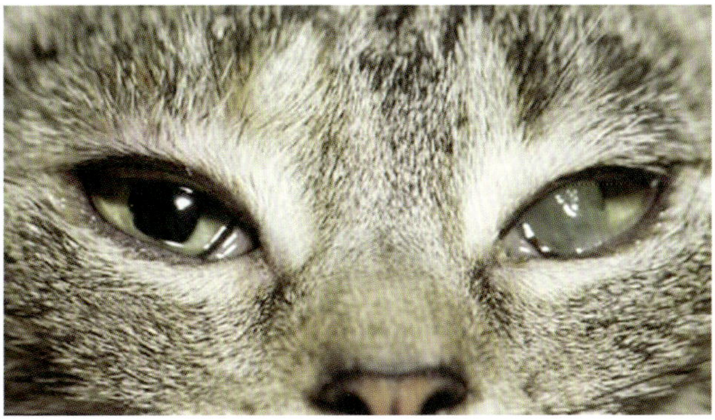

图 5-1　猫感染衣原体出现慢性结膜炎伴黏液化脓性眼分泌物

（资料来源：Sykes J E 等，2005）

3. 犬

幼龄犬易感衣原体，主要表现为结膜炎、角膜炎、脑炎和肺炎等，其症状与犬瘟热类似。

4. 其他动物

感染和临床症状如表5-1所示。

表5-1　衣原体感染和临床症状

病原体	宿主	临床症状
鹦鹉热衣原体（*C. psittaci*）	真鹦鹉、长尾鹦鹉和金刚鹦鹉	结膜炎、角结膜炎、腹泻、厌食、无精神、昏睡、体重下降、脱水、羽毛蓬松、呼吸困难、啰音、鼻炎、窦炎、产蛋下降
	鸽子	呼吸道症状、鼻炎、支气管炎、气囊炎
	鸭	浆液性或脓性鼻和眼分泌物、眼、鼻结痂
	人	发热、寒战、周身不适合、肺炎
	爬行动物	坏死心肌炎、肺炎、肠炎、急性肝炎
	犬	败血性关节炎
豚鼠衣原体（*C. caviae*）	豚鼠	结膜炎、角结膜炎、脑感染

续表

病原体	宿主	临床症状
流产衣原体（*C. abortus*）	绵羊、山羊、牛	流产、精囊炎、乳腺炎
	人	流产
	猪	断奶仔猪无症状的肠道感染、心包炎、肺炎、结膜炎、多发性关节炎、公猪睾丸炎、母猪流产、断奶多系统消瘦综合征
	鸽子、火鸡、麻雀	肺炎
猫衣原体（*C. felis*）	猫	肺炎、结膜炎、鼻炎、单侧性浆液性或脓性鼻和眼分泌物
肺炎衣原体（*C. pn*）	人	肺炎
	马	马驹支气管肺炎、马骡肝性脑病、多发性关节炎、眼炎、宫颈炎、流产
家畜衣原体（*C. pecorum*）	绵羊、山羊、牛、考拉、猪	肺炎、结膜炎、多发性关节炎、脑脊髓炎、肠炎、慢性子宫发炎、牛输卵管炎及不育、考拉尿生殖道疾病
沙眼衣原体（*C. trachomatis*）	人	不育、输卵管结痂、关节炎、性病、新生儿结膜炎、肺炎
	鱼类	鱼鳃上皮囊肿病
猪衣原体（*C. suis*）	猪	结膜炎、肠炎、肺炎、高发性无症状感染、多系统消瘦、关节炎、浆膜炎、母猪流产、公猪精囊炎
鼠衣原体（*C. muridarum*）	鼠、仓鼠	不育、输卵管结痂、肺炎、肠炎

（二）实验室诊断

1. 病原学诊断

（1）涂片染色　对于临床怀疑感染衣原体的动物或人，收集适当部位的拭子进行涂片可以快速获得诊断结果，如喉头拭子、阴道拭子、眼拭子等。将采集的拭子涂片固定后，可以直接进行多种染色，如Machiavello染色、Giemsa染色或姜-尼氏染色。涂片同时可以进行荧光染色，可以用耦联荧光成分的抗LPS或者MOMP的荧光抗体（DFA）进行直接荧光染色；或者用LPS、MOMP、多型性外膜蛋白（POMP）等蛋白质制备的单抗或多抗作为一抗，荧光抗体作为二抗进行IFA染色，直接利用荧光显微镜进行观察。该方法的优点是操作简单方便、耗时短，可以在最短时间内获得检测结果；缺点是如果样品中EB含量很少的话，可能检测不到，出现假阴性结果。

（2）鸡胚（鸭胚）培养　绝大多数衣原体可在5~7d龄鸡胚或8~10d龄鸭胚卵黄囊内生长繁殖。由于衣原体在较高温度下繁殖更快，所以置于39℃湿润环境培养。鸡胚一般在接种后3~10d死亡，取死胚卵黄囊膜制成染色涂片，镜检可见包涵体、元体和网状体颗粒。

（3）动物接种　多用于严重污染病料中衣原体的分离培养。常用动物为3~4周龄小鼠，腹腔或脑内接种。腹腔接种的小鼠可在接种后4~7d剖杀，以表面有淡黄色黏稠渗出物的脏器浆膜制成触片，染色后镜检，可见细胞质内有衣原体各发育阶段的形态及其包涵体。脑内接种的小鼠可出现后躯麻痹或瘫痪等神经症状，用肺、脑、肝、脾制成染色触片，即可镜检到衣原体。

（4）细胞培养　可用鸡胚、小鼠、羔羊等易感动物组织的原代细胞培养，也可用HeLa、Vero、BHK21、HL或FL等传代细胞系增殖衣原体。由于衣原体对宿主细胞的穿入能力较弱，加入二乙氨基乙基葡聚糖（DEAE-dextran）可增强吸附能力；接种单层细胞后在37℃条件下经1500g离心30min，可促进衣原体吸附细胞；还可预先用X射线照射细胞培养物，以提高细胞的易感性。

（5）PCR检测　通过设计引物对部分编码衣原体MOMP的*ompA*基因、tRNA-gly、23S rRNA和16S rRNA基因进行扩增。针对衣原体MOMP的*ompA*基因设计引物探针进行实时荧光检测。PCR方法具有操作简单；不需要活的衣原体，样品运输和贮藏要求低；敏感性高，特异性强等特点。

（6）种/株的鉴别　衣原体可以通过MOMP基因、GroEL、60ku半胱氨酸富集蛋白质、富含半胱氨酸脂蛋白、KDO-转移酶、16S rRNA、23S rRNA、16~23S基因间隔区进行PCR-RFLP鉴别。此外也可以应用血清型特异性单克隆抗体进行判定。

2. 血清学诊断

（1）补体结合试验　CFT是一种特异性强的经典血清学方法，用于衣原体病的定性诊断。经改良的直接CFT试验可在圆底96孔板上进行，实验时将多孔板在37℃水浴中漂浮孵育。可用感染的卵黄囊或细胞培养物制备衣原体抗原。经改良的直接CFT试验同原直接CFT试验的区别在于实验时血清不需要进行加热处理，无衣原体抗体的正常鸡血清即可。正常血清能提高CFT试验的敏感性，该方法可用于检测不与豚鼠补体结合的禽类血清。

（2）IHA　衣原体纯化抗原致敏的雄性绵羊红细胞，以含1%（体积分数）健康灭活兔血清0.15mol/L pH 7.2的磷酸盐缓冲液（PBS）作为稀释液，在V形96孔微量滴定板上操作。该方法简单快速，但诊断抗原的效价下降较快，有时出现非特异性反应，而且不同地方生产的血凝诊断试剂盒存在较大的批次间差异，使检测结果存在差异。

（3）ELISA　用兔抗衣原体脂多糖单克隆或多克隆抗体与标本中的抗原反应，然后再加入过氧化物酶标记的羊抗兔抗体，最后加入酶的底物和显色剂，通过测定其吸光度来判断实验结果。此方法比CFT快速、敏感，容易操作，适用于大量样品的检测。但这些实验存在一个重要的问题，衣原体LPS与一些革兰氏细菌LPS有相同的抗原决定簇，会出现大量假阳性结果。一般认为，只要临床症状明显，且ELISA为强阳性，即可判为阳性。

（4）微量免疫荧光法　微量免疫荧光法可用来检测EB抗体，1970年由Wang和Grayston发明，用来调查人的沙眼衣原体流行病学。该方法也可为动物和禽类衣原体分类提供参考，被视为检测家畜和禽类感染衣原体的一种标准检测方法，已经出现了商品化的试剂盒，但该法检测鹦鹉热衣原体的结果不理想。

（5）其他　直接免疫荧光、琼脂凝胶免疫扩散和乳胶凝集试验等方法也应用于衣原体检测。衣原体病实验室诊断技术标准及生物安全要求如表5-2所示。

表5-2　衣原体病实验室诊断技术标准及生物安全要求

实验室诊断标准		检测方法	实验活动所需实验室生物安全级别
国际标准	《陆生动物诊断试验与疫苗手册》（2021）3.3.1　禽衣原体病	细胞分离、鸡胚分离、染色镜检、PCR检测、补体结合试验、酶联免疫吸附试验、琼脂凝胶免疫扩散	病原体分离培养：BSL-2；动物感染实验：ABSL-2；未经培养的感染性材料实验：BSL-2；灭活材料实验：BSL-1
国内标准	《动物衣原体病诊断技术》（NY/T 562—2015）	鸡胚（鸭胚）培养、PCR检测、补体结合试验、间接血凝试验	
	《猪衣原体病检疫技术规范》（SN/T 5488—2022）	临床和病理学诊断、细胞分离、鸡胚分离、染色镜检、PCR检测、琼脂凝胶免疫扩散	
	《禽衣原体病检疫技术规范》（SN/T 1395—2015）	间接补体结合试验、间接血凝试验、琼脂凝胶免疫扩散	

六、防治措施

（一）预防措施

衣原体在人畜群中的广泛传播给公共卫生带来了很大的威胁。尽管使用抗生素能够有效控制衣原体的感染，但有效的疫苗免疫程序是预防衣原体疾病广泛流行的最好办法。对衣原体疾病进行有效监控、发病后用抗生素进行药物治疗，不仅成本高昂，而且只能小范围控制该病的发生和流行；而合理的疫苗免疫程序，能够在全世界范围内有效预防疾病的流行，并且可大幅降低治疗成本。因此，开发有效的衣原体疫苗是控制衣原体病流行的长期目标。

目前，衣原体疫苗的研究工作已经取得了很大进展。各国学者利用小鼠或其他动物模型，对很多候选疫苗进行了有效评估，证明疫苗可以激发机体 $CD4^{+}T$ 淋巴细胞显著增加，并且分泌高水平的 IFN-γ 和 IL-12 等细胞因子，产生 Th1 型免疫应答，其是控制衣原体所必需的；部分疫苗同时能够诱导产生高水平的 IgG 和 IgA 抗体，增强机体的体液免疫和黏膜免疫水平，提高机体的免疫力。疫苗的研究方向也从传统的弱毒疫苗、灭活疫苗向基因亚单位疫苗、DNA 疫苗、载体疫苗等新型疫苗发展。

目前国内已批准牛、羊衣原体疫苗用于免疫预防，暂无禽鸟类国产和进口相关疫苗。衣原体的宿主十分广泛，防制本病必须认真采取综合性措施，防止动物和鸟类暴露于被衣原体污染的环境；发病动物及时治疗并对其污染的环境进行彻底消毒；对城市家养禽鸟及动物定期进行检测。

（二）治疗方案

衣原体对四环素类药物、红霉素、利福平、氟喹诺酮类药物、氮唑胺类药物、阿奇霉素敏感。动物感染鹦鹉热衣原体，通常选用四环素类药物拌入饲料或饮水中进行治疗，用量以每毫升血液中药物含量为 1μg 为宜。有研究报道，血液中含量降低为 0.1μg 也可达到治疗鹦鹉热衣原体感染的目的。拌入饲料的四环素类药物如土霉素、金霉素等用量为每 50kg 饲料加入 25g；多西环素用量为每 50kg 饲料加入 5~10g，饲喂至少 3~4 周。

人感染鹦鹉热衣原体，通常用四环素类药物治疗，如多西环素（100mg/ 次，口服，2 次 /d）或四环素盐酸盐（500mg/ 次，口服，4 次 /d）。为了防止复发，治疗需持续 10~14d。四环素类抗生素不能用于孕妇和儿童，因此，孕妇和儿童感染可用阿奇霉素和红霉素（250~500mg/d，口服），服用 7d。

第二节

钩端螺旋体病

一、简介

钩端螺旋体病（leptospirosis）简称钩体病，是由致病性钩端螺旋体（*Leptospira*，简称钩体）引起的人和多种动物共患的自然疫源性疾病。人类与动物主要通过直接或间接接触含钩体的污染物而感染，临床多以发热、贫血、黄疸、血红蛋白尿、黏膜与皮肤坏死为特征。

二、病原体

螺旋体（*Spirochete*）是一类细长、柔软、弯曲呈螺旋状、运动活泼的原核细胞型微生物。因其基本特征与细菌相似，如有原始核质、细胞壁、以二分裂方式增殖、有鞭毛能够自由运动、对抗生素敏感等，螺旋体在分类学上划归为广义的细菌范畴。

（一）分类地位

钩端螺旋体在分类上属于钩端螺旋体科（Leptospiraceae）螺旋体属（*Leptospira*）。根据表型和致病性将钩端螺旋体属分为2个种，问号钩端螺旋体（*L. interrogans*）和双曲钩端螺旋体（*L. bif1xa*）。前者是钩端螺旋体病的病原体，是致病性钩端螺旋体；后者通常无抗原性，不致病。目前问号钩端螺旋体至少可以分为25个血清群和280多个血清型，我国发现有19个血清群、160多个血清型。国内从犬类分离的钩端螺旋体，按照其特异性抗原的不同血清型，主要为犬群（*L. canicola*）、流感伤寒群（*L. grippotyphosa*）、波摩那群（*L. pomona*）、黄疸出血群（*L. icterohemorrhagiae*）等。

（二）形态学特征与培养特征

钩体呈纤细状、圆柱形，螺旋盘绕细致、规则而紧密，一般长6~10μm，直径0.1~0.2μm，有12~18个螺旋，菌体一端或两端弯曲成钩状为其特点，常使菌体呈“C”形或“S”形。电镜下可见钩体最外层为外膜，内为柱状原生质体和紧紧缠绕其上的内鞭毛（图5-2），使钩体运动活泼，可呈直线或螺旋式运动，具有可滤过性和组织穿透性。其为革兰氏染色阴性，但较难着色；吉姆萨染色呈淡红色；镀银染色着色较好，菌体呈褐色或黑色。在暗视野显微镜下可见菌体发亮（图5-3），似串珠，运动活泼，呈螺旋运动。

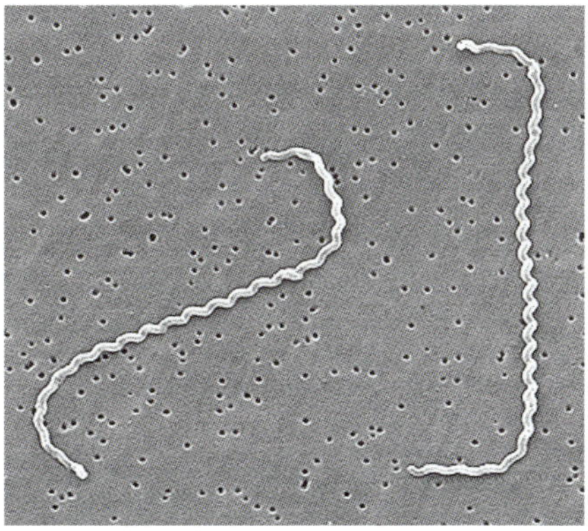

图5-2　电镜下构体形态
（资料来源：Levett P N，2001）

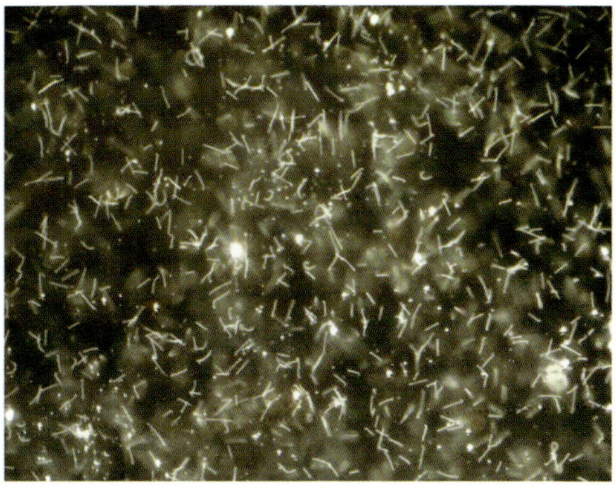

图5-3　显微镜暗视野下钩体形态
（资料来源：Kaushal A 等，2020）

钩体为需氧菌，在含动物血清和蛋白胨的柯氏（Korthof）培养基（液体、半固体和固体），用牛血清白蛋白（或干酪）及吐温代替血清的半综合培养基均生长良好。最适pH为7.2~7.4，最适生长温度为28~30℃。在最适温度下通常接种后7~14d生长最好。在液体培养基中，28~30℃培养1~2周，可见其变成半透明、云雾状混浊，之后液体渐变成透明，管底出现沉淀块。在半固体培养基中，菌体生长较液体培养基中迅速、稠密且持久，大部分钩体在表面下数毫米处生长，形成一个白色致密的生长层。在固体培养基上可形成无色、透明、边缘整齐或不整齐、平贴于琼脂表面的薄菌落。

生化特性：钩体不发酵糖类，不分解蛋白质，氧化酶和过氧化氢酶试验均为阳性，某些菌株能产生溶血素。

三、流行病学

（一）传染源

该病主要传染源是长期甚至终身带菌的储存宿主、发病或康复的动物，其中啮齿目的鼠类是最重要的传染源，为本病自然疫源地的主体，其次猪、犬、牛等动物是钩体病主要储存宿主和传染源，鼠类、家畜和人类钩体感染常相互交错传染，构成错综复杂的传染链。

（二）传播途径

各种带菌动物经尿液、乳液、唾液和精液等多种途径向体外排出钩端螺旋体，以尿液排出量最大、时间最长，污染周围环境的水、土壤、植物、垫草、饲料、食物和用具等，流入水源或潮湿土壤，暂时生存，条件适宜时还能增殖，当人或动物接触这些污染物后即可发生感染。人以直接接触感染为主；在动物间的感染，直接或间接接触感染均很重要。直接接触感染主要是接触被病原体污染的水，也可通过被鼠咬伤或经乳汁、胎盘、性交、皮肤、黏膜创伤、消化道、呼吸道等途径感染。

（三）易感动物

钩端螺旋体病的自然宿主范围极其广泛，几乎所有温血动物都可感染。其中，啮齿目的鼠类是最重要的储存宿主。爬行动物、两栖动物、节肢动物、软体动物和蠕虫也可自然感染，其中，受人关注的是蛙类，蛙感染后可持续1个多月从尿中排出钩体，其次是蛇、蜥蜴、龟，但这类动物在流行病学中的作用不如温血动物。

幼犬及雄犬相较老龄犬、母犬更加容易被钩体感染发病，发病症状也更加强烈。猫的感染率较低。人群对钩端螺旋体病普遍易感，从事农业、渔业劳动者发病率较高。在气温较高地区、屠宰场、矿区等，常年可见散发病例。

（四）流行特征

钩端螺旋体病的流行具有明显的季节性，每年以7—10月为流行的高峰期，其他月份个别散发。该病的发生与饲养管理也有密切关系，管理不善，圈舍及生活运动场地的尿液、污水不及时地清理，常常是该病暴发的重要因素。

世界各地均有该病发生，降水丰沛、环境温度高的亚热带和热带发病率更高。我国受本病危害严重，在许多省市都有该病的发生与流行，以长江流域及以南各省区发病最多。

四、致病性

钩体通过黏膜或因损伤（割伤、擦伤）或浸泡在水中而损害完整性的皮肤进入人或动物机体后，即在局部增殖，然后迅速进入血流，并在血液中生长繁殖，释放溶血素和细胞毒素，破坏红细胞和毛细血管内皮细胞引起钩体血症；随后菌体在肝和肾中数量增加，使肝脏变性、坏死，由于肝组织受到破坏，胆红素直接进入血液和组织内，引起实质性黄疸。随着黄疸的出现，菌体逐渐自血液、肺、心、肝内消失，但在肾脏内数量增加，肾脏发生变性、坏死和出血，同时随尿液不断向外排出钩体和血红蛋白，造成一系列病理表现，如发热、黄疸、血红蛋白尿、出血、流产等，严重者可引起死亡。钩端螺旋体的菌型不同、毒力不一，感染患病动物机体免疫力强弱不同，病程发展和症状轻重差异很大。患病动物感染后以体液免疫为主，发病后1~2周血液中可出现特异性抗体，通过调理、抗体依赖性的细胞介导的细胞毒作用（ADCC）、激活补体等作用杀伤或溶解钩端螺旋体。未死亡的患病动物，随着血液中循环抗体的升高，血中钩端螺旋体迅速被清除，但肾脏中的病菌受抗体影响较小，仍有部分钩体在肾脏肾小管中生长繁殖，不断随尿液排出而污染环境。

五、诊断

根据流行病学资料和临床表现做出临床初步诊断，结合病原学或血清型检测做出诊断。

（一）临床诊断

1. 临床症状

钩端螺旋体病的潜伏期为4~20d，一般为7~13d，平均为10d。

（1）急性感染型　犬初期感染主要症状为机体温度升至39~40℃，全身肌肉发生触痛、震颤，随后发生呕吐、脱水；由于血管内外壁受损，鼻出血、便血、呕血、粪便发黑等症状随之而来；最后病犬体温下降，精神沉郁甚至死亡。一些发病迅速的病犬会出现菌血症，无明显临床反应就立即死亡。

（2）亚急性感染型　整体病程较长，主要症状包括体温升高、呼吸困难、呕吐、脱水、饮欲增加、厌食。发病犬只的黏膜出血，可见红色出血点；在病犬呼吸困难的同时，可能出现干性咳嗽、鼻炎、扁桃体炎、结膜炎的症状。由于部分病犬肾脏受到钩端螺旋体侵害，会有少尿或尿毒症症状发生，尿液颜色表现为棕红色，具有特别的腥臭味。经过亚急性感染没有死亡的犬只，一般会在发病14~20d恢复，但有些病犬由于肾脏机能受到损伤破坏，出现烦渴、多尿的症状。

（3）出血性黄疸性钩端螺旋体感染型　病犬被感染后，会出现黏膜黄染，体温升高，呕吐，尿液转变为豆油色，检查尿液可发现胆红素，牙龈泛黄，机体各部结膜发生炎症等。有的犬则会出现出血性胃肠炎和溃疡性胃炎的症状；还有病犬会出现明显的腹水、体重减轻、肝脏衰竭的症状。

2. 血常规变化

犬只感染钩端螺旋体后的典型特征为血小板数量减少，而白细胞的数量大幅增长，但在菌血症时期，白细胞的数量先减少，随后大量增加，峰值为17000~44000个/μL。与此同时，多数发病犬只因为肾功能损伤，会有低氯血症、低钠血症、高钾血症出现，有的病犬的肌酸酐、尿素氮浓度会高于正常水平。

3. 病理变化

经过解剖可发现病犬扁桃体异常肿大，舌头出现溃疡；肺部出现出血、充血、瘀血病变并发生纤维素性坏死，胸膜伴有出血点，呼吸道发生水肿，黏膜黄染，呈黄疸症状。心脏的表面呈粉红色，心脏肌肉切面存在灰黄条纹，横纹消失，质地变脆。肝脏肿大，肝的质地变脆。肾脏肿大，皮质部点状出血，其内侧有粟粒大甚至米粒大坚硬的病灶，致使肾表面凹凸不平。胃肠黏膜存在出血点且发生水肿。淋巴结肿大且伴有炎症病理变化。

（二）实验室诊断

1. 病原学诊断

（1）显微镜检查

①暗视野活菌检查：取病犬尿液，离心，制成液滴压片标本，利用暗视野显微镜进行观察，经过观察，若发现两端或一端有钩，菌体呈“S”形或“C”形弯曲、旋转和翻转运动，即可初步确认为钩端螺旋体。

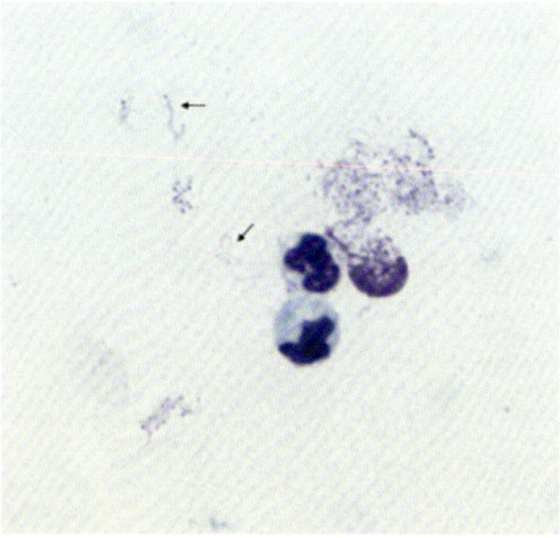

图 5-4　呈“S”形或“C”形的钩体（1000×，吉姆萨染色）

（资料来源：Klosowski M L 等，2023）

②染色镜检：将柯氏培养液或组织悬液涂片后用革兰氏染液染色，可见染成粉红色弯曲的菌体，呈“S”形或“C”形。经镀银染色钩端螺旋体呈黑色，复红亚甲蓝染色钩端螺旋体呈紫红色，吉姆萨染色钩端螺旋体呈淡红色（图5-4）。但吉姆萨染色或镀银染色法效果较差。现多用改良

镀银法和媒染法，前者使钩端螺旋体呈深黑色或灰色，后者呈紫红色。

（2）分离培养　常用柯氏培养基等。无菌肝素抗凝血及尿样可直接接种，污染组织病料应接种于含抗生素的培养基。置于28~30℃培养，每5~7d观察一次，连续4周或更长时间，最多至3个月，未检出者可做阴性处理。如病料中含钩体，常在培养7~l0后可肉眼观察到培养基略呈乳白色混浊，对光轻摇试管时，上1/3的培养基内有云雾状生长物。此时挑取培养物做暗视野检查，可见大量的典型钩体形态。

（3）动物接种试验　动物接种试验适用于含菌量少的病料的分离钩体及测定菌株的毒力。常用幼龄豚鼠或金黄仓鼠，对于因感染钩端螺旋体病死的病犬，一般利用病死犬的肾、肝制成的乳剂做腹腔注射接种；对未病死的病犬，一般取急性发病前期的血液注射接种至豚鼠腹腔；每份病料至少接种2只动物。一般在接种后1~2周动物出现体温升高和体重减轻，此时剖检取其肾和肝进行镜检和分离培养，主要病变为内脏出血和皮下出血、黄染，肺有黄豆大的出血斑。

（4）PCR技术检测　在钩体病感染的早期和康复阶段，可通过对样本（培养物或患病动物体液）进行钩体的特异性基因靶向扩增，进行快速和直接的诊断。钩体中看家基因（*IS1533*、16S rRNA、*gyrB*、*secY*）或特异性基因（*lipL32*、*ligA*、*ligB*、*lfb1*）已被用作于PCR诊断靶标基因，其中*lipL32*基因是一种毒力因子，仅在致病性钩体中发现，因此常被用作靶标基因以提高检测的特异性。基于*lipL32*基因特异性引物和TaqMan探针，采用qPCR检测钩体病血清学阳性患者尿液样本中的钩体，表现出高特异性、敏感性、不易被污染等特点。

（5）其他　LAMP检测方法、同位素或生物素标记的DNA探针核酸杂交技术、宏基因组二代测序技术等其他分子诊断技术也已逐渐应用到钩体诊断。

2. 血清学诊断

（1）显微凝集试验　该方法具有高度特异性，是诊断最常用的方法之一，也是分型的主要方法。动物感染钩体后，3~8d即可产生凝集素和溶菌素两种抗体，12~17d达到高峰，其效价在1：（10000~100000），甚至更高，并持续存在1年以上。实验时用活的菌体作为抗原，与被检血清作用后在暗视野镜检。但在病犬发病初期，该方法没有办法测出发病犬只是否处于带菌状态。

（2）ELISA　本方法以全菌体作为包被抗原，主要有间接ELISA和斑点ELISA两种，能分别测得特异的IgG和IgM抗体，发病后5~6d便可检出IgM抗体。ELISA方法稳定、安全、快速，敏感性高于显微镜凝集试验，但特异性较显微镜凝集试验差。

（3）其他　此外CFT、间接凝集试验、IFA等也被用于钩端螺旋体抗体检测。

六、防治措施

（一）预防措施

1. 免疫接种

用钩端螺旋体疫苗注射免疫是主要预防措施。根据中国兽药信息网，目前国内暂无相关钩端螺旋体疫苗，但有国外进口注册的犬钩端螺旋体病（犬型、黄疸出血型）联合犬瘟热等其他疾病的多联疫苗。一般按照健康犬只、假定健康犬只、发病犬只的序列对犬只注射针对钩体的多价灭活苗，以此增强犬只的免疫力。幼犬在出生60d时可进行第一次疫苗注射，14d后进行第二次接种，可以维持半年的保护期。

2. 综合性预防措施

（1）控制传染源　对发病犬只及时隔离治疗。鼠类为传播钩体的常见宿主，可在犬只饲养区域强化灭鼠和野生动物的管理等防疫措施。加强病死动物的管理和废水无害化处理。

（2）环境消毒　病犬的犬窝、饲养用具、水源以及病犬尿液污染的其他用品，一般用烧碱、次氯酸钠、次氯酸钙等进行严格消毒后再使用；犬只饲养区域定期进行消毒。

（二）治疗方案

1. 抗生素治疗

给病犬注射青霉素3万单位/kg，每天早晚各一次；由于青霉素无法杀灭处于肾脏中的钩端螺旋体，可采用链霉素、呋塞米进行联合治疗，一般注射20mg/kg的链霉素，每天早晚各一次；还可以口服多西环素，每次10mg/kg，1次/d；无尿病犬、少尿病犬可以注射2~4mg/kg呋塞米，2~3次/d。一般经过10~15d治疗，病犬身体状况有明显的好转。

2. 支持性治疗

在进行抗生素治疗的同时，对身体条件较差的发病犬只可给予针对性的支持性治疗。对发生呕吐、吐血、脱水严重的病犬，可以静脉注射生理盐水、等渗葡萄糖以补充体液。若病犬发生尿毒症，补充葡萄糖、生理盐水的同时还应注射呋塞米，有利于其尿液排出；对身体虚弱的病犬需要补充营养支持治疗。

第三节
真菌病

一、简介

真菌感染引起的疾病，称为真菌病，根据病变部位不同把真菌病划分为浅部真菌病和深部真菌病。浅部真菌病包括浅表真菌病和皮肤真菌病。常见的浅表真菌病有花斑癣、毛结节菌病；常见的皮肤真菌病有皮肤癣菌病、皮肤念珠菌病。深部真菌病包括皮下真菌病及比较严重的系统性真菌病。常见的皮下真菌病有孢子丝菌病、芽生菌病、暗色丝孢霉病以及足菌肿；常见的系统性真菌病有念珠菌病、曲霉（菌）病、隐球菌病。犬猫皮肤真菌病是常见病、多发病，患病犬猫四肢及躯干等部位会出现明显的脱毛、脱屑、色素沉积及皮肤瘙痒等症状，能在犬猫与人之间交叉感染，不仅影响犬猫生长，而且威胁人体健康。

二、病原体

真菌是一种真核细胞型微生物，细胞结构比较完整，有典型的细胞核和完善的细胞壁，不含叶绿素，无根、茎、叶的分化。少数为单细胞真菌，多数为多细胞真菌，由丝状体和孢子组成。真菌种类繁多，数量巨大，有文献明确记载的真菌种属约10万种，其中对人类和动物有致病性的真菌300余种。真菌的抵抗力很强，在干燥环境中可生存5~7年，煮沸1h才能被杀死，20~50g/L氢氧化钠溶液、3%甲醛液可用于消毒，一般消毒药不能将其完全杀死。

犬猫皮肤病是临床最常见的疾病之一，而由真菌感染引起的皮肤病占了相当大的比重。犬的皮肤真菌病主要是由小孢子菌属的犬小孢子菌（*Microsporum canis*）、石膏样小孢子菌（*Microsporum gypseum*）和毛癣菌属的须毛癣菌（*Trichophyton mentagrophytes*）引起，分别约占70%、20%和10%。猫的皮肤真菌病中由犬小孢子菌引起的约占98%，石膏样小孢子菌和须毛癣菌各占1%。马拉色菌（*malassezia*）

感染也是犬猫皮肤真菌感染的一种原因，近年也受到广泛的重视。

（一）犬小孢子菌

犬小孢子菌属子囊菌亚门真子囊菌纲散囊菌目裸囊菌科小孢子菌属。犬小孢子菌是一种较常见的犬致病真菌，是头癣、体癣和少数甲癣以及其他少见真菌病的病原菌。犬小孢子菌作为亲动物性真菌，在犬类身上可以长期存在而不致病，但当犬、猫抵抗力下降时，会发生真菌性皮肤病。同时，犬小孢子菌会感染人类，造成其皮肤或毛发的损害，危及人类健康。

在镜检操作中能够发现，犬小孢子菌主要呈现外镶嵌状或堆孢子状，在少数情况下可以观察到毛发根部少量菌丝。在培养基中，犬小孢子菌的大分生孢子呈梭形，细胞壁厚度较大且相对粗糙。总体而言，大分生孢子为犬小孢子菌的主要特征。

（二）石膏样小孢子菌

石膏样小孢子菌属于半知菌亚门丝孢菌纲丝孢菌目从梗孢科小孢子菌属。石膏样小孢子菌属于亲动物性真菌，也是亲土性皮肤真菌的一种。该致病真菌主要存在于土壤中，一旦感染人类，会造成人的体癣、白癣或脓癣；一旦感染犬类，会引发黄癣痂样损害。

镜检操作中能够发现，在发病部位产生的皮屑能够观察到成串孢子或菌丝。石膏样小孢子菌在成群密集的状态下会产生“发套”现象，相比于其他真菌种类来说，石膏样小孢子菌的孢子更大，其在数量较少时呈现出“链状”排列的状态。

（三）须毛癣菌

须毛癣菌属于半知菌亚门梗丝孢菌纲丝孢菌目束梗孢科毛癣菌属。须毛癣菌属于亲动物性真菌，犬类一旦感染，会产生较为严重的皮肤真菌病，并产生相对明显的炎症。该真菌呈现白色或浅黄色，其表面呈现为粉末状，背面呈现出红色或棕黄色。相比于其他菌种而言，须毛癣菌的菌丝排列更为整齐，中间隆起，且表现出不同的颜色。

在镜检操作中能够发现，须毛癣菌的小分生孢子数量较多，且主要呈现出棒状或卵圆形。一般情况下，须毛癣菌会附着于菌丝的侧方，表现为葡萄串样排列的形式。单个存在的情况并不常见。同时，须毛癣菌的大分生孢子数量相对较少，主要呈现棒状，与犬小孢子菌不同，其细胞壁厚度偏小且更为光滑，具备极为明显的分隔线。

（四）马拉色菌

马拉色菌属于担子菌门外担子菌纲马拉色菌目马拉色菌科马拉色菌属。目前将马拉色菌分为7个种：厚皮马拉色菌、糠秕马拉色菌、限制性马色拉菌、球形马拉色菌、合轴马拉色菌、斯洛菲马拉色菌和钝形马拉色菌。马拉色菌是一种条件致病性真菌，在犬类以及人体皮肤表面相对常见，但只在一定条件下发病。马拉色菌的发病原因主要为：马拉色菌属于嗜脂性真菌，当皮肤皮脂腺分泌相对旺盛的情况下，该真菌会大量繁殖与生存，最终引发马拉色菌毛囊炎感染。在大剂量使用广谱抗生素或糖皮质激素时，更容易发病或加重病情。

三、流行病学

犬猫皮肤真菌病的传染源为患病的犬猫，健康猫或易感猫直接接触患病犬猫或间接接触被污染的饲料、槽具、垫物、梳子等，均可感染发病。如犬猫宠物数量较多且密集，真菌也可通过空气方式传播。此外，虱、蚤、蝇、螨等多种体外寄生虫，也是重要的传播载体。犬猫皮肤真菌病一年四季均可发生，特别是在温暖潮湿季节，该病有更高的发病率。同时该病也是人兽共患病，尤其是抵抗力较弱的妇女和儿童，感染率更高。患皮肤真菌病的犬猫治愈后，对同种真菌产生抵抗力，但抵抗力在数月或数年后逐渐消失。

四、致病性

不同真菌可以通过不同形式致病，如有些真菌性疾病由条件性致病真菌引起，有些真菌能产生毒素引起动物中毒，而有些真菌可诱发动物机体的超敏过敏反应。致病性真菌一般可感染皮肤、皮下、耳廓和趾间等浅表部位，甚至全身，主要是一些外源性真菌所致，如浅部的皮肤真菌。皮肤真菌具有嗜角质性，通过代谢产物的作用或机械刺激，引起局部皮肤病变和炎症。寄生于深部的真菌可在吞噬细胞内生存繁殖，引起组织慢性肉芽肿，或导致组织坏死，形成溃疡。

患有皮肤真菌病的犬猫，可以发现其颈部、四肢、躯干及趾爪等多个部位被毛逐渐脱落（图5-5）。随着被毛脱落面积的不断增加，脱毛部位呈圆形或椭圆形，可见弥散性斑秃。个别患病犬猫无脱毛、无皮屑，但局部出现丘疹及脓包等现象。受到须毛癣菌、石膏样小孢子菌等致病菌的影响，病犬病猫皮肤大面积损伤，病程持续2~4周，如在这期间没有及时进行治疗则转变为慢性疾病，病犬病猫常年患病。患处皮肤表面呈鳞屑状，皮肤粗糙结痂，也可由于免疫反应而形成"脓癣"，结痂皮肤好似蜂巢一般，有大大小小的渗出孔。

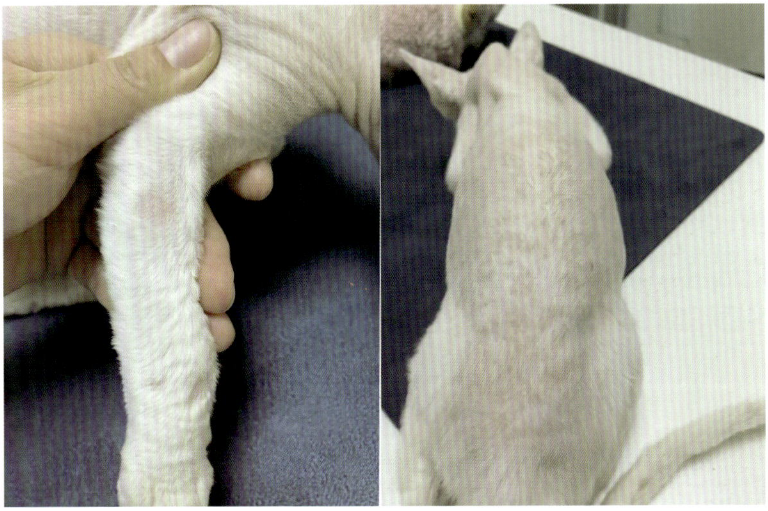

（1）腿部病变　　（2）背部病变

图5-5　患病猫被毛脱落，出现弥散性斑秃

五、诊断

（一）临床诊断

1. 犬小孢子菌病

从临床表现来看，犬小孢子菌表现为原发性皮损。具体表现为：发生红色丘疹，随后覆盖一层灰白色鳞屑并逐渐向外扩张，呈现出圆形或椭圆形的白鳞。对于一部分幼年患病犬来说，能够在成年后自愈。实现自愈的主要原因在于，当幼犬发育成熟后，其皮脂腺分泌更为旺盛，会分泌出一定量的不饱和脂肪酸，以此实现对犬小孢子菌生长与繁殖的抑制。在病愈后，普遍不会留下瘢痕。从典型病理变化来看，犬小孢子菌主要呈局限性轻度角化不全、中度水肿以及棘皮层轻微增厚。

2. 石膏样小孢子菌病

感染石膏样小孢子菌后，其发病部位的表现情况与犬小孢子菌感染后的表现相似。除了会形成圆形的“钱癣”之外，还极有可能出现大面积的皮肤损伤。通常来说，石膏样小孢子菌的发病更急，所产生的皮肤损伤更为严重。具体表现为：发病区域的被毛脱落，并形成皮屑与结痂。若是出现继发细菌感染，则会产生局部化脓的现象。若是转为慢性，会持续数月或数年。

3. 须毛癣菌病

在感染须毛癣菌后，病变区域普遍呈对称的形式，通常在口鼻部位多发。同时，会伴随圆形、椭圆形或不规则形的脱毛。一旦犬类出现慢性感染，相应病变区域的皮肤会出现红斑状隆起、鳞屑等，一部分染病犬类会形成结痂，而由于相应区域受到毛的遮盖，常会产生继发性细菌感染，最终化脓。特别是在继发葡萄球菌感染时，极易引发皮肤瘙痒问题，并形成结节状、颜色较深的炎性化脓病灶。

4. 马拉色菌病

一般来说，马拉色菌毛囊炎感染多发于耳、唇、腋窝、指/趾间、颈部皮褶以及爪部皮褶等部位。当感染马拉色菌后，患病区域产生程度不同的瘙痒，且普遍伴随红斑、脱毛、脂溢性皮炎等症状。当病程延长时，患病区域极容易产生过度角质化、色素沉淀或苔藓化，且普遍会在相应区域出现油脂样分泌物。在某些情况下，还会伴发可能产生棕黑色分泌物的甲沟炎或真菌性外耳炎。当马拉色菌感染人类时（特别是男性），常会在胸背部、腰腹部、上臂等区域对称且分散地出现密集的毛囊性半小球状红色丘疹。

（二）实验室诊断

1. 直接镜检

从患病皮肤边缘采集被毛或皮屑，剪毛要宽些，将皮肤挤皱后，用刀片刮到真皮，渗血后，将刮取物放在载玻片上，滴加几滴100~200g/L氢氧化钾溶液，在弱火焰上微热，待其软化透明后，覆以盖玻片，用低倍（10倍物镜）或高倍镜（20~40倍物镜）观察。犬小孢子菌感染，可见到许多呈梭状、厚壁、带刺的含有6个分隔的大分生孢子。石膏样小孢子菌感染，可观察到许多呈椭圆形、带刺、多分隔的大分生孢子。须毛癣菌感染可观察到毛干外呈链状的分生孢子。亲动物型的须毛癣菌产生圆形小分生孢子，它们沿菌丝排列成串珠状；而大分生孢子呈棒状，壁薄，光滑。有的品系产生螺旋菌丝（图5-6~图5-8）。

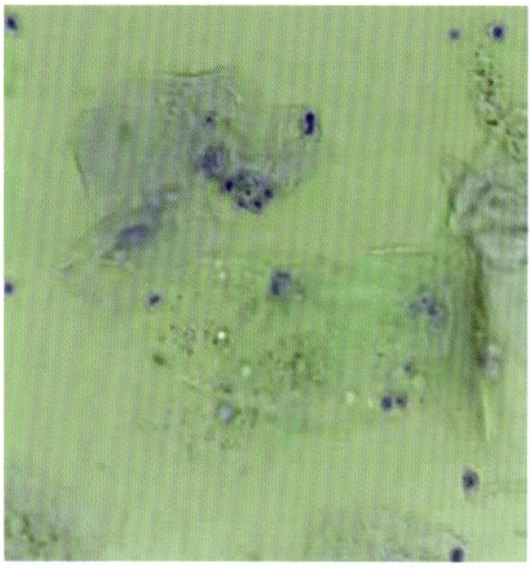

图 5-6　犬小孢子菌
（资料来源：刘洁，2017）

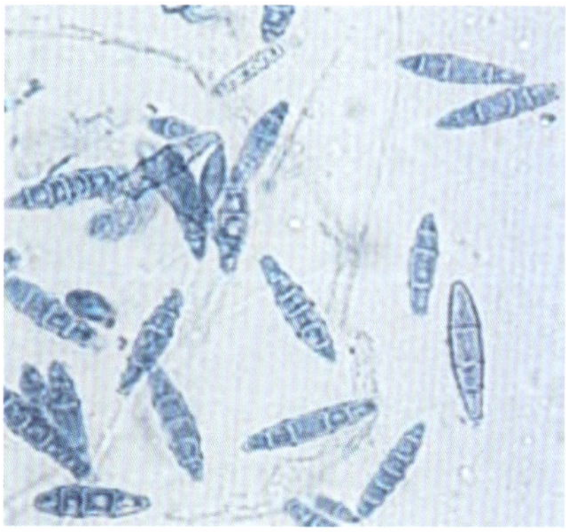

图 5-7　石膏样小孢子菌菌丝和孢子
（资料来源：马晓平等，2017）

2. 伍德灯检查

用伍德灯在暗室照射病变区、被毛或皮屑，犬小孢子菌感染的毛发可发出黄绿色荧光（图 5-9），而石膏样小孢子菌和须毛癣菌感染的毛发无荧光或荧光颜色不同。马拉色菌毛囊炎在伍德灯下有明显的荧光反应，呈棕黄色或黄白色。应注意皮肤鳞屑、药膏、乳油及细菌性毛囊炎在紫外线的照射下也会发出荧光，但其颜色与犬小孢子菌感染毛干的荧光不同。伍德灯检查只能作为筛选手段，不能确诊。另外，在检查前1周应停止使用外用药膏或检查前洗净局部药物。

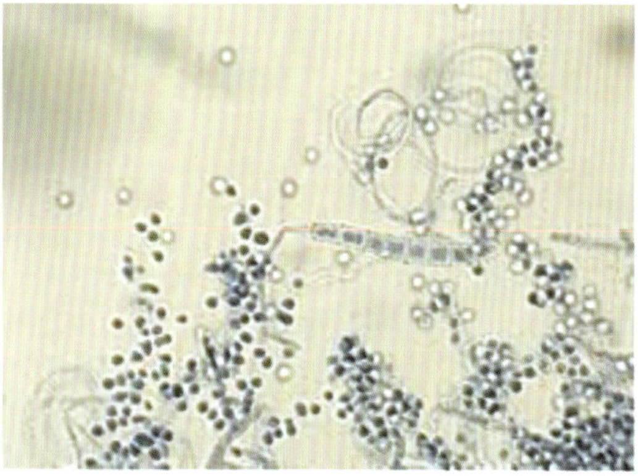

图 5-8　须毛癣菌菌丝、大分生孢子、簇生小分生孢子（560×）
（资料来源：韦星，2011）

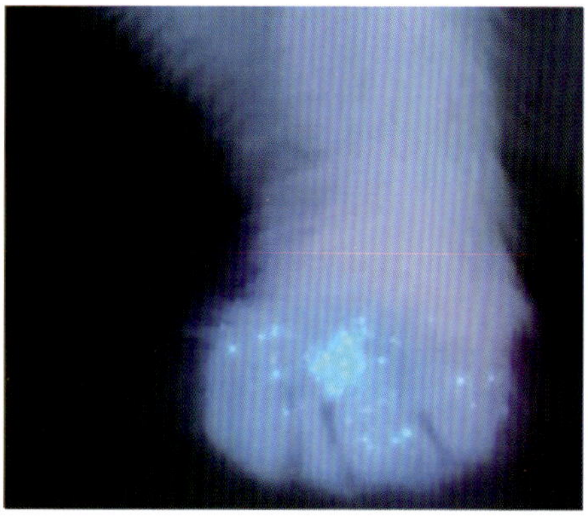

图 5-9　犬小孢子菌伍德灯检测结果
（资料来源：徐子淇，2022）

3. 真菌培养

培养皮肤癣菌的培养基为皮肤癣菌试验培养基（DTM），也可选用沙氏葡萄糖琼脂培养基。将毛发等病料接种于培养基上，于25℃培养，皮肤癣菌的生长可使DTM变红。犬小孢子菌在沙氏葡萄糖琼脂培养基上生长快，菌落呈白色棉花样至羊绒样，反面呈橘黄色。镜检可见大量纺锤状、壁厚带刺、有6~15个分隔的大分生孢子，一端呈树节状。石膏样小孢子菌在沙氏葡萄糖琼脂培养基上生长快，开始为白色菌丝，后成为黄色粉末状菌落，凝结成片；菌落中心有隆起，外围有少数极短的沟纹，边缘不整齐，背面红棕色；镜检可见多量的纺锤形、厚壁带刺、有4~6个分隔的大分生孢子。须毛癣菌菌落有两种形态，颗粒状（大多来源于动物）和长绒毛状：前者表面呈干酪色至浅黄色，背面为浅褐色至棕黄色；后者为白色，较陈旧的菌落变为浅褐色，背面呈白色、黄色甚至红棕色。颗粒状菌落镜检可见较多的雪茄样、薄壁、有3~7个分隔的大分生孢子。

4. 病理组织学检查

皮肤组织病理学可见不同程度的毛囊周围炎、毛囊炎、疖病、浅表性血管周围性或间质性皮炎、表皮和毛囊角化正常或角化不全，间或有化脓性皮炎。如果不做特殊的真菌染色，表皮层或毛干的菌丝和孢子难以发现。

5. 毛发检查

将深色犬、猫病变部被毛拔下，用氯仿处理，若有真菌感染，毛发变为粉白色，无真菌感染则不变色。

六、防治措施

（一）预防措施

为降低犬猫皮肤真菌病发病率，饲养人员要高度重视预防工作。首先要强化日常饲养管理，保证饮食均衡，营养丰富，定期补充维生素、蛋白质、微量元素、矿物质等。其次要重视对犬猫皮肤、被毛的卫生清洁工作，经常清洗晾晒犬猫生活用品，定期梳理被毛。对犬猫舍进行定期消毒，常用消毒药物主要有：1%过氧乙酸、20g/L氢氧化钠、0.5%醋酸氯己定等，均可获得良好的消毒效果。针对新购入、新引进的犬猫，应做好健康检疫工作，仔细检查皮肤，发现问题及时隔离观察。要密切留意犬猫健康状况，一旦发现异常，应及时进行诊断治疗。禁止健康犬猫接触患病犬猫及其用品，并对犬猫居住环境进行消毒，饲养人员自身应做好防护工作，避免被传染。治疗时，应合理选用药物，避免药物毒性作用。

（二）治疗方案

1. 外用药物

外用药物治疗指局部用药治疗，使药物直达病灶。在选择外用药物时，优选刺激小、抑菌性强、角质浸透力强的药物。使用外用药物前，需要修剪患病犬猫患处皮毛，然后做好清洁工作，接着涂抹克霉唑软膏或者盐酸特比萘芬软膏等外用药，2次/d，连续用药10d可取得良好效果。

2. 内用药物

内用药物治疗指全身性治疗，具体可使用下述药物：皮下注射克霉唑注射液，按照0.2mL/kg的剂量使用，每间隔5d用药1次，连续用药5次；内服灰黄霉素治疗，患病犬按照80mg/kg的剂量服用，患病猫按照50mg/kg的剂量服用，将药物捣碎后拌入饲料内服用即可，直至痊愈，需要注意的是，灰黄霉素易造成胎儿畸形，因此处于妊娠期的患病犬猫禁止使用，治疗时应补充富含脂肪的食物，促进药物吸收；口服酮康唑，该药属于广谱抗真菌药，使用时按照3mg/kg的剂量服用，早中晚各1次，连续服用4周，该药的副作用包括厌食、呕吐、肝毒性以及抑制肾上腺和性激素的合成。现在用于犬猫相对安全的药物是伊曲康唑和特比萘芬，伊曲康唑5~10mg/kg，口服，1次/d，连用4~6周，也可采用吃一周停一周的治疗方式；特比萘芬10mg/kg，口服，1次/d，连用3周。

3. 中西医结合治疗

中药使用苦参25g，防风、白鲜皮、百部、木通、茯苓各35g，荆芥、蛇床子各45g，将上述中草药加入适量水煎，去渣，温后药浴。同时配合皮下注射1%伊维菌素，能够有效治疗犬猫皮肤真菌感染和混合性感染病例，效果佳，不易出现耐药性。

参考文献

[1] Abdulkarim S, Pamela R F A, Nnamdi S E, et al. Whole-genome comparisons of *Staphylococcus agnetis* isolates from cattle and chickens[J]. Appl Environ Microbiol, 2020, 86(12):e00484-20.

[2] Alexandra G, Alexandra P, Marie T, et al.Vitamin B_6 is required for full motility and virulence in *Helicobacter pylori*[J]. MBio, 2010, 1(3):e00112-10.

[3] Adler B. Pathogenesis of leptospirosis: Cellular and molecular aspects[J]. Veterinary Microbiology, 2014, 172(3-4):353-358.

[4] Argemi X, Hansmann Y, Prola K, et al. Coagulase-negative *Staphylococci* pathogenomics[J]. Int J Mol Sci, 2019, 20(5):1215.

[5] Bajic G, Maron M J, Adachi Y, et al. Influenza antigen engineering focuses immune responses to a subdominant but broadly protective viral epitope[J]. Cell Host & Microbe, 25(6):827-835.

[6] Becker K, Heilmann C, Peters G. Coagulase-negative *Staphylococci*[J]. Clin Microbiol Rev, 2014, 27(4):870-926.

[7] Behravesh C B, Ferraro A, Deasy M, et al. Human *Salmonella* infections linked to contaminated dry dog and cat food, 2006-2008[J]. Pediatrics, 2010, 126(3):477-483.

[8] Birkenheuer A J, Levy M G, Breitschwerdt E B. Development and evaluation of a seminested PCR for detection and differentiation of *Babesia gibsoni* (Asian genotype) and *B. canis* DNA in canine blood samples[J]. J Clin Microbiol, 2003, 41(9):4172-4177.

[9] Birkenheuer A J, Neel J, Ruslander D, et al. Detection and molecular characterization of a novel large *Babesia* species in a dog[J]. Veterinary Parasitology, 2004, 124(3-4):151-160.

[10] Brissette C A, Young K M, Corrin T, et al.Eastern Equine *Encephalitis virus*: A scoping review of the global evidence[J]. Vector Borne and Zoonotic Diseases, 2021, 21(5):1-16.

[11] Barrozo R M, Cooke C L, et al. Functional plasticity in the type Ⅳ secretion system of *Helicobacter pylori*[J]. PLoS Pathogens, 2013, 9(2):e1003189.

[12] Chen C, Zhou M, Yan X G, et al. A recombinant canine distemper virus expressing interleukin-7 enhances humoral immunity[J]. J Gen Virol, 2019, 100:602-615.

[13] Coertse J, Weyer J, Nel L H, et al. Reverse transcription recombinase polymerase amplification assay for rapid detection of canine associated rabies virus in Africa[J]. PLoS One, 2019, 14:7.

[14] Corbel M J. Brucellosis: An overview[J]. Emerg Infect Dis, 1997, 3(2):213-221.

[15] Corrente M, Totaro M, Martella V, et al. Reptile-associated salmonellosis in Man, Italy[J]. Emerging Infectious Diseases, 2006, 12(2):358.

[16] Cynthia M K，Scott L. 默克兽医手册[M]. 10版. 北京：中国农业出版社，2015.

[17] De Boer D J，Moriello K A. The immune response to *Microsporum canis* induced by a fungal cell wall vaccine[J]. Vet Dermatol，1994，5(2):47−55.

[18] Di Cicco M F，Downey M E，Beeler E，et al. Re−emergence of *Babesia conradae* and effective treatment of infected dogs with atovaquone and azithromycin[J].Veterinary Parasitology，2012，187(1−2):23−27.

[19] Drevets D A，Leenen P J，Greenfield R A. Invasion of the central nervous system by intracellular bacteria[J]. Clin Microbiol Rev，2004，17(2):323−347.

[20] Domenico O，Paola P，Mariateresa S，et al. Salmonellosis associated with pet turtles−Wisconsin and Wyoming，2004[J]. JAMA: The Journal of the American Medical Association，2005，293(15):1850−1853.

[21] Franco M P，Mulder M，Gilman R H，et al. Human brucellosis[J]. Lancet Infect Dis，2007，7(12):775−786.

[22] Gamerschlag S，Mehlhorn H，Heukelbach J，et al. Repetitive sequences in the ITS1 region of the ribosomal DNA of *Tunga penetrans* and other flea species (Insecta，Siphonaptera)[J]. Parasitology Research，2008，102(2):193−199.

[23] Gasser R B，Chilton N B，Hoste H，et al. Rapid sequencing of rDNA from single worms and eggs of parasitic helminths[J]. Nucleic Acids Research，1993，21(10):2525−2526.

[24] Gasser R B，Monti J R，Baozhen Q，et al.A mutation scanning approach for the identification ofhookworm species and analysis of population variation[J]. Molecular & Biochemical Parasitology，1998，92(2):303−312.

[25] Gharbi M，Mhadhbi M，Rejeb A，et al. Leishmaniosis (*Leishmania infantum* infection) in dogs[J]. Rev Sci Tech，2015，34(2):613−626.

[26] Ghil H M，Yoo J H，Jung W S，et al.Survey of *Helicobacter* infection in domestic and feral cats in Korea[J]. Journal of Veterinary Science，2009，10(1):67−72.

[27] González−Martín M，Corbera J A，Suárez−Bonnet A，et al. Virulence factors in coagulase−positive *Staphylococci* of veterinary interest other than *Staphylococcus aureus*[J]. Vet Q，2020，40(1):118−131.

[28] Goo Y K，Jia H，Aboge G O，et al. *Babesia gibsoni*: Serodiagnosis of infection in dogs by an enzyme−linked immunosorbent assay with recombinant BgTRAP[J]. Experimental Parasitology，2008，118(4):555−560.

[29] Hakimi H，Asada M，Kawazu S I. Recent advances in molecular genetic tools for *Babesia*[J]. Vet Sci，2021，8(10):222.

[30] Harder C T，Vahlenkamp W T. *Influenza virus* infections in dogs and cats[J]. Veterinary Immunology and Immunopathology，2009，134(1):54−60.

[31] Hatta T，Matsubayashi M，Miyoshi T，et al. Quantitative PCR−based parasite burden estimation of *Babesia gibsoni* in the vector tick，*Haemaphysalis longicornis* (Acari: Ixodidae)，fed on an experimentally infected dog[J]. J Vet Med Sci，2013，75(1):1−6.

[32] Hildebrandt A，Gray J S，Hunfeld K P. Human babesiosis in Europe: What clinicians need to

know[J]. Infection, 2013, 41(6):1057-1072.

[33] Huber D, Beck A, AnzuloVić Ž, et al. Microscopic and molecular analysis of *Babesia canis* in archived and diagnostic specimens reveal the impact of anti-parasitic treatment and postmortem changes on pathogen detection[J]. Parasit Vectors, 2017, 10(1):495.

[34] Hummeler K, Tomassini N, Sokol F, et al. Morphology of the nucleoprotein component of rabies virus[J]. J Virol, 1968, 2:1191-1199.

[35] Home C. Notes from the field: Human *Salmonella infantis* infections linked to dry dog food-United States and Canada, 2012[J]. JAMA, 2012, 308(17):1736.

[36] Irwin P J. Canine babesiosis: From molecular taxonomy to control[J]. Parasit Vectors, 2009, 2(Suppl 1):S4.

[37] Isabel M, Victoria G, Hernandez L I, et al. Rapid and specific detection of *Salmonella* infections using chemically modified nucleic acid probes[J]. Analytica Chimica Acta, 2019, 1054:157-166.

[38] Jalovecka M, Sojka D, Ascencio M, et al. *Babesia* life cycle - When phylogeny meets biology[J].Trends in Parasitology, 2019, 35(5):356-368.

[39] Jerzak M, Gandurski A, Tokaj M, et al. Advances in *Babesia vaccine* development: An overview [J]. Pathogens, 2023, 12(2):300.

[40] Jia H, Zhou J, Ikadai H, et al. Identification of a novel gene encoding a secreted antigen 1 of *Babesia gibsoni* and evaluation of its use in serodiagnosis[J]. Am J Trop Med Hyg, 2006, 75(5):843-850.

[41] Kaushal A. Recent advances in the diagnosis of leptospirosis[J]. Frontiers in Bioscience, 2020, 25(9):1655-1681.

[42] Kebede A, Desalew S, Mesele A. Microbial contamination of water intended for milk container washing in smallholder dairy farming and milk retailing houses in southern Ethiopia[J]. Springer Plus, 2016, 5(1):1195.

[43] Klivleyeva N G, Glebova T I. Influenza A viruses circulating in dogs: A review of the scientific literature[J]. Open Veterinary Journal, 2022, 12(5):676-687.

[44] Klosowski M L, Bohn A A. Microscopic detection of *Leptospira bacterial* organisms in urine sediment from a young dog with leptospirosis and a review of the pathobiology and diagnosis of canine leptospirosis[J]. Veterinary Clinical Pathology, 2023, 52(1):112-118.

[45] Koch A, Mizrahi V. *Mycobacterium tuberculosis*[J]. Trends in Microbiology, 2018, 26(6):555-556.

[46] Kumar A, O'Bryan J, Krause P J. The global emergence of human babesiosis[J]. Pathogens, 2021, 10(11):1447.

[47] Laia S, Guadalupe M, Alek K, et al. LeishVet guidelines for the practical management of canine leishmaniosis[J]. Parasites & Vectors, 2011, 4 (1): 86.

[48] Lenard J, Vanderoef R. Localization of the membrane-associated region of vesicular stomatitis virus M protein at the N terminus, using the hydrophobic, photoreactive probe 125I-TID[J]. J Virol, 1990, 64:3486-3491.

[49] Levett P N. Leptospirosis[J]. Clinical Microbiology Reviews, 2001, 14(2):296-326.

[50] Lin E C Y, Chueh L L, Lin C N, et al.The therapeutic efficacy of two antibabesial strategies against *Babesia gibsoni*[J]. Veterinary Parasitology, 2012, 186(3-4):159-164.

[51] Louise B, Amélie G, Josée H, et al. *Escherichia coli* from animal reservoirs as a potential source of human extraintestinal pathogenic *E. coli*[J]. FEMS Immunology and Medical Microbiology, 2011, 62(1):10-11.

[52] Luchetti A, Mantovani B, Pampiglione S, et al. Molecular characterization of *Tunga trimamillata* and *T. penetrans* (Insecta, Siphonaptera, Tungidae): Taxonomy and genetic variability[J]. Parasite-Journal De La Societe Francaise De Parasittologie, 2005, 12(2):123.

[53] Luchetti A, Trentini M, Pampiglione S, et al. Genetic variability of *Tunga penetrans*, (Siphonaptera, Tungidae) sand fleas across South America and Africa[J]. Parasitology Research, 2007, 100(3):593-598.

[54] Mandal M, Banerjee P S, Kumar S, et al. Development of loop-mediated isothermal amplification (LAMP) for detection of *Babesia gibsoni* infection in dogs-science direct[J]. Veterinary Parasitology, 2015, 209(1-2):50-55.

[55] Manuel M, Joaquina M, Victoriano C. Canine leishmaniasis: Update on epidemiology, diagnosis, treatment, and prevention[J]. Veterinary Sciences, 2022, 9(8):387.

[56] Mebatsion T, Weiland F, Conzelmann K K. Matrix protein of rabies virus is responsible for the assembly and budding of bullet-shaped particles and interacts with the transmembrane spike glycoprotein G[J]. J Virol, 1999, 73:242-250.

[57] Na Y S, Kim H L, Kim C, et al. Usefulness of nested polymerase chain reaction with clinical specimens for the diagnosis of leptospirosis: Acase series and a review of the literature[J]. J Korean Med Sci, 2020, 35(36):e301.

[58] Osamu D, Nobuaki Y, Yuriko O, et al. Linked color imaging improves endoscopic diagnosis of active *Helicobacter pylori* infection[J]. Endoscopy International Open, 2016, 4(7):e800-5.

[59] Otranto D, Paradies P, Sasanelli M, et al. Recombinant K39 dipstick immunochromatographic test: A new tool for the serodiagnosis of canine leishmaniasis[J]. Journal of Veterinary Diagnostic Investigation, 2005, 17(1):32-37.

[60] Panarelli N C. Utility of ancillary stains for *Helicobacter pylori* in near-normal gastric biopsies[J]. Hum Pathol, 2015, 46(3):397-403.

[61] Parte A C. LPSN-list of prokaryotic names with standing in nomenclature[J]. Nucleic Acids Res, 2014, 42(Database issue):613-616.

[62] Paulsen I T, Seshadri R, Nelson K E, et al. The *Brucella suis* genome reveals fundamental similarities between animal and plant pathogens and symbionts[J]. Proc Natl Acad Sci USA, 2002, 99(20):13148-13153.

[63] Peconek J, Szczawiński J, Szczawińska M. Turtle-associated salmonellosis in humans[J]. Zycie Weterynaryjne, 2009:733-734.

[64] Pleschka S. Overview of influenza viruses[J]. Current Topics in Microbiology and Immunology, 2013, 370(1):1-20.

[65] Rahmeh A A, Schenk A D, Danek E I, et al. Molecular architecture of the vesicular stomatitis virus RNA polymerase[J]. Proc Natl Acad Sci USA, 2010, 107:20075−20080.

[66] Ravichandran K, Anbazhagan S, Karthik K, et al. A comprehensive review on avian chlamydiosis: A neglected zoonotic disease[J]. Trop Anim Health Prod, 2021, 53(4):414.

[67] Richard W N, Guillermo C C.小动物内科学[M]. 北京：中国农业大学出版社，2019.

[68] Sakuma M, Setoguchi A, Endo Y. Possible emergence of drug−resistant variants of *Babesia gibsoni* in clinical cases treated with atovaquone and azithromycin[J]. Journal of Veterinary Internal Medicine, 2010, 23(3):493−498.

[69] Schnell M J, McGettigan J P, Wirblich C, et al. The cell biology of rabies virus: Using stealth to reach the brain[J]. Nat Rev Microbiol, 2010, 8:51−61.

[70] Schnittger L, Rodriguez A E, Florin−Christensen M, et al. *Babesia*: A world emerging [J]. Infection, Genetics and Evolution, 2012, 12(8):1788−1809.

[71] Schoone G J, Hailu A, Kroon C C M, et al. A fast agglutination screening test (FAST) for the detection of anti−*Leishmania* antibodies[J]. Transactions of the Royal Society of Tropical Medicine & Hygiene, 2001, 95(4):400−401.

[72] Shewen P E. Chlamydial infection in animals: A review[J]. Canadian Veterinary Journal−Revue Veterinaire Canadienne, 1980, 21(1):2−11.

[73] Shukla S, Mittal V, Singh P, et al. Evaluation of TaqMan based real−time PCR assay targeting LipL32 gene for leptospirosis in serologically positive human urine samples from north India[J]. Indian J Med Microbiol, 2021, 39(1):11−14.

[74] Shuo S, Lifang W, Xinliang F, et al. Equine influenza A (H3N8) virus infection in cats[J]. Emerging Infectious Diseases, 2014, 20(12):2096−2099.

[75] Solano−Gallego L, Baneth G. Babesiosis in dogs and cats—Expanding parasitological and clinical spectra[J]. Veterinary Parasitology, 2011, 181(1):48−60.

[76] Solano−Gallego L, Sainz Á, Roura X, et al. A review of canine babesiosis: The European perspective[J]. Parasit Vectors, 2016, 9(1):336.

[77] Souza S S, Bishop H S, Sprinkle P, et al. Comparison of *Babesia microti* real−time polymerase chain reaction assays for confirmatory diagnosis of babesiosis[J]. Am J Trop Med Hyg, 2016, 95(6):1413−1416.

[78] Sykes J E. Feline chlamydiosis[J]. Clinical Techniques in Small Animal Practice, 2005, 20(2):129−134.

[79] Tamer U, Cetin D, Suludere Z, et al. Gold−coated iron composite nanospheres targeted the detection of *Escherichia coli* [J].IJMS, 2013, 14(3): 6223−6240.

[80] West C. The Centers for disease control and prevention[J]. AARC Times, 2013, 4(1):82−83.

[81] Whiting M F, Dittmar K. A molecular phylogeny of fleas (Insecta: Siphonaptera): Origins and host associations[J]. Cladistics−the International Journal of the Willi Hennig Society, 2008, 24(5):677−707.

[82] Yup J L, Nayoung K, Hee R N, et al. No correlation of inflammation with colonization of

Helicobacter pylori in the stomach of mice fed high-salt diet[J]. Journal of Cancer Prevention, 2014, 19(2):144-151.

[83] Yin J, Liu S, Zhu Y. An overview of the highly pathogenic H5N1 influenza virus[J]. Virologica Sinica, 2013, 28(1):3-15.

[84] Zakowski J J, Wagner R R. Localization of membrane-associated proteins in *Vesicular stomatitis virus* by use of hydrophobic membrane probes and cross linking reagents[J]. J Virol, 1980, 36:93-102.

[85] Zygner W, Gójska-Zygner O, Bartosik J, et al. Canine babesiosis caused by large *Babesia* species: Global prevalence and risk factors—A review[J]. Animals, 2023, 13(16):2612.

[86] 暴梅佳. 中医药防治幽门螺杆菌研究进展[J]. 食品与药品，2017，19(1):71-75.

[87] 卜胜君. 新型电化学生物传感器快速检测大肠杆菌及沙门菌技术研究[D]. 北京：军事科学院，2022.

[88] 才学鹏. 我国人畜共患病流行现状与对策[J]. 兽医导刊，2014(13):24-26.

[89] 车雅敏. 临床实用皮肤病性病图谱[M]. 天津: 天津科学技术出版社，2008.

[90] 蔡林. 仪陇县犬源沙门氏菌的分离鉴定及药物敏感性分析[D]. 重庆：西南大学，2020.

[91] 曹东. 宠物常见人兽共患病[M]. 沈阳：辽宁科学技术出版社，2016.

[92] 曹丽萍，何麟. 三种蚤酯酶同工酶的比较分析[J]. 中国寄生虫学与寄生虫病杂志，1991，9(3):51-54，83.

[93] 常明珠，李雨澎，母润红，等. 幽门螺杆菌检测方法及其应用价值的研究进展[J]. 吉林大学学报(医学版)，2023，49(1):253-260.

[94] 陈溥言. 兽医传染病学[M]. 北京：中国农业出版社，2006.

[95] 陈启军，曹桂荣，李德昌，等. 南京地区犬的巴贝斯虫病病原形态学观察及免疫荧光鉴定[J]. 中国兽医学报，1993，13(1):17-20.

[96] 陈亚萍，孟祥春，王曼宇，等. 犬吉氏巴贝斯虫BgTRAP的原核表达及抗原表位分析[J]. 中国预防兽医学报，2015，37(1):27-30.

[97] 陈卓.河南省信阳地区不同宿主梨形虫感染研究[D]. 北京：中国疾病预防控制中心，2014.

[98] 成岩，白靓，董丽刚，等. 布鲁氏菌S2株L7/L12蛋白B细胞线性抗原表位的预测与鉴定[J]. 中国病原生物学杂志，2015，10(3)：206-210.

[99] 爨淑楠，张才，孙先利，等. 犬巴贝斯虫实时荧光定量PCR检测方法的建立[J].黑龙江畜牧兽医，2017(21):168-171.

[100] 崔言顺，焦新安. 人畜共患病[M]. 2版. 北京：中国农业出版社，2017.

[101] 杜振昆. 奶牛布鲁氏菌的PCR检测与分子分型研究[D]. 乌鲁木齐：新疆农业大学，2007.

[102] 党冰怡，胡晓悦，梁宏德. 犬源巴贝斯虫的流行及检测技术研究概况[J]. 动物医学进展，2018，39(5):113-115.

[103] 董军，金艺鹏，张健，等. 宠物疾病诊疗与处方手册[M]. 北京：化学工业出版社，2007.

[104] 董君艳，王力光，娄红军. 犬吉氏巴贝斯虫病的胎盘传播及综合防制[J]. 畜牧与兽医，2001，31(1):26-27

[105] 董君艳，张守发，王力光. 间接荧光抗体试验诊断犬吉氏巴贝斯虫病[J]. 畜牧与兽医，2002，34(3):27−28.

[106] 董泽峰. 蜱虫的致病原因与预防措施[J]. 河北林业科技，2011(5):47−49.

[107] 董和平. 犬肠道寄生虫流行病学调查及隐孢子虫分子种系发育关系研究[D]. 郑州：河南农业大学，2008.

[108] 范鑫. 奶牛乳房炎金黄色葡萄球菌亚单位疫苗的研究[D]. 呼和浩特：内蒙古农业大学，2011.

[109] 费恩阁，李德昌，丁壮，等. 动物疫病学[M]. 北京：中国农业出版社，2004.

[110] 冯亚文，王志刚. 加强人兽共患病防控工作的思考[J]. 畜牧兽医科技信息，2017(5):12−13.

[111] 高永利，郑龙. 我国巴贝斯虫病流行病学研究现状[J]. 西北国防医学杂志，2018，39(6):365−369.

[112] 郭建立，王业，袁国辉，等. 宠物分枝杆菌感染及防控措施[J].畜牧兽医杂志，2021，40(3):74−76.

[113] 韩乐斌. 2020—2021年山东省猪流感病毒分离鉴定和猪流感血清学调查[D]. 泰安：山东农业大学，2022.

[114] 何光志，田维毅，高英，等. 间接ELISA检测蛔虫抗体方法的建立[J]. 广东医学，2011(11):1414−1416.

[115] 何光志，田维毅，钱宁，等. 胶体金免疫层析法快速诊断犬弓首蛔虫[J]. 安徽农业科学，2010，38(24):13117−13118.

[116] 何光志，田维毅，钱宁，等. 应用斑点免疫金渗滤法诊断犬弓首蛔虫[J]. 贵州畜牧兽医，2010，34(4):1−2.

[117] 何茜. 猫弓首蛔虫ITS、cox1序列分析及LAMP方法的建立[D]. 广州：华南农业大学，2017.

[118] 侯博，梁朋双，吴林海. 人兽共患病治理：起源、发展与我国治理策略思考[J]. 自然辩证法通讯，2023，45(3):99−108.

[119] 鞠牧洁. 纳米凝胶提高盐酸沃尼妙林对奶牛乳源性金黄色葡萄球菌的治疗效果评价 [D]. 阿拉尔：塔里木大学，2023.

[120] 呼伦贝尔市市场监督管理局. DB1507/T 79—2023 动物棘球蚴病（包虫病）防治技术规范[S]. 呼伦贝尔：呼伦贝尔市市场监督管理局，2023.

[121] 胡桂林. 长春地区宠物犬源沙门氏菌分离鉴定及耐药性研究[D]. 长春：吉林农业大学，2022.

[122] 胡龙飞，闫清丽，符玉飞. 医学媒介生物监测实用手册[M]. 广州：华南理工大学出版社，2007.

[123] 祭天锴，白邵缘，吴云萍，等. 猫弓形虫疫苗的研究进展[J]. 黑龙江畜牧兽医，2021(15):50−55.

[124] 姜鲲. 丁香油口服液的研制及对人工感染鸡沙门氏菌病的治疗作用研究[D]. 长春：吉林大学，2022.

[125] 孔繁瑶. 家畜寄生虫学[M]. 北京：中国农业大学出版社，2010.

[126] 黄嫣，伍卫平，韩帅，等. 2018—2019年全国棘球蚴病监测分析[J]. 中国病原生物学杂志，2021，16(9):1025−1029.

[127] 李彬，叶强，徐颖华. 钩端螺旋体病实验室诊断研究进展[J]. 中国医药生物技术，2022，17(5):429−432.

[128] 李双星，柳方远，印春生，等. 动物弓形虫病疫苗研究进展[J]. 中国兽医科学，2020，50(5):610−616.

[129] 李思涵，李祥翔，姜瑞婕，等. 猫跳蚤感染治疗[J]. 四川畜牧兽医，2021，48(12):51.

[130] 李天霞. 扬州地区猫真菌性皮肤病发病情况调查及不同药物疗效的比较研究[D]. 扬州：扬州大学，2021.

[131] 李伟. 动物源MRSA及*cfr*阳性金黄色葡萄球菌分子特征及传播机制研究[D]. 广州：华南农业大学，2019.

[132] 李小婷，周变华，贾刘数，等. 宠物犬源沙门氏菌的分离鉴定及药敏试验[J]. 动物医学进展，2020，41(1):125−130

[133] 李应国. 动物衣原体分子检测方法研究和诊断试剂盒的研制及应用[D]. 重庆：重庆大学，2012.

[134] 李雍龙，管晓虹. 人体寄生虫学[M]. 7 版. 北京：人民卫生出版社，2012.

[135] 李巧丽. 杜氏利什曼原虫两个发育阶段基因表达系列分析文库的构建及HSP90在其阶段转变过程中的作用[D]. 上海：上海交通大学，2009.

[136] 李向阳. 内蒙古通辽地区奶牛布鲁氏菌病流行病学调查和感染机理初步分析[D]. 长春：吉林大学，2013.

[137] 李吉满，汤梅，杨红，等. 猫抓病性淋巴结炎的临床病理特征与鉴别诊断[J]. 肿瘤预防与治疗，2014，27(3):137−140.

[138] 梁永春，张思义，尚文博. 宠物犬巴贝斯虫病的临床诊疗[J]. 动物医学进展，2010，31(7):126−128.

[139] 刘国栋. 犬内脏利什曼病时空分布、风险因素及其媒介适生性分析[D]. 哈尔滨：东北农业大学，2022.

[140] 刘洁. 犬常见皮肤病的发病情况调查及诊治标准化流程建立[D]. 郑州：河南农业大学，2017.

[141] 刘素可，张彪，路娟娥，等. 沙门氏菌在食品中的生存策略及其防控的研究进展[J]. 食品科学，2022，43(13):218−226.

[142] 刘文忠，谢勇，陆红，等. 第五次全国幽门螺杆菌感染处理共识报告[J]. 胃肠病学，2017，22(6):346−360.

[143] 刘跃生. 宠物犬巴贝斯虫病的调查与防制[J]. 畜牧与兽医，2002，34(11):35−36.

[144] 刘占斌，叶俊华，刘文春. 全国工作犬蜱流行病学调查[C]. 第十五次全国养犬学术研讨会暨第七次全国小动物医学学术研讨会论文集，2013.

[145] 柳支英. 中国动物志：昆虫纲 蚤目[M]. 北京：科学出版社，1986.

[146] 陆承平. 兽医微生物学[M]. 4版. 北京：中国农业出版社，2007.

[147] 罗满林. 动物传染病学[M]. 北京：中国林业出版社，2013.
[148] 马晓平，叶娇，王承东，等. 大熊猫源石膏样小孢子菌培养条件的筛选[J]. 湖南农业大学学报(自然科学版)，2017，43(2):180−186.
[149] 孟雨蒙. 家猫感染弓形虫后小肠蛋白的乙酰化及磷酸化蛋白组学分析[D]. 长春：吉林农业大学，2021.
[150] 迈克尔 · 沙尔. 犬猫临床疾病图谱[M]. 辽宁：辽宁科学技术出版社，2004.
[151] 农业农村部关于印发《全国畜间人兽共患病防治规划 (2022—2030年) 》的通知[Z]. 北京：农业农村部，2022−09−14.
[152] 漆一鸣. 三种蚕酯酶同工酶的比较研究[J]. 寄生虫与医学昆虫学报，1997(3):170−178.
[153] 秦建华，张龙现. 动物寄生虫病学[M]. 北京：中国农业大学出版社，2013.
[154] 青海省质量技术监督局.DB63/T 1391—2015 家畜棘球蚴病流行病学调查及监测技术规范[S]. 西宁：青海省质量技术监督局，2015.
[155] 邱鸿宇. 东北地区犬、猫人兽共患寄生虫的流行情况调查及风险因素分析[D]. 大庆市：黑龙江八一农垦大学，2020.
[156] 尚泽松，王雪莹，张才. 犬巴贝斯虫病的诊治病例[J]. 中国兽医杂志，2012，48(9):60−61.
[157] 申丹丹. 致病性大肠杆菌O157:H7和O55:H7噬菌体的分离及动物实验评价[D]. 无锡：江南大学，2022.
[158] 沈永林，高金宝，徐魁悟，等. 南京地区的巴贝斯虫病[J]. 黑龙江畜牧兽医，1996(4):27−29.
[159] 师志海，陈朝喜，潘全会，等. 犬猫巴贝斯虫病的诊治[J]. 动物保健，2007(1):51−52.
[160] 史利军，刘锴. 宠物源人兽共患病[M]. 北京：中国农业科学技术出版社，2011.
[161] 世界动物卫生组织. OIE陆生动物卫生法典[M]. 21版. 农业部兽医局组，译. 北京：中国农业出版社，2019.
[162] 四川省质量技术监督局. DB51/T 1105—2010 动物棘球蚴病（包虫病）防治技术规范[S]. 成都：四川省质量技术监督局，2010.
[163] 四川省质量技术监督局. DB51/T 1420—2012 动物细粒棘球蚴检疫技术规范——全血金标免疫渗滤法[S]. 成都：四川省质量技术监督局，2012.
[164] 世界动物卫生组织. OIE陆生动物诊断试验与疫苗手册：哺乳动物、禽类与蜜蜂[M]. 7版. 北京：中国农业出版社，2017.
[165] 宋士凯，孙怡朋. 犬猫流感病毒的研究进展[J]. 中国动物传染病学报，2018，26(2):1−8.
[166] 隋欣. 犬利什曼原虫病的分析、诊断和治疗[J]. 现代畜牧科技，2020，65(5):128−129.
[167] 孙兴忠，曹利利，宫鹏涛，等. 华支睾吸虫诊断方法概述[J]. 吉林畜牧兽医，2022，43(9):117−118.
[168] 覃湘婕，孙宁与，李春尧，等. 食品中沙门氏菌检测方法研究进展[J]. 中国酿造，2020，39(9):18−24.
[169] 汤林华，许隆祺，陈颖丹，等. 中国寄生虫病防治与研究[M]. 北京：北京科学技术出版社，2012.
[170] 田克恭，吴佳俊，王立林. 我国人兽共患病防控存在的问题与对策[J]. 传染病信息，

2015，28(1):9−14.

[171] 田克恭. 动物疫病诊断技术——理论与应用[M]. 北京：中国农业出版社，2014.

[172] 田克恭. 人与动物共患病[M]. 北京：中国农业出版社，2012.

[173] 王量，孟翠红，李小强，等. 犬蚤性皮肤病的诊断与治疗[J]. 中国畜牧兽医文摘，2017，33 (12): 210.

[174] 王琳，赵建梅，赵格，等. 国内外食源性致病微生物风险预警开展现状与启示[J]. 中国动物检疫，2020，37(4): 65−71.

[175] 王敏. 结核病监测预警指标体系和流行现状研究[D]. 武汉：华中科技大学，2012.

[176] 王锐，王占黎，丁海涛，等. 布鲁氏菌主要外膜蛋白特征及其应用研究进展[J]. 包头医学院学报，2022，38(1)：92−96.

[177] 王森林，王玮娜，鲁信举. 犬蜱虫病的治疗与预防[J]. 农民致富之友，2016(16):282.

[178] 王善青，吴厚永，盛世淑，等. 元素分析法用于方形黄鼠蚤亚种分类[J]. 昆虫分类学报，1994(3):229−232.

[179] 王晓亮，张玉玲. 人畜共患病防治与实验室检测技术[M]. 银川：阳光出版社，2015.

[180] 王雪平. 南京市犬幽门螺杆菌感染的流行病学调查及益生菌对其防治效果的研究[D]. 南京：南京农业大学，2016.

[181] 王守育.旋毛虫43ku ES抗原基因与保姆细胞形成相关性的研究[D]. 哈尔滨：东北农业大学，2009.

[182] 王志贤. 过表达*oTLR4*转基因绵羊抗布鲁氏菌病能力的评估及其机制研究[D]. 北京：中国农业大学，2017.

[183] 维宠宠物. 犬布鲁氏菌：旧敌与新祸患（上）[EB/OL]. (2022−06−21)[2024−03−06]. https://www.petdhw.com/baike−22981.html.

[184] 韦星. 长春地区宠物犬皮肤真菌病的调查与研究[D]. 长春：吉林大学，2011.

[185] 吴厚永. 中国动物志[M]. 北京：科学出版社，2007.

[186] 吴宪. 我国食品沙门氏菌污染率与引起的发病率统计分析[D]. 大连：大连理工大学，2021.

[187] 伍卫平，王虎，王谦，等. 2012—2016年中国棘球蚴病抽样调查分析[J]. 中国寄生虫学与寄生虫病杂志，2018，36(1):1−14.

[188] 武浩，张煜波，王光亚. 犬巴贝斯虫病检测研究[J]. 中国畜牧兽医，2012，39(4):188−190.

[189] 夏业才，陈光华，丁家波. 兽医生物制品学[M]. 2版. 北京：中国农业出版社，2018.

[190] 徐汉坤，董君艳. 犬巴贝斯虫病的研究进展[J]. 警犬，2001(1):20−23.

[191] 徐银，刘婷，徐慧，等. PCR−CRISPR/Cas12a华支睾吸虫囊蚴检测方法的建立和应用[J]. 中国寄生虫学与寄生虫病杂志，2023，41（4）：421−426，433.

[192] 徐子淇. 2020年长春市犬、猫皮肤癣菌病流行病学调查及抗犬小孢子菌芽孢杆菌作用分析[D]. 长春：吉林农业大学，2022.

[193] 邢维媚，张锐，杨丽侨，等. 生物染色法在犬复孔绦虫虫种形态学鉴别中的应用[J]. 海南医学，2017，28(22): 3691−3695.

[194] 闫鸿斌. 棘球蚴病的流行现状与防控技术研究进展[J]. 兽医导刊，2015(17):27-29.
[195] 杨博. 非编码RNA在肠外致病性大肠杆菌诱导中枢神经系统炎症反应中的作用机制研究[D]. 武汉：华中农业大学，2022.
[196] 杨其清，曹杰，周勇志，等. 犬吉氏巴贝斯虫截短型抗原BgTRAP的重组表达及其在诊断上的初步应用[J]. 中国动物传染病学报，2015，23(1):21-26.
[197] 杨志东. 犬蜱虫病的诊治[J]. 经济动物，2015(11):117-118.
[198] 曾月妍.犬猫皮肤真菌病的调查与临床诊疗研究[D]. 杨凌：西北农林科技大学，2013.
[199] 张程光. 新型狂犬病病毒样囊泡疫苗的制备及免疫效力研究[D]. 武汉：华中农业大学，2022.
[200] 张河战. 沙门氏菌的分类、命名及中国沙门氏菌菌型分布[J]. 微生物学免疫学进展，2002，30(2):74-92.
[201] 张洪亮，单虎. 宠物源性人兽共患病[J]. 中国比较医学杂志，2010，20(11):150-152.
[202] 张礼生，张青文，蔡青年，等. 中国昆虫染色体研究现状与展望[J]. 昆虫学报，2003，46(6):773-782.
[203] 张敏，刘宗平，于圣青. 布鲁氏菌脂多糖及其突变株的研究进展[J]. 中国动物传染病学报，2013，21(3)：80-86.
[204] 张欠欠，惠清法. 弓形虫病流行病学研究现状[J]. 中国医疗前沿，2008(20)：11，14.
[205] 张险朋，王自强，李永福，等. 弓形虫实验室诊断技术研究进展[J]. 中国动物检疫，2022，39(4):99-107.
[206] 张雪莲. 奶牛结核病的诊断与防控[J]. 畜牧兽医科技信息，2023(6):94-96.
[207] 张宇豪. 犬脓皮病病原菌分离及葡萄球菌致小鼠皮肤感染模型建立[D]. 杨凌：西北农林科技大学，2021.
[208] 张峥. 犬类钩端螺旋体病的综合防治[J]. 中兽医学杂志，2022(10):70-72.
[209] 赵洪进，龚国华，夏炉明. 城市动物人兽共患病[M]. 上海：上海科技教育出版社，2022.
[210] 郑世军. 现代动物传染病学[M]. 北京：中国农业出版社，2013.
[211] 中国动物疫病预防控制中心. 布鲁氏菌病防控技术要点[Z]. 2022.
[212] 中华人民共和国国家质量监督检验检疫总局，中国国家标准化管理委员会. GB/T 18448.2—2008 实验动物 弓形虫检测方法[S]. 北京：中国标准出版社，2009.
[213] 中华人民共和国国家质量监督检验检疫总局.SN/T 1396—2015 弓形虫病检疫技术规范[S].北京：中国标准出版社，2016.
[214] 中华人民共和国农业部.NY/T 1466—2018 动物棘球蚴病诊断技术[S].北京：中国农业出版社，2018.
[215] 中华人民共和国农业农村部.NY/T 573—2022 动物弓形虫病诊断技术[S].北京：中国农业出版社，2022.
[216] 朱兴全，汪明，李安兴，等.小动物寄生虫病学[M].北京：中国农业科学技术出版社，2006.
[217] 庄向婷，范辰，白军.西安市115例犬巴贝斯虫病的病例诊治[J].动物医学进展，2022，43(6):115-119.